Dr. Harald Kinadeter arbeitet als niedergelassener Arzt für Allgemeinmedizin in München. Seine publizistische Tätigkeit umfaßt neben wissenschaftlichen Arbeiten in Fachzeitschriften Veröffentlichungen über Prophylaxe von Herzinfarkt und Schlaganfall, über Ernährung, Grundlagen der Gesundheit und Streß. Dr. Kinadeter setzt sich engagiert für eine Erneuerung der Medizin auf der Basis einer besseren Zusammenarbeit mit der Natur ein. Neben seiner Tätigkeit als Arzt und Autor gehört seine Liebe der Malerei und der Kampfkunst. Er ist Repräsentant einer Kung-Fu- und Karateschule mit Zentren im In- und Ausland.

Alternativ Heilen

Herausgegeben von Gerhard Riemann

Dieses Buch wurde auf chlor- und säurefreiem Papier gedruckt.

Originalausgabe Dezember 1992
© 1992 Droemersche Verlagsanstalt Th. Knaur Nachf., München
Das Werk einschließlich aller seiner Teile ist urheberrechtlich geschützt.
Jede Verwertung außerhalb der engen Grenzen des Urheberrechtsgesetzes ist
ohne Zustimmung des Verlages unzulässig und strafbar. Das gilt insbesondere
für Vervielfältigungen, Übersetzungen, Mikroverfilmungen und die Einspeicherung
und Verarbeitung in elektronischen Systemen.
Umschlagillustration Susannah zu Knyphausen, München
Satz DTP ba · br
Druck und Bindung Ebner Ulm
Printed in Germany
ISBN 3-426-76003-7

2 4 5 3 1

Harald Kinadeter

HEILUNG

Dimensionen einer neuen Medizin

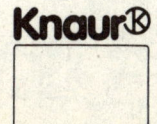

Inhalt

Grundlagen einer neuen Medizin 7
   Ein neues Weltbild 19
   Lebenssinn und Gesundheit 26
   Heilen durch Schwingungen 33

Engel mit schwarzen Flügeln – Die Polarität des Lebens . 51

Die Polarität der Zeitqualität 80

Von der Biochemie zur Biophysik: Felder, Information,
Schwingung 87
   Licht als Kommunikationsträger 105
   Interzelluläre Strahlung 112
   Information durch Schwingungen 118
   Ein Ozean von Licht und Kraft 131
   *MMM – Heilen mit der »Medizinischen Mikro-
   Magnetik«* 141
   Gesund durch Öl 148

Bedrohung durch unsichtbare elektromagnetische Felder
und Strahlen 150

Resonanz – Verbindung durch Harmonie 156

Vis Medicatrix Naturae – Die Bioenergie 162

Die energetische Qualität der Nahrung 184

Wasser – das unbekannte Element 196
   Dissipative Strukturen 202
   Der verletzte Neptun 210

Huna – Magie oder Wissenschaft vom Selbst 214

Heiler und Heilen 231

Muster – Determinanten kosmischer Energie 259

ASW, Chakren und die subtile Anatomie des Menschen . 289

Erdstrahlung als Krankheitserreger: Realität oder Fiktion? 316

Ausblick 345

Grundlagen einer neuen Medizin

Schläft ein Lied in allen Dingen,
die da träumen fort und fort,
und die Welt hebt an zu singen,
triffst du nur das Zauberwort.
Eichendorff

Ich habe mich entschlossen, an den Anfang dieses Buches einige persönliche Anmerkungen zu stellen, denn ich halte es für zeitsparend, wenn jemand von vornherein klarmacht, was seine »nicht verhandlungsfähigen Punkte« sind und was seine Absicht ist.

Nach meiner Ansicht brauchen wir dringend eine neue Medizin. Die alte Medizin erscheint mir ausgelaugt und kompliziert geworden und in wichtigen Bereichen »schief gewickelt«. Sie transportiert keine Lebensenergie mehr, weil sie weder mit der Qualität der Zeit[1] noch mit der Natur der Schöpfung, noch mit der Natur des Menschen in Kontakt ist. In fundamentalen Punkten, die insbesondere mit dem Platz des Menschen in der Welt zu tun haben, dem Verständnis der Bioenergie, der Würdigung von immaterieller Information und Schwingung für die Gesundheit biologischer Systeme, der symbiotischen Grundanlage des menschlichen Organismus wie des Kosmos, dem Vorhandensein

---

1 In Übereinstimmung zu sein mit der Qualität der Zeit bedeutet, daß man untersucht, was der Kosmos im gegenwärtigen Augenblick schaffen will, und seine eigene Arbeit dafür ein Werkzeug sein läßt. Vgl. auch: Dennis Elwell: *Das Kosmische Netzwerk*, Edition Astrodata, Wettswil/CH, 1990, S. 154.

verschiedener Energiesysteme im Menschen und dem Wesen von Heilung, befindet sie sich meines Erachtens im Irrtum oder hat dafür weder Interesse noch Konzepte. Sie scheint mir darum keine Medizin mehr zu sein, die heute die Entwicklung des Menschen fördern kann, und auch keine Medizin mehr, die heilen kann.

Sie liefert zwar unbestritten gute Kurzzeitergebnisse, doch recht mäßige Langzeitresultate, das heißt, es fehlt ihr an Perspektive, wenn nicht sogar an jener Intelligenz, die aus dem Verständnis für natürliche Zusammenhänge entsteht. Da sie die Fähigkeit zur Manipulation der Geschöpfe mehr entwickelt hat als die Fähigkeit zur Freundschaft mit ihnen, fehlt es ihr vielleicht auch an Herz. Zwar haben Chirurgie, Intensiv- und Notfallmedizin unbestreitbar ein bisher kaum für vorstellbar gehaltenes Maß an Effektivität erreicht, doch sind sie vielleicht auch deshalb so notwendig wie nie zuvor, weil man die echte Prophylaxe zuwenig betont bzw. im noch nicht materiell faßbaren Bereich zuwenig weiß. Das würde nämlich bedeuten, daß energetische Veränderungen an Organen oder am ganzen Menschen, die den organisch-strukturellen Veränderungen vorausgehen, diagnostische Bedeutung und prognostischen Wert zugesprochen bekämen. Das käme einer Auslieferung an neue Ideen gleich, von denen sich die offizielle Medizin jedoch lieber abgrenzt. Schließlich bedeutet die ungebührlich starke Präsenz der martialisch betonten Disziplinen wie Chirurgie und Intensivmedizin innerhalb des Systems der sogenannten Schulmedizin ja auch, daß ihre prophylaktischen Leistungen – also das, was man sonst mit Weisheit in Verbindung bringt – doch eher bescheiden sind.

Ich möchte an dieser Stelle betonen, daß es mir nicht darum geht, die orthodoxe Medizin schlechtzumachen, eher um das Gegenteil. Sie bleibt das Fundament, auf dem jede Medizin aufbauen kann. Wogegen ich mich ausspreche, das sind die starren dogmatischen Haltungen, die eine Entwicklung verhindern, und der insgesamt mehr manipulative als mit der Natur kooperative Ansatz dieser Medizin, der dem gleichen Denken entspringt, dessen Folgewirkungen wir in der globalen Umweltbelastung heute erkennen können. Wenn es also Kritik ist, dann ist es Kritik mehr an dem Phänomen der Orthodoxie überhaupt als an der Medizin speziell. Ich wünsche nichts so sehr, wie daß die beiden Lager der materialistisch orientierten und die der mehr energetisch orientierten Mediziner sich aufeinander zubewegen und zusammen etwas Neues schaffen.

Nach meiner Ansicht geht also die gegenwärtige Medizin von einem sehr begrenzten, ja falschen Bild des Menschen und der Welt und vom Platz des Menschen in dieser Welt aus. Damit zusammen hängt wohl auch, daß sie etwas zu kalt und mechanistisch geworden ist und an herzlicher Ausstrahlung verloren hat. Deshalb kann sie in vielen Fällen für uns kein Ort der Hoffnung und kein leuchtendes Beispiel mehr sein, auch wenn sich immer wieder einzelne Arztpersönlichkeiten positiv von dem grauen Hintergrund abheben.

Das alles mag unter anderem daran liegen, daß sich diese Medizin zu sehr auf das Konkrete, Sichtbare, Faß- und Zählbare, wenn schon nicht auf das Bezahlbare beschränkt hat, mithin eigentlich entschlossen ist, erst dann einzugreifen, wenn es schon zu spät ist. Der tiefere Grund dafür scheint mir zu sein, daß sie sich nie mehr wirklich für die alles schaffende Energie interessiert hat, seit sie sich so überaus erfolgreich aus der mittelalterlichen Verwicklung in metaphysische Spekulationen und religiös-philosophische Dogmen befreien konnte. Nur hat sie sich damit auch von ihren Wurzeln getrennt. Sie steht jetzt im Niemandsland der isolierten Fakten und versucht ihren Entwicklungsrückstand auf spirituellem Gebiet durch monströse Überanstrengungen im Bereich direkter materieller Manipulation zu kompensieren. Es ist klar, daß diese Medizin darum auch so teuer sein muß, wenn ihr ganzes Bemühen von einer materialistischen Grundeinstellung geprägt ist – und Geld nun mal die Quintessenz materieller menschlicher Bemühung darstellt.

Leider ist es nun so, daß diese übertuerte Medizin, die heute an den Universitäten gelehrt wird, in vielen Bereichen völlig antiquiert ist. Sie ist nicht am Puls der Zeit und steht im Widerspruch zu den revolutionären Erkenntnissen der Physik.[1] Sie weiß nichts von Synchronizität, Energiewandlung, von Photonenemission und -kommunikation des lebenden Organismus, von dissipativen Strukturen, Solitonenspeicherung, von Orgonenergie, von Farbtherapie, Kristalltherapie, Magnetfeldtherapie, von Bioresonanz oder Elektroakupunktur oder den wirklich neueren Erkenntnissen der Biophysik, zum Beispiel wie morphogenetische Felder die biologischen Organismen aufbauen oder wie die Solitonenleitung der Information im Organismus stattfindet. Daß die höheren Körper des Menschen in dieser Medizin keinen Platz haben, versteht man ja gerade noch, daß aber die Akupunktur noch immer kein Pflichtfach an der Universität ist und daß die Homöopathie, seit über zweihundert Jahren weltweit erfolgreich praktiziert, nicht nur ein Schattendasein fristet, sondern daß offiziell immer noch versucht wird zu beweisen, daß sie nicht funktionieren kann, das grenzt schon an einen Skandal. Auch das System der Chakren ist offiziell völlig unbekannt, und von Heilen

---

1 Zum Beispiel John Bells Theorem, von vielen als wichtigste wissenschaftliche Entdeckung dieses Jahrhunderts gelobt, das besagt, daß nicht nur auf der subatomaren Ebene, sondern auch im makrokosmischen Bereich, also bei Äpfeln, Hunden, Menschen und Autos, keine getrennten Teile existieren, sondern alles, was wir für getrennte Teile halten, in Wirklichkeit in engster Verbindung steht.

mit Musik, Düften, Worten, Formen oder gar Handauflegen hat man noch nie gehört oder höchstens, daß es bei primitiven Völkern praktiziert werde. Kein Professor weiß, was Spagyrik sein soll, und unter rhythmischen Prozessen bei der Herstellung von Medikamenten kann sich niemand etwas vorstellen, zumindest kein gestandener Schulmediziner. Von Bioenergie wollen wir gar nicht erst reden, auch nicht von Radionik und anderen Gebieten, die nur mit der Voraussetzung zu erklären sind, daß alles Leben untereinander verbunden ist und daß die Fähigkeiten des menschlichen Geistes nahezu unbeschränkt sind.

Soviel zur gegenwärtigen Lage der sogenannten Schulmedizin aus meiner Sicht. Da sie sich immer mehr dem rein Physischen verschrieben hat, steckt sie nun mit dem Kopf in der Erde, um es noch drastischer auszudrücken, und wundert sich, daß es so dunkel ist. Sie hält sich im Haus der Realität ausschließlich im Keller auf, und sie und ihre Patienten werden dabei immer blasser und blutärmer.

Wir haben nicht das geringste gegen einen soliden Keller einzuwenden, bestehen aber darauf, daß die ursprüngliche Absicht war, ein Haus mit mehreren Stockwerken und mit Fenstern zu bauen, in das Luft und Licht kommen können. Ein solider Keller ist bestimmt das beste Fundament, das man sich wünschen kann, doch er kann Schatz- und Vorratskammer genauso sein wie Kerker. Die derzeitig als Schulmedizin firmierende Medizin hat einen phantastisch ausgebauten und absolut wasser- und feuersicheren derartigen Keller geschaffen, aber sie hat sich so in diesen Keller verliebt, daß sie ihn nicht mehr verlassen will. Wenn ein Sonnenstrahl seinen Weg durch eines der wenigen Fenster findet, fühlen sich die Bewohner geblendet, sie bekommen Kopfschmerzen und entzündete Augen und schließen so schnell wie möglich die Luken, damit kein Licht mehr hereinkommt.

Doch alles Lebendige leuchtet. Dieses Buch möchte die Richtung anzeigen, in die sich eine lebendige neue Medizin bewegen kann, und das Terrain erhellen, von dem aus sie sich verbreiten mag. Es soll die Grundlage dafür vorbereiten und befestigen helfen. Es soll darum ein Buch der Freundschaft mit der natürlichen Ordnung der Dinge sein, durchdrungen von der Gewißheit, daß neben dem Wissen auch Schönheit, Wahrheit, Entschiedenheit und Herzlichkeit heilende Kräfte sind und daß mit der Natur zu arbeiten sinnvoller ist als gegen sie.

Es soll auch ein Buch sein, das Mut macht: Mut zum Denken und zum Handeln, Mut zur Heilung und zur Erneuerung – zur Erneuerung vorurteilsloser Wissenschaftlichkeit und von Herzlichkeit in der Medizin, zur Erneuerung der Mündigkeit von Arzt und Patient und vor allem auch zur Erneuerung der Natürlichkeit und der individuellen Linie in der Behandlung. Natürlichkeit bedeutet dabei nicht »Primitivität«, sondern ein Heilen »in Einklang mit der Natur«, mit der Natur des Menschen und des Kosmos, also symbiotisch statt antibiotisch, evolutiv statt involutiv und individuell anstatt statistisch-schematisch. Die Einladung zu diesem neuen Denken in der Medizin und zu einer neuen Qualität des Handelns von Arzt und Patient entspringt dem tiefempfundenen Gefühl, daß die sogenannte Schulmedizin das verloren hat, was jeder Disziplin nicht nur ihren Rang, sondern auch ihr Leben gibt: den Anschluß an die ganzmachende Kraft.

Sie ist somit in der gleichen Lage wie die Religionen, die ihren Anhängern nur noch die kalte und sehr verdünnte »Suppe von der Suppe« vermitteln können: Wie geschäftig, missionarisch, martialisch oder philanthropisch sie sich auch geben mögen, richten sie heute doch wohl mehr Schaden an, als sie Nutzen stiften, sei es nun das Christentum, der Islam oder das orthodoxe Judentum, das damit begonnen und nie wieder aufgehört hat, das »Auserwähltsein« zu verherrlichen.

Wenn es heute die Aufgabe ist, trotz der Religionen ein »religiöses« Leben zu führen, also ein Leben der Rück-Bindung *(re-ligio)* mit dem Kern des Seins, ist es in vergleichbarer Weise eine Aufgabe, trotz der heute praktizierten offiziellen Medizin gesund zu werden bzw. gesund zu bleiben. Nur wenige Patienten, die sich ein natürliches Gespür und eine gesunde Skepsis gegenüber einer völligen Auslieferung an das Angebot der schulmedizinischen Experten bewahrt haben, verstehen es, im rechten Moment nein zu sagen zu deren immer gutgemeinten Angeboten. Das Wesentlichste an jeder Form von Heilung ist ja die erneute Übernahme der Verantwortung des Patienten für sein Leben, für seine Krankheiten und seine versäumten oder genutzten Möglichkeiten. Der Arzt ist dabei gleichermaßen Patient, denn er muß die Geduld aufbringen, diesen oft langwierigen Prozeß in einer so zurückhaltenden Weise zu begleiten, daß seine Maßgeblichkeit nur kurz und gelegentlich aufblitzt, um die Entwöhnung vom »Babyformat« an Eigenverantwortlichkeit des gewöhnlichen Kranken nicht selbst zu unterlaufen.

Die alte Medizin hat sich meiner Ansicht nach zu sehr vom quantitativen Denken lenken lassen und von daraus abgeleiteten Axiomen der Art etwa, daß physische Wirkungen auch physische Ursachen haben müßten. Und sie wird noch zu sehr von der Lust am Kampf gegen den Tod beherrscht, während die neue Medizin von der Liebe zum Leben durchdrungen sein wird.

Die neue Medizin betont darum neben biologisch sinnvoller Information und Energie auch die Entwicklung des Menschen, die über Resonanz in die Entwicklung seiner Umgebung und letztlich der gesamten Welt eingebunden ist und durch diese genauso beeinflußt wird, wie sie diese selbst beeinflußt. Sie hat deshalb neben Schwingung und Energie auch mit Ethik zu tun und ist geprägt von einem Gefühl der Verantwortung des Menschen für sein eigenes Leben und für den Umgang mit der ihm anvertrauten und als Geschenk und Aufgabe empfundenen Welt. Heilung gegen den Willen eines Menschen ist ein krimineller Akt gegenüber der dadurch vereitelten Möglichkeit für diesen, wirklich zu lernen.

Die alte Medizin behauptet, der lebende Organismus könne verstanden und ausreichend beschrieben werden mit den drei Kategorien Funktion, Struktur und Chemie, ob man sie nun Biochemie nennt oder nicht, und der Mensch könne losgelöst von seiner Umwelt gesehen werden. Sie nimmt alle Verantwortung für den Patienten auf sich und entmündigt ihn dadurch in unbewußter, wenngleich trotzdem herabsetzender Weise. In ihrer Sicht von Krankheit und Gesundheit fehlen zum Beispiel die Dominanten Information und Energie und ihre Vermittlung über elektromagnetische Felder, die in Wechselwirkung mit den biologischen, chemischen und physikalischen Prozessen erst Struktur bilden, ganz zu schweigen vom Zielgedanken, vom Woher, Wofür und Wohin des Lebens und vom Bewußtsein des Menschen von sich selbst als von einem »offenen System«, dessen Gesundheit oder Krankheit von allem, was innerhalb und außerhalb seiner getan, gedacht, gefühlt oder sonstwie produziert wird, jederzeit beeinflußt wird.

Es fehlt auch völlig die ausschlaggebende Bedeutung der persönlichen Absicht, Integrität und Anstrengung sowohl des Patienten als auch des Arztes. So ist es beileibe nicht egal, wer die Medizin herstellt und verabreicht, was er dabei denkt und tut. So gibt es meines Erachtens keine wirksamen Methoden unabhängig von dem, der sie benutzt, auch wenn er sich Psychologe nennen sollte. Es gibt keine therapeutischen Techniken der Gesprächsführung und der Konfliktlösung, es gibt nur einen Energieaustausch zwischen Arzt und Patient. Jede Technik muß mit der eigenen wahren Präsenz gefüllt werden, sonst bleibt sie nur Schaumschlägerei und eine Form der Lüge. Wie sollte es auch eine Technik der Empathie geben? Das Grundproblem ist ja immer ein Mangel an Liebe. Sogar das so moderne und beliebte »positive Denken« ist ein großer Humbug, wenn das positive Tun und das positive Fühlen nicht dazukommen, wenn also das positive Sein nicht geschieht, ein Trick, der schließlich zu einer Trennung von der eigenen Wirklichkeit führen kann, die man als Person darstellt. Die Aufforderung zum »positiven Denken« kann das gleiche erreichen wie die Gebote der katholischen Kirche: Sie kann Probleme erzeugen, die es ohne sie nicht gäbe, und sie kann die Trennung von der eigenen Natur etablieren.

Der Unfug mit der Statistik in der Medizin ist ein weiteres Beispiel dafür, wie weit sich die Menschen, die Ärzte und die Patienten dazu haben herabwürdigen lassen, die tatsächliche Einmaligkeit individueller Existenz nicht zu akzeptieren und zu leben. Die Statistik kann immer nur eine Entscheidungshilfe sein für den, der den Einzelfall nicht einschätzen kann.

Wenn dieses Buch neue Territorien des immer noch unerforschten Landes Gesundheit streift, dabei den alles verbindenden Horizont zu klären sucht und den Verbindungen verschiedener Heilsysteme der neuen Zeit untereinander und zu traditionellen Heilsystemen nachspürt, möchte es insgesamt beitragen zu dieser neuen Medizin, die wir so dringend brauchen. Sie wird von einem tiefen und herzlichen Verständnis der Natur und des Menschen, seiner Entwicklung und seiner Bestimmung durchdrungen sein. Daß es diese Medizin ansatzweise und verstreut schon gibt, ist eine Antwort auf dieses Bedürfnis.

Ich möchte jedoch betonen, daß, wenn hier von neuer Medizin

die Rede ist, es nicht darum geht, was besser oder was schlechter ist, sondern um die Essenz. Es geht vor allem nicht um Geschmack und Gewohnheiten, Urteile oder Vorurteile, Vorlieben oder Abneigungen und ähnliche Oberflächlichkeiten.

Es geht um das Wesen der Medizin, ihre Essenz!

So wie die Essenz des Lebens fließende Energie ist und damit Bewegung und Wandlung, wie die Essenz der Musik ist, einen harmonischen und lebendigen Kosmos aus Tönen zu erschaffen und dessen energetischen Herzschlag dem Zuhörer zu vermitteln, wie die Essenz der Malerei ist, eine Energiemaschine aus Farbe und Form herzustellen, in der die undifferenzierte kosmische Energie permanent zu Bedeutung und Schönheit transformiert wird, so kann die Essenz der Medizin nur Heilung sein, Ganzmachung und Wiederherstellung der Ordnung in der Totalität des menschlichen Organismus. Die Essenz des Menschen ist transzendent, und das menschliche Leben verstehe ich als den Akt, der zum Ziel hat, diese Essenz zu destillieren. Eine im wahrsten Sinne des Wortes menschliche und menschenwürdige Medizin muß sich deshalb an der kosmischen Ordnung re-orientieren und die Entwicklung des Menschen zu seiner Ganzheit unterstützen. Darum muß die ärztliche Kunst wieder das Höchste anstreben und die Verbindung mit dem Transzendenten zu erreichen versuchen. Ein wahrer Arzt muß wieder auch mit den höheren Kräften arbeiten, ein Mittler werden, ein Pontifex, ein Khalif, sonst ist und bleibt er nur Diagnosen- und Medizinverwalter. Um Einheit bewirken zu können, und nichts anderes ist Heilung, muß er selbst ganz sein und an den inneren Zusammenhang allen Lebens glauben. Er muß nicht nur Wissen erwerben, sondern auch Sein. Je mehr er selbst ganz ist, desto weniger kann er die Ganzheit als existierende Realität leugnen – oder umgekehrt: Um die Ganzheit erfassen zu können, darf er sich nicht vom bruchstückhaften

Denken und Handeln beherrschen lassen. Um heilen zu können, braucht er Anschluß an die eine Energie und zunächst nichts als diesen Anschluß, aus dem dann alles Weitere entspringt.

Damit ein Mensch das kann, muß er zumindest folgende Eigenschaften entwickeln wollen: die Absicht zu helfen, Wissen und Liebe zu den Menschen und die Absicht zu lernen. Das Wissen ist höchst bedeutsam, aber es allein macht noch keinen Arzt. Außerdem gibt es verschiedene Arten von Wissen. Nur das organische mit dem Leben verbundene Wissen kann heilen.

Wenn es tatsächlich so sein sollte, daß die alte Medizin nicht mehr heilen kann, weil sie selbst in einer heillosen Krise steckt und keinen Anschluß an die lebendige Energie mehr hat, wird sie vergehen, soweit ihre Voraussetzungen nicht in Übereinstimmung mit Grundgesetzen des Lebens sind, sonst macht sie alles kaputt, was nicht die Kraft hat, sich ihrem Einfluß zu entziehen.

Viele behaupten ja, längst sei sie die eigentliche Außenseitermedizin geworden, unbemerkt von vielen ihrer Vertreter. Diese leisten sich so wenig Kontakt zur Wirklichkeit, daß sie nicht einmal bemerken, daß überall eine lebendige, sanfte, wirksame und individuelle Medizin auf dem Vormarsch ist, eine Medizin, die mit der Natur und mit dem Menschen arbeitet anstatt gegen sie und die wirklich gesund machen kann.

Die sogenannte Schulmedizin dagegen scheint ziemlich erstarrt zu sein, zumindest in dem Maße, in dem sie Synergien höherer Ordnung als bildende Wirkfaktoren für Ereignisse auf nachgeordneten Ebenen ablehnt. Weil ihre integrative Kraft ihre verschiedenen Wissensgebiete nicht mehr vereinen kann, wehrt sie das neue (alte) Wissen ab wie eine tödliche Gefahr, anstatt es in sich aufzunehmen und sich zu eigen zu machen. In einer ihr unverständlichen Terminologie würden wir sagen, das Herzchakra dieser Medizin müsse wohl unterentwickelt sein und deshalb könne sie auch keine echte Verbindung herstellen zur Essenz der lebendigen Wesen, die in ihre Einflußbereiche geraten. Das wäre allerdings ein bedenkliches Zeichen, denn integrative Kraft und Assimilationsfähigkeit sind Kennzeichen des Lebendigen.

Für mich sieht es so aus, als sei die alte Medizin weitgehend ein bürokratischer Komplex lose zusammenhängenden Detailwissens geworden, ausufernd und geschäftig wie alle Bürokratien hauptsächlich damit befaßt, sich selbst zu beschäftigen und zu legitimieren. Ihre linientreuen Ärzte erscheinen mir deshalb innerhalb der von ihnen selbst akzeptierten Begrenzungen einer mechanistisch operierenden Medizin als sicherlich zuverlässige Verwalter von Diagnosen, Medikamenten und Therapieprogrammen, doch vertragen sich diese allzuoft nicht mit der offenen Struktur und der dynamischen Realität biologischer Systeme. Ich meine damit: Sie haben mit dem Leben wenig zu tun! Eine der fatalsten Auswirkungen dieser Diskrepanz ist die Art, wie durch Bestrahlung und Gabe von Zytostatika das Wachstum von Krebs gehemmt werden soll und dabei gleichzeitig in Kauf genommen wird, daß das Gesunde geschädigt wird. Das Gesunde zu stärken wird eines der Kennzeichen der neuen Medizin sein, und als sozusagen selbstverständlicher Begleiteffekt wird sich ergeben, daß das Kranke dabei schwindet.

Es wird auch nicht mehr lange möglich sein, gute Medizin zu betreiben, ohne verschiedene Ebenen der menschlichen Existenz anzuerkennen und ohne auch mit den höheren Ebenen zu arbeiten, wie das sozusagen »nebenher« in einer nicht genügend gewürdigten Art beim Phänomen des »Placeboeffektes« regelmäßig stattfindet, der ja nichts anderes widerspiegelt als den Effekt des Arbeitens mit einer höherwertigen Energie als jener der Skepsis und der Hoffnungslosigkeit. Auch scheinen mir die Impulse des Arztes, die er als Persönlichkeit insgesamt aussendet, in der Medizin mindestens genauso wichtig zu sein wie die der Mittel, deren er sich bedient. Ein guter Arzt sollte also seine Laune pflegen, damit er selbst stets eines seiner besten Medikamente bleibt.

Ein neues Weltbild

Da sich die neue Medizin so wesentlich von der alten Medizin unterscheidet, wird sie folgerichtig auch ein neues Weltbild voraussetzen bzw. entwickeln müssen – ganz neu allerdings nur für alle, die noch immer glauben, der Mensch und seine Krankheiten könnten getrennt voneinander und von der Umwelt gesehen werden.

Der gemeinsame Nenner dieses Weltbildes wird sein, daß alle Dinge und Vorgänge miteinander verbunden sind und daß diese Verbindung nach harmonikalen Verhältnissen geordnet und unzerstörbar ist. Wer diese Verbindung zerstören will, zerstört sich schließlich selbst. Das Wesen dieser Verbindung ist Resonanz von Schwingungen. Diese Resonanz vermittelt Zusammenhang, also Sinn und Bedeutung, wir könnten auch sagen Kommunikation. So kommuniziert der ganze Kosmos dadurch, daß seine Teile untereinander Energie und Information austauschen. Heilmittel sind deswegen Kommunikatoren von Gesundheit, weil sie die Schwingungen vermitteln, die der Körper gerade braucht. Gifte sind Störsender, genauso wie negative Gedanken oder morbide Bilder. Jede Zelle, jeder Organismus und jeder Gegenstand ist ein Empfänger und Sender von Schwingungsenergie und auf einen bestimmten qualitativ festgelegten Input angewiesen, um störungsfrei funktionieren zu können. Der Mensch ist darüber hinaus auch eine Transformatorstation von Energie. Die Energietransformatoren sind die Chakren, und Empfängerstationen für verschiedene Wellenlängen sind auch über die ganze Hautoberfläche verteilt.[1]

In diesem Buch geht es darum in erster Linie um Schwingungen und um Energie, um Lebewesen, Vereinigungen, Gegenstände, Formen und Orte, die Schwingungen und Energie ausstrahlen und empfangen. Also geht es um die ganze Welt, denn alles schwingt, wie wir aus den Erkenntnissen der modernen Physik wissen. Die ganze Welt wird aber hier immer in bezug auf den Menschen gesehen, um aus dem gut sichtbaren äußeren Zustand der Welt auch den verborgenen inneren Zustand der Menschen klar erkennen zu können, die erst jenen herbeiführen konnte – der Effekt wird als Symbol seiner Ursache begriffen!

Im speziellen soll dies aber ein Buch sein über ein neues zeitgemäßes Verständnis von Krankheit, das heißt, es muß darin zuallererst der Begriff von Gesundheit geklärt werden, um nicht in der gleichen Malaise zu landen, in die sich beispielsweise die Psychologie manövriert hat, die noch immer nicht die Norm des gesunden Menschen erkannt hat, weil sie zu sehr von der Krankheit hypnotisiert ist, um die Gesundheit finden zu können.

Gesundheit ist nach meiner Ansicht untrennbar verbunden mit einem sinnvollen, das heißt auch aktiven Leben. Diese Aktivität führt dann zum Erkennen des eigenen Sinns, wenn sie die innere Wahrheit ausdrückt. Umfassende Gesundheit kann erreicht werden durch Übereinstimmung mit diesem Sinn auf möglichst vielen Ebenen, zum Beispiel auf der gattungsbedingten, der personalen, familiären, gesellschaftlichen, globalen, solaren, galak-

---

[1] »Calligaris – Vorläufer einer neuen Ära«; G. Tarozzi, M. P. Fiorentino, VGM Verlag, Essen 1981

tischen, kosmischen usw. Wie weit jemand seinen Begriff von Gesundheit zu fassen und zu leben versteht, das ist somit ein Hinweis auf seinen Rang unter den Menschen.

In anderen Worten: Gesundheit, Freude und Glück können nicht erreicht werden, außer in Übereinstimmung mit dem Tao, um eine klassische Formulierung von Konfuzius zu benutzen, die eine zeitlose Wahrheit ausdrückt. Das Tao verstehen wir als den natürlichen Fluß des Geschehens nach unveränderlichen Gesetzen in jederzeit neuer Aktualität. Die natürliche Ordnung zu akzeptieren, zu unterstützen und zu nutzen bedeutet, in Einklang mit der bewußten Energie zu arbeiten, deren Absicht das immer bewußtere Leben ist.

Das tut die alte Medizin aber nicht oder nicht mehr, wenn sie es jemals getan haben sollte! Nicht zuletzt darum wird die neue Medizin einen völlig anderen Weg einschlagen müssen, der vorwärts- und weiterführt, dessen Ende jedoch nicht in Sicht ist und auch nicht in Sicht sein kann, da es kein Ende des Lebens, der Entwicklung und der immerwährenden Erneuerung gibt. Jedoch muß sie ihre Schritte aus der Sackgasse lenken, in welche die alte Medizin hineingeraten ist wegen ihrer Hybris, die sie von der Natur getrennt hat und veranlaßt hat zu glauben, durch das Töten anderer Formen des Lebens könne man das menschliche Leben verstehen lernen.

Am Ende dieser Sackgasse steht eine Mauer von Vorurteilen darüber, wie die Wirklichkeit strukturiert sei und auf welchem Weg allein Wissen zu erreichen sei. Und an ihrem Anfang steht die Einleitung des seinerzeit notwendigen Prozesses der Individualisierung des Menschen. Dieser Prozeß bot ihm erstmals die Möglichkeit, aus dem kollektiv vorgegebenen Rahmen auszusteigen und ein eigenes selbstverantwortliches Leben zu erreichen. Für das »Starting« dieses Prozesses war es notwendig, daß der

Mensch sich vorübergehend löste von der Einbindung in das umfassende Netzwerk kosmischer, konfessioneller, politischer, sozialer und fast aller sonstigen Bezüge, um seinen eigenen unzensierten Willen entdecken und erproben zu können. Das ist dann ja auch geschehen, als der europäische Mensch seit der Renaissance ohne Rücksicht auf die Folgen für seine Umgebung ausprobiert hat, was er alles kann: was er denken, herstellen, auseinandernehmen, auf vorher nicht bekannte Art wieder zusammenfügen kann usw. Als Macher hat er manipuliert, als Beobachter beobachtet, doch er hat nicht mehr mitgetanzt im Reigen des Geschehens wie vor dem Geschenk möglicher Individualität für alle,[1] denn das Individuum empfindet sich in den ersten Stadien seiner Entwicklung als abgetrennt vom übrigen Leben, es unterliegt, wie die Mystiker sagen, der Täuschung der unabhängigen Existenz. Es hat die Macht des »Divide et impera« kennengelernt, die rigorose Macht der Technik, die römische Mentalität der Beherrschung und Versklavung der Umwelt, den heillosen Appetit auf Freiheit ohne Pflicht, er hat der ungezügelten Phantasie ihren Lauf gelassen und sie damit von echter Kreativität abgekoppelt, und wie ein Kind hat er die Folgen seiner Handlungen seither kaum jemals abzuschätzen versucht. Bis heute benehmen sich die westlichen »Zivilisationen« leider noch immer wie nicht stubenreine hyperaktive Kinder, die mit ihrem Dreck und ihrem Geschrei ihr eigenes und das umgebende ener-

---

1 Das Zerreißen des Vorhangs im Tempel, der das Allerheiligste den Blicken der Gemeinde verwehrte, ist die symbolhafte esoterische Ausdrucksweise der christlichen Tradition für diesen Bruch mit dem alten Kollektivismus und Determinismus. Der einzelne kann direkt mit Gott kommunizieren. Exoterik und Esoterik sind nicht mehr durch äußere Ordnungen getrennt. Luther hat versucht, diesen Aspekt persönlicher Freiheit von den Institutionen wieder mehr zu betonen. Die Freiheit zu persönlicher Aktion und Aspiration wurde in großem Stil aber erstmals in der Renaissance genutzt.

getische Gleichgewicht empfindlich stören und dabei niemanden sonderlich erfreuen.[1]

Diese »Zivilisation« muß endlich erwachsen, das heißt selbständig werden, lebendiges organisches Wissen erwerben und Verantwortung für sich und die Umwelt übernehmen. Sie und ihre Medizin muß sich wieder störungsfrei in das Zusammenspiel der Organellen des gigantischen kosmischen Körpers einpassen.

Die neue Medizin orientiert sich deshalb an den Gesetzen der Harmonik und der Resonanz, an Dissonanz und Konsonanz, an Polarität und Ganzheit, und sie kennt die Vorzüge subtiler Reize für den biologischen Organismus. Sie weiß auch, daß es gute und schlechte Plätze gibt, gute und schlechte Zeiten für bestimmte Vorhaben und verschiedene Ebenen der Behandlung. Und sie ist vertikal organisiert, das heißt im letzten Schluß, sie steht nicht nur fest auf der Erde, sondern sie hat auch einen transzendentalen Bezug. Der wahre Arzt, der Meister seiner Kunst, wird wieder ein Mittler sein zwischen Himmel und Erde, zwischen Ordnung und Chaos, ein Engel mit schwarzen Flügeln, ein wahrer Luzifer, der den Menschen das Licht bringt und von Freude und Glück genausoviel weiß wie von Unglück und Schmerz. Er wird die hohen Schwingungen genauso anwenden und heruntertransformieren können in Oktavbereiche, die der menschliche Organismus verwerten kann, wie er die materiellen Ablagerungen von Krankheitserregern und Umweltgiften auflösen können wird und die körperlichen Auswirkungen nichtförderlicher Gedanken, Emotionen und Vorstellungen. Er wird im Glücksfall von Physik und Chemie genausoviel verstehen wie von Astrologie und Öko-

---

[1] In der hier geübten Betrachtungsweise kann man die Zunahme dieser hyperaktiven Kinder, die wohl mit der Aufnahme von unverträglichen Reizstoffen aus Nahrung und Umwelt zusammenhängt, als Symbol für eine Umwelt sehen, in der ein fiebriger Aktivismus herrscht, der auf keinerlei organische Notwendigkeit und keinen existentiellen Sinn bezogen ist.

logie, er wird die den Alten bekannten Zusammenhänge wiederentdecken und neue herausfinden, und er wird nicht mehr so dumm sein, die Natur manipulieren zu wollen, sondern er wird sich ihrer Unterstützung versichern und mit ihr arbeiten anstatt gegen sie.

Er wird deshalb mehr die individuellen Fähigkeiten und Kräfte des menschlichen Organismus benutzen als aufwendige technische Geräte und eine neue Art von Biotechnologie anstreben, die spielerisch und zugleich voller Respekt die reichhaltigen Möglichkeiten nutzt, die dieser Ozean des Lichts, den wir Leben nennen, seinen Fischern bietet.

Schließlich leben wir in einem Meer leuchtender Energie. Zum Charakter dieser primären Energie meint die Bibel: Am Anfang war das Wort – die Synthese von Bewegung und Bedeutung, Leben und Handeln, Liebe und Intelligenz. Jede Lebensaktivität ist eine Aufnahme, Aktivierung, Bündelung, Transformation und Abstrahlung dieser Energie in Form von Schwingungen und pulsierender polarisierter Ladung. Schwingung als oszillierende Energie schafft pulsierende Felder und über diese biologische Wirkungen. Eine wirksame und heilende Medizin muß auf diesen Grundlagen aufgebaut sein. Wenn alles Schwingung ist, wie uns die Atomphysik lehrt, muß die Medizin auch Schwingungsmedizin sein. Ihre Medikamente und deren Abbauprodukte dürfen keine Schadschwingungen für den Organismus sein, deren Einwirkung das Terrain belastet, sondern sie sollen im Gegenteil reinigen, stärken und erneuern helfen; das heißt, sie müssen in Resonanz treten können mit dem ursprünglichen Bauplan des Organismus, auf den verschiedenen Ebenen der jeweils notwendigen Behandlung, und sie müssen die Lebensenergie stärken und dürfen sie nicht verringern.

Diagnose ist ebenfalls Schwingungsdiagnose. Die optische

Prima-Vista-Diagnose (auf den ersten Blick) gehört genauso dazu wie die Diagnose mit dem EKG, dem Röntgen- oder Ultraschallgerät. Die technischen Geräte arbeiten lediglich mit Schwingungen, deren Wahrnehmung dem untrainierten Menschen ohne solche Hilfe unmöglich scheint. Ein guter Arzt arbeitet jedoch mit sehr feinen Antennen. Er kann oft am Klang der Stimme, an Mimik, Gestik und Bewegung schon wahrnehmen, was mit dem Patienten los ist. Die Stimme ist ein sehr wichtiger Anzeiger dafür, welche Chakren aktiviert und vorherrschend bzw. welche blockiert sind. Wie ein fähiger Dirigent, der sofort wahrnimmt, wenn der vierundzwanzigste Geiger in der letzten Reihe einen falschen Ton spielt, bemerkt er die gestörten Schwingungen seines Patienten und ist manchmal sogar unmittelbar fähig, sie dem gestörten Organ, dem gestörten Funktionskreis und der gestörten Ebene zuzuordnen. Dazu gehört neben geschulter intuitiver Begabung auch Wissen um die Zusammenhänge von psychischen und organischen Funktionskreisen, wie es den alten Chinesen geläufig war und wie es jetzt durch Methoden wie zum Beispiel die Kinesiologie neu bestätigt und erweitert wird. Hierzu gehört es auch, die Lehren von den topologischen Repräsentanzen[1] anzuerkennen und in Diagnostik und Therapieformen zu benutzen, in denen diese Zusammenhänge erfaßt sind: Die der Schulmedizin bekannten Headschen Zonen sowie die Punkte der klassischen Körperakupunktur oder der Ohrakupunktur sind mittlerweile bestens belegte Beispiele dafür, daß innere Organe Auswirkungen auf Punkte der Haut haben und daß umgekehrt von dort Rückwirkungen auf die Organe ausgelöst werden können. Die Gültigkeit weiterer somatischer Repräsentanzen, wie sie zum

---

1 Damit ist gemeint, daß im menschlichen Körper genauso wie im Kosmos das Ganze im Detail gespiegelt ist. So ist im Ohr, im Auge, an Hand und Fuß beispielsweise jeweils der gesamte Organismus repräsentiert.

Beispiel in der Irisdiagnostik benutzt werden, wird dagegen immer noch für Außenseitertum gehalten, dabei handelt es sich nur um die Anwendung der gleichen Erkenntnis in anderer Form: Der Teil spiegelt das Ganze.

Lebenssinn und Gesundheit

Wenn Gesundsein ein Leben nach der eigenen Wahrheit voraussetzt, so ist Krankheit dann das Resultat einer Verbindung mit Lüge. Es gibt jedoch zwei Wahrheiten für jeden Menschen: seine subjektive Wahrheit und die objektive Wahrheit. Anders ausgedrückt: Er muß seine eigene Natur erfüllen, um glücklich zu sein, als Voraussetzung für Gesundheit, und er muß sein Leben als Repräsentant seiner Familie, der Gesellschaft oder der Menschheit oder als Teil des Kosmos erfüllen. Und das bedeutet nichts anderes, als daß er ein nützliches Mitglied der Gemeinschaft sein muß – oder zumindest versuchen, dies zu werden. Das bedeutet auch, er kann krank werden von innen heraus oder durch Verbindung mit einer ungesunden Umwelt, was aus Dummheit genauso wie aus übergroßer Herzlichkeit geschehen kann oder weil er dieser Umwelt nicht entrinnen kann. Die neue Medizin wird also mit Methoden arbeiten, die die Umwelt nicht belasten, und zwar die innere organismische Umgebung der individuellen Zelle genausowenig wie die soziokulturelle und biologisch-geophysikalische Umwelt des ganzen Menschen.

Der Lebenssinn als Voraussetzung von Gesundheit und als Möglichkeit für jeden ist zwar eine objektive Realität, kann aber nur als subjektive »Erleuchtung« persönliche Bedeutung erlangen. Dieser Sinn mag für viele ein Ergebnis von Konventionen sein, kann aber meiner Meinung nach authentisch nur durch eine

Aktivität des eigenen Herzens erkannt werden, dadurch, daß man aus der eigenen Innerlichkeit erkennt und sich verbindet mit dem, was man liebt. Durch diese Aktivität kann man das, was man als richtig erkannt hat, mit der materiellen Realität binden. Genauso wie das Herzchakra die höheren mit den sogenannten niederen Wesensanteilen des Menschen verbindet und damit auch den Geist mit der Welt oder die Vision mit der Realität versöhnt, so kann es eine neue Generation von Medizinern leisten, die Erkenntnisse der alten Medizin mit den Entdeckungen der neuen Medizin zu verbinden: Sie müssen das Herz der neuen Medizin werden!

Ein Drama der heutigen, von der amerikanischen »Zivilisation« gezeichneten Menschheit ist jedoch, daß der Instinkt für das Eigene, das Zuträgliche und natürlich Förderliche so weitgehend verschüttet ist. Die Menschen leben Leben, in denen sie weniger leben als »gelebt werden«. Das führt immer zu verschiedenen Formen der Krankheit, nämlich Depressionen, Gewalttätigkeit und Destruktivität, die nach innen oder außen wirksam werden.

Das beste Instrument, um die Richtung der eigenen Bestimmung für sich selbst oder einen Ratsuchenden wiederzufinden, wenn der untrügliche Wesensinstinkt unterdrückt ist, bietet meiner Erfahrung nach die Astrologie. Es gibt verschiedene Methoden, die eine für meine Zwecke erforderliche Schnelldiagnose erlauben,[1] um den inneren Zusammenhang der Konflikte und Anstrengungen eines Menschen mit seinem angelegten Lebensziel zu erkennen.[2]

Darüber hinaus folge ich Dane Rudhyar, wenn er seine vier-

---

[1] Bernd A. Mertz: *Schicksalspunkte im Horoskop – Die Schnelldiagnose in der Astrologie;* Edition Astrodata, Wettswil/CH 1991.
[2] Für die Unterstützung oder Gefährdung der Qualität dieses Lebensinstinkts ist dabei astrologisch unter anderem maßgeblich die Position und Aspektierung des Neptun, des Planeten der Lebenssubstanz und des Lebensinstinkts ebenso wie der Täuschung und des grenzenlosen Mitgefühls.

zigjährige Erfahrung mit Astrologie in einem kleinen Buch mit dem Titel *My Stand on Astrology* wie folgt zusammenfaßt: »Das Geburtshoroskop ist ein Regelwerk ... seine wesentliche Bedeutung liegt *nicht* darin, Ihnen ein analytisches Diagramm dessen zu geben, was Ihr Charakter und Ihre organische Körperstruktur sind, sondern darin, Ihnen zu zeigen, wie in Ihrem speziellen Fall die zehn Grundenergien der menschlichen Natur am vorteilhaftesten genutzt werden sollten; das heißt, es soll Sie befähigen, jederzeit bewußt mit ihnen zu arbeiten.«

Sinn ist für mich, wie gesagt, eine Funktion solch erkannten, erlebten oder für möglich gehaltenen Zusammenhangs. Die alte Medizin ist allerdings an solchen Fragen nicht interessiert. Sie sucht weniger Zusammenhänge als Trennungen und will Zusammenhang, wenn überhaupt, nur mit dem Intellekt finden, beschäftigt aber dafür nur eine Facette seiner Möglichkeiten, nämlich die logische Fakultät, und dazu nur die eindimensionale Entweder-oder-Logik, nicht eine zu Vernetzungen fähige vielwertige Ana-Logik. Damit zusammen hängt auch ihre Vorliebe für quantifizierbare Details und ihre Beschränkung auf mechanistische Modelle. Das synchronistische Modell bleibt ihr verschlossen, nach dem das Universum auf einer Ebene wie eine einzige Entität funktioniert, in der zusammenhängende Dinge gleichzeitig aktiviert werden, so wie auch in biologischen Organismen das Leben gleichzeitig verschiedenste Prozesse unterhält, die niemals nur durch das kausale Nacheinander begriffen werden können.

Das fehlende Analogiedenken der heutigen Mediziner ist ein ernsthafter Mangel, der sie von Erkenntnissen ausschließt, die anders nicht zugänglich sind. Letztlich können die Planetenbahnen in Verbindung zu den Bewegungen der Zellen gesetzt werden, und wenn man die Oktaven nur genügend transformiert, so kann man die DNS-Oszillationen mit dem Ton G, dem Grundton des Erdentages, in Verbindung setzen oder mit der Farbe Rot, und auf diese Weise hängt alles Gleichartige in der Welt zusammen. Eines der letzten großen Universalgenies, Leibniz, hat die Analogie als Methode gewürdigt und mit ihm andere große Denker und Dichter wie Schopenhauer und Eichendorff. Neben der Kausalität muß es die Finalität und die verbindende Analogie geben als ewige Trinität der Denkmethoden. Da alles musikalische Erleben infolge der Oktavverwandtschaften auf Analogien beruht und die Schöpfung auf musikalischen Gesetzen gegründet ist, kann ohne eine Methode, die diesen Verwandtschaften gemäß ist, kein Wissen entstehen, das Zusammenhang schafft. Im Gegenteil entsteht durch die rein kausale Methode ein heilloses Durcheinander.

Ich möchte hier in der Kritik an der alten Medizin diesen Punkt betonen: die Überbetonung der sezierenden Ratio, die dazu geführt hat, daß diese Medizin, wie übrigens jede andere Wissenschaft in unserem Zivilisationsbereich auch, das Wissen vom Sein getrennt hat. Daraus sind Wissenschaftler entstanden, die die Atombombe, und Ärzte, die künstliche Herzen erfunden haben.

Das vom »Sein« getrennte »Wissen« ist jedoch unorganisch, das heißt, es funktioniert nicht in der Anwendung auf Leben.

Wenn das Wissen vom Sein getrennt wird, ist es nutzlos und unlebendig, es ist steril und kann kein Leben mehr zeugen. Umgekehrt ist das Sein ohne Wissen dumpf und mechanisch. Zu Recht also nennt man die heutige Medizin entweder mechanistisch oder kopflastig, was allerdings noch nicht bedeutet, sie sei inspiriert.

Wissen und Sein müssen sich wieder vereinigen, in der Medizin wie in jeder anderen Wissenschaft, das ist die einzig wahre Re-ligion des mündigen Menschen, die kein Dogma braucht und kein Ritual und deren Gebote jedem »normalen« Menschen in Fleisch und Blut eingepflanzt sind.

Wie das zu erreichen, wie diese »Normalität« wiederherzustellen ist, das ist natürlich eine ganz andere Frage. Jedenfalls wird es jedem einleuchten, daß Auswahlkriterien in der Zulassung zum Medizinstudium, die nur den modebewußten intellektuellen Disziplinierungsgrad, also den Notendurchschnitt, zugrunde legen, nicht von dieser organischen Sicht beseelt sind.

So sind wir also, nicht wirklich unversehens, bei einer Kritik der gegenwärtig praktizierten Schulmedizin gelandet und unterstützen gleichzeitig eine ganze Reihe von dieser nicht akzeptierter Verfahren, zum Beispiel die Therapie mit Bioenergie, mit orthomolekularen Präparaten, mit Organextrakten, Frischzellen usw., die Therapie mit Farben, Klängen, Edelsteinen, ja alle über die Vermittlung biologisch hochwertiger, das heißt in der Evolution des Menschen ständig präsent gewesener Schwingungsinformation wirksamen Verfahren.

Denn die neue Medizin ist wesentlich eine Medizin der Schwingung und ihrer harmonischen Wechselwirkung. Die Schwingung ist die Basishieroglyphe des Lebens, sie bedeutet Bewegung, Ausgleich und Wandlung. Ihrer zweidimensionalen Darstellung in Form der Sinuskurve entspricht im Raum die Spirale, deren biologisches Äquivalent die DNS-RNS-Doppelhelix ist, was beweist, daß im innersten Kern jeder biologischen Existenz das fleischgewordene Wissen sitzt, daß Leben durch das Zusammenwirken komplementärer Aktivitäten entsteht, einer rechtsdrehenden und einer linksdrehenden Schwingung, und daß die eine das Abbild der anderen ist, so wie es in der Bibel heißt, daß die Frau aus der Rippe des Mannes gemacht sei.

Dieses Denken in symbolischer Logik kann für sich genommen, also ohne die Ergänzung und die Prüfung durch das analytische linkshirnige[1] Denken, natürlich genauso fehlgehen wie die ausschließlich linkszerebrale Logik, die von der orthodoxen Wissenschaft so gepriesen wird. Die rechtshirnige Wissenschaft und ihre Methode hingegen werden von ihr bestenfalls als intuitive Erkenntnismöglichkeit bestaunt und nicht nur methodisch gefördert, sondern viel häufiger als »Magie« geächtet, als Scharlatanerie verschrien, als Spinnerei abgetan, wenn nicht überhaupt in Existenz und Wirkung völlig geleugnet.

Da es in der neuen Medizin um einen »holistischen« Ansatz geht, also um eine möglichst weitgehende Erfassung des Menschen in der Totalität seiner Existenz, wird auch die Hypothese, der Raum des Geistes im menschlichen Körper sei auf das Gehirn beschränkt, durch die ganzheitliche Annahme und wissenschaftlich wesentlich plausiblere Hypothese abgelöst, daß der Geist sich nicht nur im Gehirn befinde. Vielmehr kann man die Befunde eher so deuten, als bediene sich das Bewußtsein des Gehirns, so wie wir uns eines Werkzeugs bedienen.[2] Es gibt auch zunehmend Belege dafür, daß insbesondere Denkvermögen und Gedächtnis im gesamten Körper verbreitet zu sein scheinen, wobei die Gedächtnisinhalte hauptsächlich im Bindegewebe gespeichert sein sollen. (Zu ähnlichen Schlüssen gelangte im übrigen Wilhelm Reich nach jahrelangen Experimenten und klinischer Erfahrung, ein Mann, dessen energetischer Ansatz der neuen Medizin sehr fruchtbare Impulse gegeben hat.) Jedenfalls wissen wir heute aus der Körperarbeit, von Alexandertherapie über Bioenergetik bis zur Kinesiologie zweifelsfrei, daß im Muskel, in den umhüllenden Faszien, im Bindegewebe und im wäßrigen Milieu Informationen gespeichert sind, und wir können nachweisen, daß mentale

---

1 Zumindest, soweit es Rechtshänder betrifft.
2 Vgl. zum Beispiel: Wilder Penfield: *The Mystery of the Mind,* Princeton University Press, Princeton, New Jersey, 1976.

und emotionale Einstellungen den Energiefluß in den zugeordneten Meridianen sofort und höchst wirksam beeinflussen. Umgekehrt beeinflußt auch alle Materie infolge ihrer Energie- und Informationsdimension die angrenzenden Realitätsdimensionen. So kann beispielsweise die Verschlackung des Bindegewebes mit Giftstoffen zu verzerrten Denk- und Gedächtnisfunktionen führen oder ihre Ausbildung fördern, gibt es doch eine permanente Störsignalemission aus der Ablagerung der Toxinen im Gewebe.

Das »Gehirndenken« ist so gesehen nur eine Spielart eines viel umfassenderen Erkenntnisprozesses, der vom richtigen Zusammenspiel der beiden Hirnhälften sowie aller Körperorgane und Organellen beeinflußt wird und dessen Ergebnisse auch durch die Schwingungen bewußter und unbewußter mentaler und emotionaler Felder bestimmt werden. So können krankhafte psychische und mentale Zustände auch über Körperarbeit und/oder über Ernährung[1] beeinflußt werden und spezifische Vorstellungen über damit verbundene ebenso spezifische Wellenfrequenzen und -modulationen gleichermaßen spezifische Organreaktionen auslösen. Überhaupt entspricht die Arbeit mit der Kraft der Imagination der neuen Medizin teilweise mehr als die Arbeit mit dem Willen, da die Impulse des Willens meistens noch zu sehr von den niedrigen Chakren aufgegriffen werden und daher polarisierend wirken, die Imagination jedoch eine einheitliche Sicht fördert.

Das Wissen um die förderlichen und schädlichen Einflüsse sitzt dem Menschen in Fleisch und Blut, und er selbst ist das beste Meßinstrument dafür, das die Natur jemals hervorgebracht hat, wie schon Goethe wußte. Da die neue Medizin mehr mit diesen

---

1 Dies wird z. B. in der sog. orthomolekularen Medizin genutzt oder in der Kinesiologie. Diese Disziplin ordnet bestimmten Emotionen bestimmte Organe zu, und diesen bestimmte Vitamine, Mineralien etc.

Fähigkeiten des Menschen und der Einsicht in energetische Zusammenhänge arbeitet als bloß mit den Errungenschaften einer auf mechanistischen Modellen beruhenden Technik, die natürliche Abläufe manipuliert, anstatt sie zu unterstützen, sieht sie zum Beispiel auch in der Radiästhesie[1] ein Hilfsinstrument, um den Menschen zu einer ihm zuträglichen Lebensführung in eigener Regie zurückzuführen. Der Mensch kann damit in vielen Bereichen seines Alltagslebens frei werden von der Herrschaft der Experten, frei für ein selbstbestimmtes Leben in Würde und Gesundheit, und er braucht nicht immer teure und aufwendige Geräte und Methoden, um herauszufinden, was für ihn gesund ist. Einfachheit, Wirksamkeit und Einbindung des Patienten in Therapie und Diagnose sind Kriterien der neuen Medizin.

Heilen durch Schwingungen

Wenn Therapie darin besteht, disharmonische Zustände des Organismus in harmonische überzuführen, dann ist Therapie im wesentlichen immer Schwingungstherapie. Heilen mit dem Medikament, dem Wort, der Musik, mit Farbe, Edelsteinen, Metallen, mit der Kraft der Gedanken, mit Handauflegen – alles ist immer Schwingungsheilung. Bei dieser Betrachtungsweise gerät die faßbare Materie zunächst etwas in den Hintergrund, und Energie, Information und Kommunikation treten an ihre Stelle. Materie wird mehr unter dem Aspekt des Senders einer fixen Frequenzkombination von Schwingungen einer bestimmten Form gesehen und weniger als Stoff.

Dieses Bewußtsein fehlt der alten Medizin, obwohl die Wis-

---

1 Über Möglichkeiten, Voraussetzungen und Grenzen der Radiästhesie siehe das Kapitel über die Erdstrahlung.

senschaft heute schon weiß, daß ultrafeine Wellen, deren Energiegehalt in der Rauschgrenze verschwindet, höchst bedeutsamen Steuereinfluß auf alle Lebensfunktionen haben und daß subtile Energiefelder den Aufbau der Materie nicht nur beeinflussen, sondern sogar steuern können.[1] Solche subtilen Energiefelder werden unter anderem auch durch die Macht der Gedanken, die Kraft der Emotionen und durch das enorme kreative Potential bildhafter Vorstellungen erzeugt, unterhalten und verändert. So ist der Mensch verantwortlicher Gestalter seiner inneren wie seiner äußeren Wirklichkeit und kann niemals hoffen, nur von außen geheilt zu werden. Die kalten Medizinpaläste der alten Zeit unterliegen jedoch diesem Irrtum und setzen ihn fort. Sie sind Tempel der Anbetung einer technokratischen Medizin, in denen die Menschheit und die Individualität geopfert werden, in denen letztlich die Menschen die gleiche Art von Behandlung erfahren wie die Hekatomben von Versuchstieren, durch deren methodische Tötung »im Dienste der Wissenschaft« die Medizin der Ersatzteile, der Summationsdiagnosen und der »reinen Wirkstoffe« erst ermöglicht wurde.

In der Natur gibt es jedoch keine »reinen Wirkstoffe«. Nahrungsmittel zum Beispiel können Heilmittel sein, wie das im Ayurveda genutzt wird, stellen aber eine harmonische Komposition vieler Einzelschwingungen dar. Das Dogma von den reinen Wirkstoffen ist meiner Ansicht nach eng mit der unterbewußten Einsicht der alten Medizin verknüpft, daß sie komplexe Lebenszusammenhänge nicht verstehen kann. Es war bestimmt einige Zeit nützlich, um die Wirkung der einzelnen Komponenten von Heilmitteln kennenzulernen, hat aber jetzt den Charakter einer Anweisung an einen Komponisten, er dürfe für all seine Kompo-

---

[1] Harold Saxton Burr: *The Fields of Life: Our Links with the Universe,* Ballantine, New York 1972.

sitionen nur jeweils einen einzigen Ton benutzen. Das macht die Sache zwar einfacher, aber nicht unbedingt besser. Ein natürlich komponiertes Heilmittel überträgt Energie und Information effektiver und schonender als eine künstlich isolierte Monosubstanz.

Der Energiebegriff selbst wird in diesem Zusammenhang noch oft mißverstanden. Physikalisch ist Energie nur eine Kraft, im lebenden Organismus meinen wir aber beispielsweise mit Energiefluß auch Übertragung von Information, wir meinen also mit Bioenergie gewissermaßen eine intelligente Kraft. So ist zum Beispiel auch die Energie des Heilers Übertragung von Energie und von biologisch hochwertiger Information an den gestörten Ort. Erst mit dieser Information ist die Bioenergie, die natürlich ebenfalls mit übertragen werden kann, in der Lage, die organische Struktur wieder richtig aufzubauen. Gleichzeitig werden neben der puren Energie der Heiler unvermeidlich die Schwingungsäquivalente seines eigenen mental-psychosomatischen Komplexes mit übertragen und je nach dessen Gesamtqualität den Patienten zusätzlich beschmutzen oder reinigen. Nur wenn der Überträger von Energie als leerer Kanal für die pure Energie wirkt, spielt dieser Aspekt keine praktische Rolle. Die heilende Energie kann frei zu der leidenden Person fließen, das »Ventil« bleibt so lange offen, wie das individuelle Bewußtsein aufgehoben werden kann.[1] Menschen, die das können, sind allerdings ziemlich selten.

Biologische Wahrheit bedeutet organische Verträglichkeit. Damit Information nützlich ist, muß sie »wahr«, das heißt im biologischen Sinn den Bedürfnissen und dem Ziel des Organismus gerecht sein. Mit der Vermittlung dieser Information tun sich

---

1 Vgl. Dr. Hiroshi Motoyama, Rande Brown: *Chakra-Physiologie*, Aurum Edition 2000, S. 74.

die allopathischen Medikamente allerdings gegenwärtig etwas schwer, da es sich größtenteils, um »erfundene«, in der Evolution niemals vorher dagewesene Produkte handelt, die darum auch keinen Bezug zur Entwicklung biologischer Strukturen haben können. Konkret gesprochen: Sie können keine Heilimpulse liefern.[1] Die biologische Informationsübertragung ist wie das Leben selbst an das wäßrige Milieu gebunden, das infolge seiner plastischen Struktur diese Information aufnehmen und speichern kann.

Wer so zu denken gelernt hat, den kann es nicht mehr wundern, daß auch jeder Zahn spezifische Organe repräsentiert, jeder Wirbel und ebenso die verschiedenen Abschnitte von Hand und Fuß oder daß es nicht nur eine Ohr-, eine Hand-, Fuß- oder eine Körperakupunktur, sondern beispielsweise auch eine Mundakupunktur gibt. All das sind nur spezielle Anwendungen des holistischen Prinzips: Wenn man sich in einer vollen Badewanne bewegt, bewegt sich das gesamte Wasser mit. Alles drückt sich in allem nach dem Gesetz der Zuordnungen aus. Deshalb auch unterliegt das dem Wasser zugeordnete psychische Element den Einflüssen des Mondes, und darum weinen wir, wenn wir emotional bewegt sind.

Ärzte, die das alles berücksichtigen können, sind heute selten geworden, unter anderem auch deswegen, weil ihnen das Vertrauen auf die intuitive Begabung genauso abgewöhnt worden ist wie das analoge Denken in Symbolen und qualitativen Zusammenhängen und weil sie in der Regel zu sehr unter Streß stehen, um feineren Signalen Aufmerksamkeit schenken zu können. Doch analoges Denken in Oktaven und Ganzheiten, in diskontinuierlichen Entsprechungen könnte uns die Zusammenhänge wieder sichtbar machen, die beispielsweise zwischen den Krank-

---

1 Natürlich gibt es Ausnahmen, speziell all jene Medikamente, die natürlichen Molekülen »nachgebastelt« wurden.

heiten des menschlichen Organismus, seinen Wünschen, Emotionen, Gedanken und zwischen der Außenwelt, ihren Pflanzen, Kristallen, den Metallen und den kosmischen Körpern bestehen.

Die bioenergetische Kraft von Gedankenfeldern und emotionalen Feldern können wir heute durch kinesiologische Experimente eindrucksvoll und mühelos demonstrieren. Dabei wird klar, daß die energetischen Vibrationen unserer eigenen Gedanken, Emotionen, Wünsche sowie bewußter und noch häufiger unbewußter Vorstellungen anscheinend genauso wie das ständige Einwirken fremder Gedanken, Emotionen, Wünsche etc. unsere Lebensenergie stärken oder schwächen. Das gleiche gilt für die Energie, die wir mit unserer Nahrung aufnehmen, sogar ganz unabhängig von deren Gehalt an Vitaminen, Mineralien und Spurenelementen, denn dies ist noch nicht einmal das Wesentlichste: Es geht hauptsächlich um die in der Nahrung gespeicherte Lebensenergie, das Prana, das Od, Orgon, das niedere Mana der Kahunas oder wie man es auch nennen mag. Die alte Medizin hat dafür weder ein Konzept noch ein formuliertes Interesse, sie kennt diese Energie nicht, kann sie weder messen noch ihren Fluß verfolgen – und schon gar nicht unterstützen. Im Gegenteil sind nahezu alle ihrer Medikamente kraft eines unnatürlichen Herstellungsprozesses mit biologisch unsinnigen Informationselementen belastet und schwächen die Gesamtenergie des Organismus. Sie entstammen einer künstlichen Welt. Was aber die Chemie gegenwärtig in der Erde, im Wasser und in der Luft anrichtet, das richtet sie auch im menschlichen Körper an. Doch kann man die Natur dadurch verbessern, daß man eine künstliche Welt zu schaffen versucht, und kann man sie durch Mittel aus einer künstlichen Welt heilen?

Ich persönlich glaube, daß die Alchemie dem Wesen der Stoffe näher gekommen ist als die derzeitige Chemie und daß ein traditioneller chinesischer Akupunkteur mehr verstanden hat vom Wesen der zirkulierenden Lebensenergie als der Chefanästhesist einer unserer gigantischen Gesundheitstempel.

Der Arzt der Zukunft wird wieder bewußt mit den subtilen Energien und den verschiedenen Ebenen der menschlichen Existenz arbeiten, deren Realität von der alten Medizin geleugnet wird und die doch schrittweise Eintritt finden in ihre Gedankengebäude, doch er wird dabei seine Urteilsfähigkeit nicht so abgeben wie heute die Patienten ihre Selbständigkeit am Eingang zu den Kliniken der alten Zeit. Er wird allgemeine und fallbezogene Kenntnis von den aufbauenden, den hemmenden und den abbauenden Kräften zu erwerben haben und Wissen von der natürlichen Entwicklung und Wandlung energetischer Prozesse. Und er wird sich in der Behandlung für die aufbauenden entscheiden und den Fluß der Lebensenergie unterstützen. Dafür braucht er Kenntnisse der wahren Natur des Menschen und des Kosmos, seiner energetischen Anatomie und seiner analogen Konkordanzen[1], um nicht, von einem verzerrten und eingeengten Bild des Menschen und der Welt ausgehend, auf einer verzerrten, aufs Unwesentliche und Grobe reduzierten Medizin bestehen zu müssen. Der Test für die neue Medizin wird sein, daß sie die Gesamtenergie des kranken menschlichen Organismus erhöht, den Willen zur Gesundheit stärkt und Handlungen hervorbringt, die in Richtung Glück und Zufriedenheit für den Patienten und für seine Umwelt weisen.

---

1 Analoge Konkordanzen sind Ausdrucksformen verwandter Energien, die zusammenklingen können und sich dabei gegenseitig stärken, und nicht stören. Die Magie hat immer mit den analogen Konkordanzen gearbeitet, und die Werbung, eine moderne Spielart der Schwarzen Magie, beginnt gerade, sie neu zu entdecken. Je mehr Bedeutungen eine Aussage, ein Muster, eine Geste oder ähnliches einschließt, desto mehr Energie kann sie aus den verschiedenen Bereichen anzapfen.

Dazu müssen auch ihre Ärzte heile Personen sein, die die Verbindlichkeit des Lebens und die Freude am Leben verkörpern – und nicht nur das planlose Detailwissen und die Angst vor dem Tod.

Eine heilende Medizin kann ein Leben ohne Sinn nicht akzeptieren, da dies etwas Fiktives ist, wofür es in der Realität keine Grundlage gibt. Ein Mensch kann niemals gesund bleiben oder werden, ohne einen Sinn seiner Existenz zu entdecken und zu leben. Darum muß auch die Medizin als mindestes leisten können, Sinn auszustrahlen und weiterzugeben. Sie muß die Organe zum Erkennen des Sinns reaktivieren können, damit nicht nur Behandlung, sondern Heilung möglich ist. Dazu muß sie selbst auf Sinn gegründet sein, und sinnvoll ist letztlich nur, was einen Zusammenhang ergibt. Sie muß also auf den gleichen Prinzipien gegründet sein, die den Zusammenhang der gesamten Schöpfung garantieren. Das heißt, ihre höchsten Repräsentanten müßten diese Zusammenhänge kennen.

In traditionellen Heilsystemen wie etwa dem Ayurveda ist diese Ordnung noch klar ersichtlich. Ausgehend von den Tridoshas, den drei herrschenden Kräften, die den Kosmos wie den menschlichen Körper erschaffen,[1] hat sich mit dem Ayurveda in Indien ein organisches Heilsystem entwickelt, das die heillose Zersplitterung in Unterdisziplinen nicht kennt, die wir bei uns als unausweichlich mit dem »Fortschritt« verbunden sehen. Echter Fortschritt würde jedoch zunehmende Integration bedeuten, würde bedeuten, daß auf der Basis eines hierarchisch höheren Prinzips viele vorher getrennte Details wieder einen biologisch sinn-

---

1 Die Dreifaltigkeit der Christen, Brahma, Shiva, Vishnu der Inder, das solare, elektrische und magnetische Feuer der geheimen indischen Tradition, das Aktive, Passive und Neutrale Prinzip Gurdjeffs etc. Im menschlichen Körper behalten beispielsweise die aus den drei Keimblättern hervorgegangenen Gewebe immer einen Ursprungszusammenhang und können durch die gleiche Farbe beeinflußt werden.

vollen Zusammenhang ergeben. Solche Prinzipien sind zum Beispiel das Prinzip der Wandlung, das besagt, daß sich verschiedene Formen der Energie gesetzmäßig ineinander wandeln, oder das Prinzip der Resonanz, das Prinzip der Polarität und der Entsprechung, das Prinzip der Affinität, der Freundschaft, Symbiose usw.

Das Prinzip der Wandlung ist in der Fünf-Elementen-Lehre niedergelegt und besagt, daß nichts einfach aufhört zu sein, sondern sich nur wandelt. Dieses in der chinesischen Medizin samt seinen Regeln überlieferte Prinzip kann jedem, der damit arbeitet, wertvolle Dienste in Diagnostik und Therapie leisten. Wie jede Therapie, die sich von universalen Gesetzen ableitet, ist sie auf jedes Fachgebiet anwendbar. Hätte sich in unserem medizinischen Denken auch nur dieses Prinzip der Wandlung besser etabliert, hätten viele bedeutende medizinische Werke eine andere Aufnahme finden können, seien es nun die Werke von Reich, Enderlein oder anderer Pioniere einer energetischen und symbiotischen Medizin.

In seiner epochalen *Bakterien-Cyclogenie*[1] versucht Professor Günther Enderlein nachzuweisen, daß der Mensch seit dem Bestehen in Symbiose mit organischen Kleinstwesen lebt, die sich je nach der Veränderung des innerkörperlichen Milieus zu Bakterien, Viren, Hefe und/oder Pilzen transformieren können. Ich finde dieses Beispiel erwähnenswert, weil es so gut zeigt, wie das Denken in Begriffen von Vernichtung (Antibiotika) in Sackgassen führt, das Denken in Begriffen von Zyklen hingegen zu mit dem Leben zu vereinbarenden Resultaten.[2]

---

1 Professor Günther Enderlein: *Bakterien-Cyclogenie,* Semmelweis-Institut, Verlag für experimentelle Onkologie GmbH, 2812 Hoya, Postfach 322.
2 Ich möchte aus meiner ärztlichen Tätigkeit heraus hinzufügen: zu therapeutisch sehr guten Resultaten, die zuvor von mir mit anderen Methoden nicht zu erzielen waren und die eine gründliche und vorurteilslose Auseinandersetzung mit dem Werk von Herrn Professor Enderlein unbedingt befürworten lassen.

Es geht an dieser Stelle allerdings weniger darum, das Pro und Contra der Enderleinschen Hypothese zu diskutieren, sondern festzustellen, daß eben eine objektive Diskussion und Prüfung seiner Ergebnisse nie erfolgt ist, weil das schulwissenschaftliche Dogma sie von vornherein für unmöglich erklärt hat. Das ist an und für sich nichts Ungewöhnliches und fast schon eine Garantie dafür, daß an einer Sache etwas »dran ist«. Nur hat die alte Medizin wieder einmal eine Gelegenheit verpaßt, etwas mehr organische Ordnung in ihre unübersehbare Fülle von Einzeltatsachen zu bringen, die so beziehungs- und bedeutungslos nebeneinander existieren wie Touristen am Strand von Maspalomas.

Die sogenannte Schulmedizin beispielsweise sieht den Kampf gegen eine Infektion mit der Vernichtung der Bakterien als beendet an, sie kümmert sich nicht weiter um das Vorher und um das Nachher. Diese Haltung ist völlig identisch mit der Art, wie unsere Zivilisation ihr Müllproblem »löst«: Sie schafft eine perfekte Müllabfuhr – und bisher eben nichts als das. Daß damit auf Dauer das Problem nur verschleiert wird, indem man sich die Folgen aus dem unmittelbaren Blickfeld schafft, läßt sich nicht länger verbergen: Unser Müll führt dazu, daß Biotope »umkippen«, daß Luft, Wasser und Boden, ja sogar das Prana vergiftet wird, und dies aus dem einzigen Grund, weil wir vergessen haben, das Prinzip der Wandlung zu berücksichtigen bei der Herstellung unserer Produkte: Wohin führt etwas, welche Entwicklung wird davon unterstützt, gebremst etc., wie und zu welchen Stoffen bauen sich die Produkte ab, was geschieht dabei usw.? Die heutzutage festzustellende zunehmende Anfälligkeit für bakterielle, virale und Pilzinfektionen sowie für Allergien aller Art ist jedoch nichts anderes als Ausdruck des Müllproblems unseres Körpers, welches wiederum das Müllproblem des Planeten widerspiegelt. Das Denken in Sackgassen führt zwangsläufig zu Blockierungen und schließlich zur Regulationsstarre auf allen Ebenen der Existenz. Diese Regulationsstarre müßte der objektive Beobachter heute der sogenannten Schulmedizin genauso attestieren, wie er sie beim mit Umweltgiften und Pharmazeutika vollgepumpten Patienten immer häufiger antrifft. Für uns ist sie ein Beleg dafür, daß den zugrundeliegenden Gedankengängen wie den daraus hervorgehenden Produkten ein organischer Bezug zur Natur fehlt und daß sie darum nicht in den zyklischen Kreislauf des Lebens eingespeist werden können, weder als Humus bei ihrer Desintegration noch als fruchtbare Impulsträger zu Lebzeiten.

Wenn der Mensch als Schöpfer agiert, ist er für seine Produkte voll verantwortlich. Er erschafft einen Minikosmos, der durch seine Fähigkeit oder Unfähigkeit, mit den aufbauenden Kräften des größeren Kosmos in Resonanz zu treten, seinen Wert beweist. Kann er in Resonanz treten, so ist er eine Bereicherung der Schöpfung, kann er das nicht, so führt er zur Reduzierung des Bestehenden, schließlich zum eigenen Untergang.

Dieses »In-Resonanz-Treten« bedeutet nichts anderes als Kommunikation und Energieaustausch mit anderen organischen Funktionseinheiten. Dieser ungestörte Informationsaustausch sogar innerhalb des eigenen Organismus ist jedoch heute viel schwieriger als früher, weil der Mensch dem elektromagnetischen Smog (= Informationssmog) ausgesetzt ist, den viele ernstzunehmende Wissenschaftler für noch gesundheitsgefährdender halten als den Industriesmog (Materiesmog): Vom Fernseher über Mikrowellenherd und Computer bis zum regulären 50-Hz-Wechselstromnetz werden wir tagein, tagaus von elektromagnetischer Strahlung bombardiert, an die wir uns in unserer Evolution nicht gewöhnen konnten und die unsere internen Steuerungssignale modulieren. In diesem Zusammenhang von äußerst großer Bedeutung ist die enorme Fähigkeit des Körperwassers, kohärente Schwingungsinformation sehr lange zu speichern.[1] Da viele der genannten »Störsender« sehr kohärente Informationen abstrahlen, kann biologisch schädliche Schwingungsinformation sehr lange im Körperwasser gespeichert werden. Ein großer Teil scheinbar unerklärlicher Verhaltensweisen von Menschen, die plötzlich »ausrasten«, könnte theoretisch auch der Langzeitwirkung solcher im Körperwasser gespeicherten biologisch sinnlosen Information zugerechnet werden. Als in den Zeiten des kalten Krieges die amerikanische Botschaft in Moskau mit Mikrowellen bestrahlt wurde, hat die UdSSR von ebendieser Methode bewußten Gebrauch gemacht. Jede Strahlung ist halt auch Information. Wegen der Speichereigenschaft des Körperwassers für kohärente Schwingungen beispielsweise können auch die Milliarden »Leichen« von Bakterien, die bei einer Antibiotikatherapie so schnell anfallen, daß die Körperphagozyten sie gar nicht schnell genug wegschaffen können, im Grundsystem abgelagert werden und dort neben den bakteriellen Stoffwechselprodukten als Störstrahler das Grundsystem bis zur heute immer öfter beobachteten Regulationsstarre blockieren. Ähnliche Effekte können im Körper auch von Schwermetallschwingungen (zum Beispiel Blei, Quecksilberamalgam) oder von allen körperfremden Stoffen ausgehen (Holzschutzmitteln, Pestiziden, chemischen Aromastoffen, Geschmacksverstärkern, Farbstoffen, der ganzen Palette der erlaubten Nahrungsmittelzusatzstoffe, E-Stoffe usw.).

All das macht uns immer kränker. Es ist hohe Zeit, auf der Schwingungsebene die Ursache für Gesundheit und Krankheit zu untersuchen und nicht immer weiter nur auf der materiellen Ebene.

Dann können wir vielleicht auch begreifen, warum Haustiere für die Gesundheit nützlicher sein können als Tranquilizer und

---

1 Siehe auch das Kapitel »Wasser – das unbekannte Element«.

warum sogar kitschige Souvenirs ein Mikroklima erzeugen können, das womöglich gesünder sein kann als eine durchgestylte, aber sterile Wohnung. Weil sie eben auf der persönlich-emotionalen oder assoziativ-mentalen Ebene Schwingungsmuster aktivieren, die mit subjektiv positiven Zuständen gekoppelt sind. Wenn wir auf solche Weise Gedanken als kohärent organisierte Schwingungsmuster oder Felder erkennen, können wir vielleicht auch eher akzeptieren, daß Gebete wirken können, genauso wie starke Wünsche, Vorstellungsbilder usw., seien sie nun bewußt oder unbewußt. Es handelt sich dabei um äußerst wirksame energetisch-materielle Realitäten,[1] um Schwingungsimpulse, die Felder erzeugen, welche faßbare Wirkungen hervorrufen. Durch das Prinzip der Resonanz, also des Zusammenfallens der Eigenschwingung eines Körpers mit einer auf ihn ausgeübten Schwingung, können diese Wirkungen physikalisch verstanden werden. Es ist das gleiche Prinzip, nach dem eine im Gleichschritt marschierende Abteilung eine Brücke zum Einsturz bringen kann. Erdstrahlen, Farbtherapie, Klangtherapie, Meditation und Rezitation, Homöopathie und Spagyrik, Aroma- und Edelsteintherapie, alles wird über die Schwingungshypothese verständlich und findet seinen natürlichen Platz, der ihr von der Schulmedizin nicht zugestanden wird. Das darf nicht länger so bleiben.

Innerhalb des Organismus hängt nun die Fähigkeit der Einzelzelle, als Sender und Empfänger von Schwingungsinformation zu fungieren, von ihrer unversehrten Infrastruktur ab. Besonders das Membranpotential muß innerhalb eines definierten Bereiches liegen, sonst können die Signale von den Steuerungszentren des Organismus nicht durchkommen, und die Kommunikationsfläche wird zur Grenzfläche. Hier liegt der Angriffspunkt der An-

---

1 Schwingungen sind materielle Phänomene: Das Nichts kann nicht bewegt werden.

tioxidantien in der Krebstherapie, der Substitution von Spurenelementen, Vitaminen usw., ebenso aller Therapien, die auf eine Wiederherstellung des Säure-Basen-Gleichgewichts und auf eine Verbesserung des Gewebs- und Zellstoffwechsels abzielen: Sie wollen allesamt dieses Membranpotential aufrechterhalten oder wiederherstellen. Es gibt mittlerweile viele Hinweise dafür, daß ein gemeinsames Kennzeichen von Krebserregern, seien es nun Viren, physikalische Noxen oder »Erdstrahlen«, darin liegt, daß sie primär dieses Membranpotential zerstören, womit die Zelle dann anfällig wird für nichtförderliche Information, zum Beispiel für linksdrehende Schwingungen. (Besonders gefährlich für die Integrität der Zellmembranen sind die Mikrowellenherde; die Gentechniker benutzen beispielsweise solche Mikrowellen, um die Zellwände der Bakterien zu knacken, deren genetische Information sie verändern wollen.) Ein gestörtes Membranpotential wiederum spiegelt nur einen Sonderfall des Yin-Yang-Ungleichgewichtes, des gestörten Verhältnisses von äußerer und innerer Zellwandlung, das sich ebenso an der Verschiebung des Säure-Basen-Gleichgewichtes, erkenntlich am Blut- und Gewebe-pH-Wert, ausdrückt. Krebs ist somit charakterisiert durch ein Verdrehen der Polaritäten und drückt sich unter anderem darin aus, daß das normalerweise rechtsdrehende menschliche Blut linksdrehend geworden ist. Alle Aktivitäten, die von einer derart pervertierten Funktion der natürlichen Polaritäten imprägniert sind, sind im weitesten Sinne als krebsunterstützend einzustufen. Interessanterweise läßt sich radiästhetisch nachweisen, daß normalerweise rechtsdrehendes Leitungswasser durch die Behandlung mit Chlor und Fluor linksdrehend wird, genauso wie gespritzte Früchte und mit chemischen Zusätzen behandelte Lebensmittel.

Auf den gesamten Menschen und seine Sozialgemeinschaften bezogen, ist das Wesentliche am Krebs ein Mangel an Abstimmung zwischen dem Individualverhalten und dem Kollektivverhalten oder zwischen der Zelle und dem Organismus. In neuerer Zeit hat Fritz Popp das an sehr anschaulichen Experimenten bewiesen und damit im Bereich der Medizin Vergleichbares geleistet wie Dane Rudhyar für die Astrologie,[1] der die alten Begriffe in neuen Kategorien anordnete und die fundamentale Lebensthematik des postmodernen Menschen, die Spannung zwischen Individuum und Kollektiv, der Neuinterpretation astrologischer Symbole zugrunde legt.[2]

Krebs als Kommunikationsstörung zwischen Zelle und Organismus kann als Harmoniestörung begriffen werden, als ein Kommunikations- und Resonanzproblem, letztlich also als Schwingungsproblem. Die Zunahme des Krebs in unserer Zeit spiegelt so gesehen die bisher mißlungene Integration von Lebenssinn und Lebensziel vieler einzelner Menschen und Sinn und Ziel des Gesamtorganismus humaner Zivilisation, zu dessen Ganzheit und Gesundheit das einzelne Leben beitragen sollte und dessen Leben wiederum dem einzelnen Sinn und Bedeutung zuweisen müßte.

Das bedeutet für mich, daß wir zuallererst ein neues Bewußtsein brauchen, um uns wieder ankoppeln zu können an den Fluß der universalen Energie. Wir müssen mit Gesundheit arbeiten, um die Gesundheit zu unterstützen, und zwar nicht mit einer isolierten Gesundheit eines isolierten Körpers, sondern einer integrierten Gesundheit von Körper – Geist – Seele der Menschen und ihrer Umwelt. Fraglos entwickelt sich dieses Bewußtsein bereits, und es ist eine Bombe, eine Resonanzbombe, die von der

---

1 Vgl. zum Beispiel Dane Rudhyar: *Astrologie der Persönlichkeit,* Heinrich Hugendubel Verlag, München 1979.
2 F. A. Popp: *So könnte Krebs entstehen,* Fischer-Taschenbuch 6800, Frankfurt 1979.

aktuellen kosmischen Konstellation mit Energie gespeist wird und die alles Bewußtsein, das mit ihrem Schwingungsfeld und dessen Ober- und Untertönen in Resonanz tritt, energetisch anregt. Alles Bewußtsein hingegen, das sich weigert, sich auf die Qualität der neuen Zeit einzustimmen, wird vertrocknen und an lebendiger Beweglichkeit verlieren, und es wird schließlich an diesem Verhärtungsprozeß zugrunde gehen, der auf die Abkopplung von der Quelle des Lebens und der Qualität der Zeit hindeutet. Es braucht keine prophetische Gabe, um vorauszusehen, daß die Saurier des menschlichen Geistes und die mit überholten Vorstellungen gepanzerten Bastionen einer veralteten Schule aussterben werden, um schließlich den Weg freizugeben für eine neue Zeit und eine neue Medizin. Genausowenig braucht es große Vorstellungskraft, um sich auszumalen, daß alle Institutionen und Einzelpersönlichkeiten in dem Maße erbittert das Neue bekämpfen werden, in dem sie selbst es nicht assimilieren können und in dem ihre Vorstellungen, Positionen und ihr Selbstbildnis davon gefährdet werden.

Das alles braucht uns also nicht zu überraschen, sollten wir einmal damit konfrontiert werden. Wir sollten allerdings deshalb unsere Geduld mit unbelehrbaren Vertretern der Schulmedizin auch nicht länger überstrapazieren, wenn sie sich ein Urteil anmaßen über Dinge, die sie entweder nicht kennen oder nicht begreifen wollen oder können. Die Schulmedizin ist es, die heute unter Beweiszwang steht. Uns ist allerdings bewußt, daß es ein Akt der Unherzlichkeit wäre, von ihren Repräsentanten zu verlangen, ihre mühsam genug errungenen Sicherheiten in Frage zu stellen. Wir müssen uns darüber hinaus bewußt sein, daß sie und die alte Schulmedizin, soweit sie sich nicht als regenerationsfähig erweisen, einer vergehenden Welt angehören. Es scheint sogar eine Art Gesetz zu sein, daß jede Schule einmal degeneriert. Was davon gut ist, soll bleiben, der Rest soll untergehen, so schnell als möglich, denn schließlich ist ein Arzt keine Medizinmaschine, keine Finanzmaschine und keine Rezeptmaschine, ein Krankenhaus keine Fabrik und ein Kranker keine Chemikaliendeponie.

Meine ganz persönliche Meinung ist, daß jemand, der mit vollem Bewußtsein und klarem Kopf heute die Resultate dieser Medizin betrachtet, zumindest nachdenklich werden müßte: Sie kann hohen Blutdruck nicht heilen, sie kann Diabetes nicht heilen, sie kann Rheuma nicht heilen, nicht Allergie und nicht Arthrose, von Krebs und von den psychischen Krankheiten ganz zu schweigen. Was diese Medizin am besten kann, ist Symptome unterdrücken. Das ist natürlich sehr viel, verglichen mit der noch weiter gehenden Unfähigkeit in der unmittelbar vorausgehenden Vergangenheit. Doch man muß auch klar sehen, daß sich unter der Ägide dieser Medizin die chronischen Krankheiten in den letzten Jahrzehnten vervielfacht haben.

– Fünfundzwanzig Millionen Deutsche leiden nach Auskunft des Allergiker- und Asthmabundes an Allergie.
– Fünf bis zehn Millionen sind psychisch erkrankt.
– Zehn Millionen hören schlecht.
– Zirka zwanzig Millionen haben rheumatische Beschwerden.
– Drei Millionen davon sind dauerbehandlungsbedürftig.
– Krebserkrankungen sind vehement im Vormarsch und erfassen immer jüngere Bevölkerungsschichten – usw.

Die Schulmedizin bietet dagegen nur Achselzucken und lebenslang Medikamente an, die zumeist noch für den Körper biologisch minderwertige Informationen enthalten, oder sie steckt die Patienten in Krankenhäuser, die selbst krank machend wirken. Der ganze Irrwitz dieses schiefgewickelten Gesundheitssystems kostet unvorstellbare 270 Milliarden Mark[1] im Jahr, wogegen sich sogar die derzeitigen Ausgaben des Verteidigungshaushaltes mit 50 Milliarden Mark vergleichsweise bescheiden ausnehmen.

Für mich sind dies längst keine Dinge persönlicher Einschätzung mehr und viel mehr als bloße Fakten – das sind Menetekel. Ich habe in meinen früheren Büchern diese Kritik ausführlicher belegt und will dies hier nicht noch einmal tun. Wir wollen uns lieber auf das Positive konzentrieren und mit unseren Stärken arbeiten, um die Schwächen zu überwinden.

Alle unsere Stärke und Kraft kommt von innen, aus dem schwingenden Nichts, das im innersten Kern der Realität liegt, wie moderne Atomphysik und esoterische Lehren aller Völker übereinstimmend behaupten, also aus einer nichtmateriellen Realität.

Das Geheimnis der Aktivierung dieser Kraft liegt in der Übereinstimmung mit der Quelle und mit der Qualität der Zeit und mit der Absicht der Evolution.

Es liegt auch in der Konzentration auf ein Ziel, das möglichst umfassende Gesundheit bedeutet für den einzelnen, die Gesellschaft und die Umwelt. Die wahre Medizin heilt den Menschen genauso wie die Gesellschaft und die Umwelt, denn sie entsteht und wirkt aus der Kenntnis der inneren Zusammenhänge und Zusammenklänge alles Bestehenden. Darum ist die wahre Medizin auch die Wissenschaft von der Unmöglichkeit, ohne eigene Anstrengung für das unbekannte Gute, das im innersten Herzen die allerbekannteste persönliche Wirklichkeit ist, diese umfassende Gesundheit zu erreichen. Es ist jedoch auch die Wissenschaft von der Sicherheit, daß durch diese beständige aufrichtige Anstrengung die Unterscheidungsfähigkeit erzeugt wird, um im-

---

[1] Nach neuesten Zahlen (*Stern* Nr. 19/92 S. 105) mittlerweile 425 Milliarden DM; das entspricht dem gesamten Etat des Bundes für 1992!

mer sicherer wählen zu können an den Gabelungen, die jeder Weg für jedes Leben immer wieder bereithält und die wir aus Gründen der Selbstachtung verpflichtet sind zu lieben.

Letztlich führen die Wurzeln der Medizin aller Zeiten und aller Völker immer zur Verbindung mit dem Transzendenten. Die heiligen Medizinmänner der Indianer, die Heiler und Schamanen aller Zeiten waren nicht nur zu ihrem Wissen, sondern auch zu ihrer Kraft geführt worden von einer intakten Kette der Übertragung und von einer persönlichen Erleuchtung. Heilen ist ein heiliger Akt, der ohne Respekt vor der Schöpfung, ohne Liebe für die Menschen und die ganze Natur und ohne Einsicht in den inneren Zusammenhang des Kosmos nicht gelingt.

Wir nähern uns wieder dem Anfang, als die ärztliche Kunst in den Händen der Priesterkönige lag. Nur kann heute jeder ein König werden, zumindest jeder, der will. Die interessante Frage ist also: Wollen wir das wirklich? Und was wollen wir dafür tun?

Engel mit schwarzen Flügeln –
Die Polarität des Lebens

> *Der Arzt sollte fähig sein, die entgegengesetzten Elemente im Körper in Liebe zu versöhnen. Unser Vorfahre Asklepios war dazu in der Lage, und er war, wie die Dichter berichten und ich glaube, der Begründer unserer Kunst.*
>
> Plato, Symposion, 186 D

So spricht Plato über die ärztliche Kunst in seinem *Symposion*. Die entgegengesetzten Elemente, das sind die Ausprägungen der Polarität, die sich in allen Erscheinungen finden, in jeder Gestalt, in allem lebendigen Geschehen. Leben ist Bewegung, ist Energie, und Energie fließt wie der elektrische Strom nur zwischen entgegengesetzten Polen, darum ist Leben nur polar möglich. Wer an Gott glaubt, muß seinen Teufel achten, wer betet, muß auch arbeiten – und umgekehrt.

Eine neue Medizin muß das Substrat der Polaritäten in absoluter Klarheit erfassen, sonst kann sie natürliche Zustände weder erreichen noch unterstützen, denn alles natürlich Geschaffene ist polar geschaffen. Jedes Leben kennt Geburt und Tod, Einatmen und Ausatmen, Wachen und Ruhen, und jede Form hat ein Innerhalb und ein Außerhalb, was sie einschließt und was sie nicht umfaßt. Die universale Dualität erzeugt als Mann und Frau die Familie, allgemein die Dreiheit und Vielheit, Abglanz der Einheit, die selbst nur Abglanz der verborgenen Fülle des Tao ist. Im Taoteking heißt das bei Laotse:

»Der Weg schuf die Einheit
Einheit schuf Zweiheit
Zweiheit schuf Dreiheit
Dreiheit schuf die Zehntausend Wesen
Die Zehntausend Wesen
Tragen das dunkle Yin auf dem Rücken
Das lichte Yang in den Armen
Der Atem des Leeren macht ihren Einklang.«[1]

So ist das Yin dunkel und hinten und Last/Materie, das Yang hell und vorne und Energie/Aktivität. Das eine neigt der Freude und Ekstase zu, das andere dem Leid und dem Gebundensein. Das Leben hält sie zusammen und trennt sie, so wie es Geburt und Tod und so wie der Augenblick Vergangenheit und Zukunft verbindet und trennt. Das Leben selbst ist der Atem des Leeren, das heißt reine Schwingung.

Es erschafft Mann und Frau, Anode und Kathode, plus und minus, Nordpol und Südpol, rechtsdrehende und linksdrehende Wirkung auf die Polarisationsebene des Lichts, stereomere, cis- und trans-Konfiguration von Molekülen, Elektronenspin +1 und Spin −1, und all das fügt sich in seine Ordnung, hält sie aufrecht und drückt sie aus.

Yang und Yin enthalten so die ganze Ordnung der Welt, ausgedrückt und angewandt in allen logisch-analogischen esoterischen Systemen, im Zohar (»Mi« und »Mo«) der Kabbala, in der gesamten hermetischen Denkweise (»Wie oben, so unten«, Mikrokosmos gleich Makrokosmos) und im Menschen selbst.

In bezug auf die Schöpfung haben Yin und Yang, deren gleichzeitige und aufeinander bezogene Aktion das Tao bezeugt,

---

[1] Lao Tse: Tao Te King, Verlag Philipp Reclam jun., Stuttgart 1979.

einen dreifachen Aspekt 1-1-1 für das absolute Yang und 0-0-0 für das absolute Yin. In dieser mathematischen Kodierung der Dreifaltigkeit, die vorteilhaft sein mag, um eine mit religiösen Vorstellungen vermischte Betrachtungsweise zu vermeiden, ergibt sich folgerichtig, daß acht Kombinationen der primären Energiezustände möglich sind, die sich aus der inneren Dreiheit ergeben, die allem zugrunde liegt, also auch der ursprünglichen Polarität von Yin und Yang. Diese acht primären Synergien, repräsentiert durch die ursprünglichen Trigramme, kann man sich als derart in das Raum-Zeit-Gefüge eintretend vorstellen, daß sie strukturierte Zustände schaffen, die sich rhythmisch verändern[1] und die während ihres Auftretens in Raum und Zeit dem zodiakalen Gesetz der Zwölf folgen: Atome, Moleküle, Lebewesen. Man könnte das mit den acht Ecken eines Würfels vergleichen, dessen zwölf Kanten einen umschlossenen Raum bestimmen, welcher über diese acht Ecken Kontakt mit dem unermeßlichen Raum darum herum hat. Die Energien dieses Raumes würden so über acht Eintrittspunkte auf die zwölf Schienen verteilt. Dies kann man als Modell sehen für das Verhältnis von Tonal zu Nagual.

Diese primären Energien können bis zu einem gewissen Grade Unstimmigkeiten innerhalb des Zwölferrahmens korrigieren. Auf der Körperebene des Menschen können wir sie unschwer mit den acht Extrameridianen in Zusammenhang bringen, die nach der Anschauung der chinesischen Akupunktur den Energiefluß durch die zwölf regulären Meridiane regeln: Durch die Korrektur der Extrameridiane werden in den allermeisten Fällen auch Ungleichgewichte in den zwölf regulären Meridianen behoben.

1-1-1 ist das absolute Yang, die vollkommene Kenntnis, das

---

[1] Dr. M. Mussat: *Akupunktur und I-Ging,* VGM, Essen 1983.

Licht, das Schöpferische, die Direktheit, der einzigartige Ursprung von allem, und 0-0-0 ist die Materie, das, was befruchtet werden muß, das, was keinen Sinn hat, wenn das Yang es nicht befruchtet – es symbolisiert die Form, die Verzierung und die Vielheit.

Alles setzt sich aus Yin und Yang in unterschiedlicher Gewichtung zusammen, nichts ist ausschließlich Yin oder Yang. Im extremsten Yang findet sich ein kleines Yin und umgekehrt. Im scheinbaren Wandern der Sonne um die Erde zeigt sich die kosmische Spielart dieser Regel: Wenn das Yin am stärksten ist, die Sonne am tiefsten steht und die Tage am kürzesten sind, zur Wintersonnenwende, wird das Yang geboren, der Sonnenheld, in christlicher Terminologie der Heiland. Die Bedeutung dieses Wortes beinhaltet Sonnenkraft und Ganzheit, meint »den, der ganz macht« (gr. *hélios* = »Sonne«; engl. *whole* = »ganz«). Damit ist ein wesentlicher Aspekt der Yang-Kraft ausgedrückt, nämlich seine einheitstiftende Potenz. Auf die Gesundheit bezogen, ist es das Prinzip, das alle Zellen, alle Organe und Organellen des Körpers zu einer gemeinsamen Leistung veranlaßt; auf die Evolution bezogen, ist es zugleich das vorwärtsdrängende und das auf einer höheren Ebene neue Einheit stiftende Element; biologisch gesehen ist es die Lebensenergie, das Sonnenprana oder die Orgonenergie, und ihr Gegenstück wäre dann die Nuklearenergie, jene Energie, die nach der Materie kommt, in Antagonismus zur primären kosmischen Energie vor der Materie. Diese Unterscheidung geht auf Dr. Reich zurück.

Im Leben sind Yin und Yang immer und überall unvermeidlich. In jeder Handlung, in jeder Situation, in jedem Nahrungsmittel finden wir Yin- und Yang-Komponenten in einem bestimmten Verhältnis, denn das reine Yin und das reine Yang können für sich allein nicht bestehen. Harmonisches Zusammenspiel von Yin zu Yang entspricht dabei dem Zustand, den wir Gesundheit nennen.

Beim Menschen findet sich diese Polarität dergestalt, daß die rechte Körperseite Yang und die linke Körperseite Yin ist. Dies ist unabhängig vom Geschlecht der Fall, wird aber durch Rechts- oder Linkshändigkeit modifiziert. Außerdem ist der hintere Teil des Kopfes positiv und das Ende des Rückgrats negativ. Ein Pionier der energetischen Medizin, Dr. Eeman aus England, hatte mit einer selbstentwickelten Methode zum Abbau muskulärer Spannung, was die Voraussetzung war, um die für Heilungsprozesse zur Verfügung stehende Energie steigern zu können, großen Erfolg.[1] Sein Entspannungskreis, wie er ihn nannte, bestand aus einem in der rechten Hand zu haltenden Kupferdraht, der mit einer unter dem Steißbein plazierten Kupfergeflechtmatte verbunden war, einer weiteren derartigen Verbindung von linker Hand und Hinterkopf und einer dritten vom Hinterkopf zum Sacrum. Mit einer solchen recht einfachen Anordnung, die jedoch die Kenntnis der Polaritäten des menschlichen Körpers voraussetzt, schuf er die Möglichkeit für seine Patienten, natürlich unterstützt durch andere therapeutische Maßnahmen, sich in kurzer Zeit von neuromuskulären Spannungen zu befreien, die durch die darin gebundene negativ besetzte Erlebnisenergie eine Gesundung seiner Patienten bisher verhindert hatten. Wie wir im Kapitel über Bioenergie sehen werden, kann eine bestimmte Form dieser Energie Erlebnisinhalte und Gedankenformen speichern.

---

[1] Das Lösen neuromuskulärer Spannung setzt die verschütteten Erinnerungen frei, die diese Spannungen früher erzeugt hatten, und damit auch den zugehörigen emotionalen Inhalt, der aus der im Gefolge der unterdrückten Erinnerung ebenfalls unterdrückten psychischen Energie besteht. Diese Energie addiert sich nun zur Gesamtenergie des Körpers. Außerdem hat auch sie eine Polarität, die therapeutisch genutzt werden kann.

Die Arbeit von Dr. Eeman ist nur ein Beispiel für die ganz wesentliche praktische Bedeutung der Polaritäten. Ein weiteres ist die Polaritätstherapie, von Dr. Randolph Stone entwickelt, die ohne weitere Hilfsmittel sehr erfolgreich nur mit der Kenntnis der Körperpolaritäten und deren Ausgleich durch den Therapeuten arbeitet der dazu lediglich seine Hände benutzt und seinen Körper als Leiter einsetzt. Doch sind dies bereits recht spezielle Anwendungen der Polarität, mit der wir uns zunächst noch allgemeiner befassen wollen.

In allem, was den Zusammenhalt des gegebenen Lebensganzen erhalten will, wird das Yin sichtbar, in allem, was diesen Zusammenhang stiftet und erweitern will und in Richtung Ordnungen höherer Stufe drängt, das Yang. Es gibt also keine Entwicklung ohne Yang und keine Stabilität ohne Yin – oder, salopp formuliert: Das Yang bringt den Pfiff in die Bude, und das Yin sorgt dafür, daß der Pfiff die Bude nicht sprengt.

Es heißt auch, das Yang kann nicht in Erscheinung treten, wenn das Yin es nicht ruft. Das bedeutet, daß die pure Energie über Schwingung mit der Materie verbunden ist und daß der natürliche Zusammenhang von Yin und Yang den Schwingungsgesetzen unterliegt, das heißt den Regeln der kosmischen Harmonik. So ruft die Sehnsucht die Erfüllung auf den Plan, das Chaos die Ordnung und die Schönheit die Intelligenz.

Dieser Ruf klingt in seiner reinsten Form im dynamischen Intervall der Quint mit der Schwingungsproportion zwei zu drei. Grafisch kann das sehr deutlich veranschaulicht werden in der Darstellung der Oktavenentwicklung in einem harmonikalen Ton-Zahlen-Polarkoordinatensystem, wie es Hans Kayser vorgelegt hat:[1] Die Tonzahlen werden in diesem System nach dem

---

1 Hans Kayser: *Lehrbuch der Harmonik,* Zürich 1950.

Muster derselben Dynamik entwickelt, der die Wasserwirbel, die Luftwirbel und die Wirbel unserer Galaxis folgen: in spiraliger Form, wobei optisch unmittelbar erfaßbar die Quinte die polare Entsprechung zum Grundton darstellt (siehe Abb. 1).[1]

Jeder kennt die Polaritäten Tag und Nacht, hell und dunkel oder warm und kalt. Wir sehen daraus, daß das Warme in das Kalte übergeht, indem es seine Energie an die Umgebung abstrahlt, und daß umgekehrt das Yin durch Aufnahme von Energie sich in Yang wandelt. Abstrahlung von Energie wird auch als Yang-Aktivität bezeichnet. Eine Yin-Aktivität wie Zuhören oder Sonnenbaden bedeutet die Aufnahme von Yang-Energie, eine Yang-Aktivität bedeutet das Durchdringen des Yin. Yang geht nach außen, Yin ist innen. Das sichtbare Symptom einer Krankheit ist ihr Yang, die unsichtbare Wurzel, ihre eigentliche Ursache, ist ihr Yin. Darum kann gesagt werden, das Yin sei im Verborgenen. Da sich die Krankheit nur durch ihre Symptome zeigt, heißt es, das Yin kann ohne das Yang nicht in Erscheinung treten. Außerdem bedeutet dies auch, daß der Arzt auf zweierlei Arten behandeln muß: auf eine offene, für den Patienten sichtbare Art und auf eine verborgene, ihm nicht sichtbare Art. Das ist seine heimliche Arbeit, über die er nicht spricht: die Gedanken, die er sich macht oder die er dem Patienten sendet, die Heilarrangements, die er trifft, seine unsichtbare Ausstrahlung, deren Kraft und Wirkung vom Grad seiner persönlichen Entwicklung und Integrität abhängen.

Einatmen ist Yin, ebenso das Gähnen, und Ausatmen und heftiges Niesen sind Yang. Das Yang ist das helle Tagbewußtsein, die aktive, durchdringende, klare analytische Logik, das Yin die Intuition, das zugekommene Wissen. Zwischen Schlafen und

[1] Dr. H. Weiers: »Therapie mit Grundformen der Natur«, *raum & zeit,* Nr. 45, 1990, S. 39 ff.

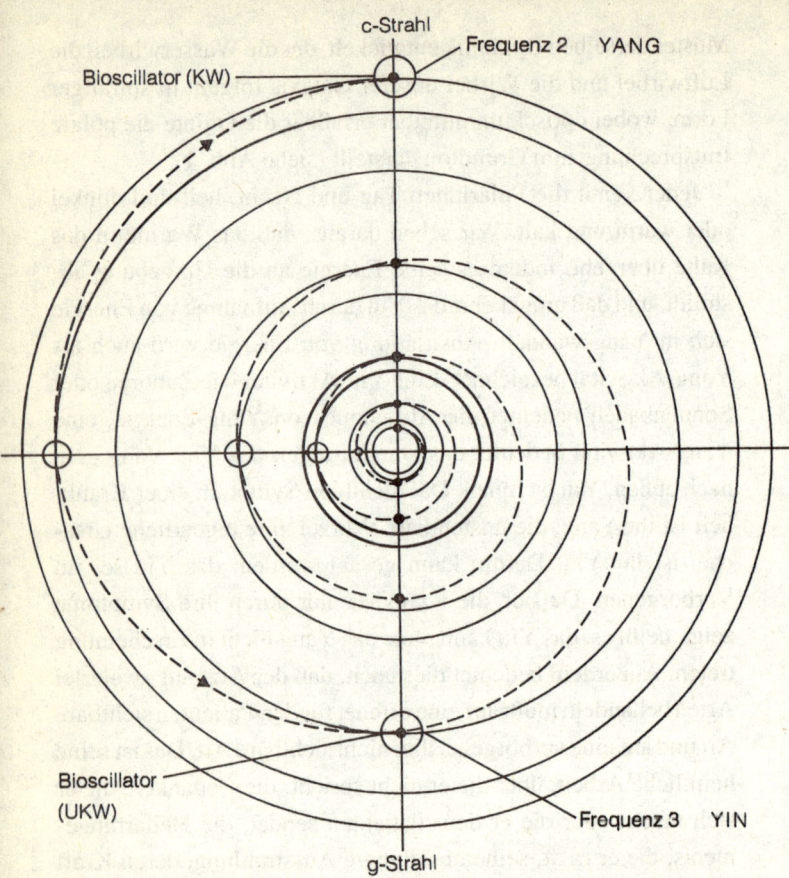

Abb. 1: Das Polarkoordinatenschema (modifiziert nach einem Grundmuster von Hans Kayser) zeigt eine Anordnung schwingender Energieformen – Frequenz 2-Yang, Frequenz 3-Yin in Analogie zum polaren Gesamtschwingungsfeld des Organismus in Verbindung mit der Wirkungsweise der Bioscillator-Wellen. Bei pathologischen Funktionslagen ist die Vertikalachse nach rechts (Yang) oder nach links (Yin) verdreht. Der Bioscillator bewirkt eine Restabilisierung auf den eutonen Mittelwert.

Wachen spielt sich so das ganze Leben ab als ein einziges Redoxsystem, in dem Licht sich zu Materie verdichtet und Materie zu Geist destilliert wird. Das Wechselspiel von Yin und Yang gestaltet so das ganze Leben.

Im hellen Yang können wir also den solaren Impuls sehen, den ewigen Pionier allen Lebens, den Brückenbauer in die visionäre Zukunft, im Yin die Involution, die stabilisierende lunare Dämpfung, ohne die sich die Schwingung des Lebens durch Verbrennung der Materie vorzeitig in Selbstauflösung aufschaukeln würde. Das sogenannte Entropieverhalten des Universums stellt nur den einen Aspekt seiner Entwicklung dar, den Yin-Aspekt von Degeneration und Involution. Der andere Aspekt ist der Yang-Aspekt eines sich in ständiger Entwicklung befindlichen Kosmos, in dem sich alle Teile in Abhängigkeit voneinander höher entwickeln.

Durch das gleichzeitige Wirken von Yin und Yang, angeregt von Yin und ausgehend von Yang, entsteht Leben im Yin. Biologisch entsteht das Leben im Wasser, welches das materielle Yin-Äquivalent darstellt, und es konkretisiert sich auf der Erde. Damit ist auch die außergewöhnliche Fähigkeit des Wassers zur Informationsspeicherung erklärt, denn Information ist reines Yang, und die Aufgabe des Yin ist es, das Yang zu absorbieren. Auf diese für Gesundheit, Krankheit und Heilung enorm wichtige Fähigkeit des Wassers wird an anderer Stelle noch ausführlicher eingegangen werden.

Doch das Wasser ist nur ein Sonderfall der allgemeinen Tatsache, daß die Materie Information absorbiert und dadurch energetisch erhöht wird.[1] Man könnte auch sagen, das Speichern der Information versorgt sie mit einer Aufgabe, einer Bestimmung

---

[1] In jeder Information ist Energie gebunden, wir können Information auch als geordnete Energie auffassen.

oder einem Namen. Das Yang imprägniert so das Yin, von dessen Sehnsucht angeregt, und das Yin läßt sich vom Yang durchdringen. Im Kapitel über die Bioenergie werden wir erfahren, daß die verschiedenen Stufen dieser Energieform, der auch verschiedene Heilkräfte innewohnen, von verschiedenen Äußerungen der Yang-Energie imprägniert werden können, von Gedankenformen, von Emotionen, von Erinnerungen, vom Willen, ja auch von spiritueller Absicht. Um Verwirrung zu vermeiden, müssen wir uns bewußtmachen, daß das Imprägnierende immer das Yang ist und das Imprägnierte immer das Yin. Die natürliche Vorgabe ist, daß die höherschwingende energetische Ebene die darunterliegende imprägnieren sollte, also zum Beispiel die mentale Ebene die emotionale. Es gibt jedoch eine sozusagen eigenständige emotionale Person in jedem Menschen, ein eigenes Selbst, wenn man es so ausdrücken möchte, und dies kann selbstverständlich die seinen Äußerungen zur Verfügung stehende Bioenergie mit krankmachender oder gesundheitsförderlicher Information imprägnieren. Wenn also die Emotionalität einerseits passiv angelegt ist gegenüber der Fähigkeit zur gedanklichen Durchdringung, so kann sie doch aktiv Bioenergie imprägnieren. Was in einem Zusammenhang Yin ist, kann in einem anderen Yang sein, und das extreme Yin geht in das Yang über und umgekehrt.

Die Yang-Kraft wird symbolisiert durch das Sonnenlicht, und wenn Fritz Popp festgestellt hat, daß die DNS die Quelle der Biolumineszenz des Körpers ist, so kann das bedeuten, daß die Information über die eigene Bestimmung in der DNS gespeichert ist und durch Kontakt mit der Yang-Energie freigesetzt werden kann. Erleuchtung wäre dann ein Quanteneffekt, das heißt ein qualitativer Sprung als Folge eines quantitativen Phänomens, nämlich einer kritischen Menge »erleuchteter«, angeregter Atome.

In der Spirale als Glyphe des Lebens und somit auch bei den

natürlichen Spiralwirbeln zeigt sich die Polarität in ihrer Drehrichtung nach links oder nach rechts. Im Satellitenbild der Wetterkarte sehen wir darum in unserer Hemisphäre bald rechts-, bald linksdrehende Formationen, je nachdem, ob Hochdruck oder Tiefdruck herrscht, und in gleicher Weise drehen die Wasserwirbel in den Waschbecken nach links oder nach rechts in Abhängigkeit von der vorherrschenden atmosphärischen Polarisierung: Ist Schönwetter zu erwarten, dreht sich die Spirale nach rechts, bei aufziehendem Schlechtwetter spult sie nach links. Man mag auch darüber spekulieren, ob der allgemeine Brauch der Meteorologen, die Stürme mit weiblichen Namen (linksdrehend) zu bezeichnen, zufällig entstanden ist oder ob nicht doch eine intuitiv empfundene Charakterzuweisung dieser »Laune« eine tiefere Bedeutung gibt?

In gesunden organischen Systemen oszillieren Yin und Yang in rhythmisch pulsierendem Wechsel aufeinander bezogen um einen Gleichgewichtszustand, der immer angestrebt, doch nie erreicht wird, denn das stabile Gleichgewicht ist für das Leben der Tod. Das äußerste Yang geht in das Yin über und umgekehrt. Die rechtsdrehende Yang-Energie, der Drang nach Manifestation, der Widderimpuls, der schöpferische Funke, das elektrische Feuer, wandelt sich in linksdrehender Bewegung entgegen dem Uhrzeigersinn in die auflösende Yin-Energie der Fische. So besiegt »The drunken Master«, das heißt die Formlosigkeit und der Rausch des neptunbeherrschten Fischezeichens, jeden Gegner, und so ist der Weg vorgezeichnet, wie das totale Yang in das totale Yin übergeht: Der Sohn kommt zur Erde, und die Mutter steigt zum Himmel auf – die Materie muß energetisiert werden und die Energie materielle Wirkungen hervorrufen. Das ist die ewige Acht, der Kreislauf des Lebens, das Geheimnis der Skorpion-Stier-Achse. In diesem Destillierkolben vollzieht sich die

Kristallisation des Steins der Weisen für jede geschaffene Lebensform. Die Elektronen der Menschen brauchen ein höheres Energieniveau, damit sie ein Energiefeld erzeugen können, das Anschluß an höherfrequente Schwingungsmuster findet und doch mit dem Körper verbunden bleibt. Durch immer wieder erneuerte »bewußte Anstrengung« können die Elektronen auf dieses höhere Energienivau gebracht werden. Diese »Anstrengung« entspricht dem Prozeß, in dem die Pflanze zum Licht treibt, und darf nicht verwechselt werden mit krampfhafter, dem Leiden untrennbar verbundener Bemühung. Wir können es auch »in Übereinstimmung sein mit der rechtsdrehenden Energie der vorgesehenen Entwicklung« nennen. Diese Energie wirkt der Entropie entgegen. Ein Teil ihrer Wirkung deckt sich mit dem Begriff Negentropie. Sie kann auch in den Begriffen des Pioniers einer energetischen Medizin, des einmaligen Dr. Wilhelm Reich, als Orgonenergie erklärt werden. Die Vesikel der Bionen, in denen Reich die kleinste energetische Einheit, in der das Orgon sich manifestiert, sieht, haben alle Eigenschaften der rechtsdrehenden Yang-Energie: ständig mobil-dynamisch und nie statisch-mechanisch.[1] Gleichzeitig stellen sie sehr wahrscheinlich die Matrix dar, aus der sich alles organische Leben entwickelt, und vermitteln den Funktionszusammenhang eines Organismus.

Alles Leben strebt erfolgreich danach, einen Zustand höherer Ordnung entgegen der Entropie zu erreichen und aufrechtzuerhalten, sonst müßten alle Organismen zerfallen. Dieser Zustand höherer Ordnung scheint mit der rechtsdrehenden Qualität von Schwingungen untrennbar verbunden zu sein. So herrscht in der Natur in gesunden Organismen überwiegende Rechtspolarisierung.

---

[1] Nach Aubrey T. Westlake: *The Pattern of Health*, Element Books, Longmead 1985.

Beispielsweise dominieren in biologischen Systemen Moleküle, welche die Polarisationsebene des Lichtes nach rechts drehen. Chemisch hergestellte Moleküle weisen aber immer eine Fünfzig-zu-fünfzig-Verteilung links- und rechtsdrehender Anteile auf. Solche Mischungen nennt man Racemate. Racemate kommen in der biologischen Welt jedoch nicht vor, sie sind ein Produkt der Technik. Die Natur selbst kennt diese Art der Gleichberechtigung nicht. Es herrscht dort in gesunden Organismen wie gesagt überwiegende Rechtspolarisierung.

Die Aufrechterhaltung und Herstellung dieser überwiegend rechtsdrehenden Molekülkonfigurationen verlangt dem Körper allerdings einen größeren Energieaufwand ab, als er für die Herstellung linksdrehender Moleküle bräuchte. Der Dichter Robert Graves hat diesen Sachverhalt intuitiv erfaßt, als er die Zeile »A woman sails, a man must row« schrieb.

Das sind also nicht nur biochemische Tatsachen, sondern das sind fundamentale Lebensgesetze. Die Natur schafft zuerst die Frau und dann den Mann, wie der französische Biologe Alfred Jost durch seine Experimente nachweisen konnte. Der Mann ist geradezu ein Luxus der Natur, er ist die Speerspitze, der aktive selbstbestimmte Teil der Evolution, zumindest als ideale Abstraktion. Alfred Jost behauptet, das biologische Basisgeschlecht sei weiblich und alles verlaufe, als müßte einem weiblichen Basisprogramm frühzeitig entgegengewirkt werden.[1] Nach unseren Überlegungen ergibt sich dies ganz natürlich, denn die reine Biologie, die instinktiv automatische Tätigkeit des Lebens, ist immer Yin und braucht eine Idee, die sie formt.

In der Bibel wird die formative Bestimmung des geistigen Prinzips, das nach der christlichen Überlieferung der Mensch

---

1 Evelyne Sullerot: *Die Wirklichkeit der Frau,* Steinhausen Verlag, München.

gegenüber der Natur darstellt, dadurch klargestellt, daß Adam die Namen aller Tiere kannte. In der neuen Medizin können wir die morphogenetischen Felder, die *L-fields* nach Professor Rupert Sheldrake, als solche supramateriellen Entitäten ansehen, welche formative Kräfte für den Körper darstellen. In analoger Übertragung dieser Verhältnisse auf den Menschen könnten wir daraus ableiten, daß positive Männlichkeit eine ständig erneuerte Bereitschaft zum Einsatz einer höheren Energieform dafür sei, alles zu überwinden, was die ewig evolutive Absicht dieser rechtsdrehenden Yang-Energie behindere, sei das Trägheit, Disziplin- oder Ziellosigkeit, sei es der Zufall, der Zweifel oder die Mutlosigkeit, seien es künstliche Probleme oder echte Schwierigkeiten. Die Essenz männlichen Handelns wäre somit der gesammelte Einsatz der Totalität der Kräfte eines Menschen für eine Idee oder eine Vision oder einfach eine Absicht, jedenfalls für eine Formulierung eines nicht rein materiellen Zieles. Der pluspolige rechtsdrehende Yang-Einfluß drängt dahin, selbstbestimmt Ordnungen höherer Energie zu erreichen, und führt zur Aktivierung der Energie in allen Lebensbereichen, im Körper zur Aktivierung der Bioenergie und damit zum Energieverbrauch. Diese Energie wird in gesunden Systemen verbraucht im Dienst des integrierenden Prinzips eines Organismus, das dessen Einheit bewirkt.

So ist zum Beispiel im Energiestoffwechsel des Körpers die rechtsdrehende L(+)-Milchsäure ein Energielieferant für alle Zellen einschließlich der Herzmuskelzelle, wohingegen linksdrehende Milchsäure nicht verwertet werden kann. Im gesunden Organismus fällt allerdings überwiegend rechtsdrehende Milchsäure an. Linksdrehende Milchsäure wird zum Beispiel im Darm erzeugt, wenn dort eine ungesunde Darmflora herrscht. Rechtsdrehende Milchsäure kann deshalb therapeutisch für viele Krankheiten genutzt werden, die mit verminderter Energieproduktion zusammenhängen, angefangen von Herzmuskelschäden über Leber- und Darmkrankheiten bis zur Beeinflussung der Neurodermitis. Positive Effekte sind jedoch wie gesagt nur von der rechtsdrehenden Form zu erwarten und auch nur dafür nachgewiesen. In der rechtsdrehenden Form ist mehr Bioenergie gebunden als in der linksdrehenden Form.[1]

Die rechtszirkular polarisierten Strahlungen sind für Pflanzen, Tiere und Menschen anregend, die linkszirkular polarisierten schädlich. Das gilt auch für Erdstrahlen, auf die wir im letzten Kapitel noch näher eingehen werden. Hier sei nur darauf verwiesen, daß Störche nahezu ausschließlich auf rechtsdrehenden Strahlungskreuzungen nisten[2] und daß Pflanzen über linksdrehenden Kreuzungen Schrägwuchs, Drehwuchs, Wassertriebe und krebsartige Geschwülste entwickeln. Es gibt eine plausible Theorie, wonach Pflanzen oder Tiere, um über linksdrehenden Zonen gedeihen zu können, einen Faktor entwickeln müssen, der dem linksdrehenden Einfluß entgegenwirkt. Nach dieser Theorie scheint zum Beispiel die Mistel, die hauptsächlich auf Bäumen über schwer gestörten Plätzen wächst, mit ihrem rechtsdrehenden Mistelsaft den Baum in seinem Bestreben zu unterstützen, den Standortnachteil auszugleichen. Das ist allerdings nicht bewiesen. Bewiesen ist jedoch – und dies wird auch von der orthodoxen Medizin zunehmend gewürdigt –, daß die Mistel seit alters als ausgezeichnetes Krebsheilmittel dient. Die Annahme liegt nahe, daß der rechtsdrehende Mistelsaft der linksdrehenden Desorganisation der Krebszelle entgegenwirkt. Tritt im menschlichen Körper irgendwo linksdrehende DNS auf, so kann man schon auf Krankheiten schließen, denn die normale Zell-DNS ist rechtsdre-

---

1 Die rechtsdrehende Milchsäure kann zum Beispiel die Zellatmung um achtzig Prozent erhöhen.
2 Der Volksmund sagt: »Wo der Storch sein Nest baut, ist Segen im Haus.«

hend. Ein ähnliches Beispiel bieten auch die strahlensuchenden Insekten wie Ameisen und Bienen sowie die Katzen. In der Volksheilkunde wurden natürliche Ameisensäure und Bienengift erfolgreich gegen rheumatische Krankheiten angewandt, und wie wir im Kapitel über die MMM (Medizinische Mikro-Magnetik) sehen werden, gilt Rheuma als Yin-Speicherkrankheit (Yin = linksdrehend). Auch die Methode, ein Katzenfell gegen rheumatische Schmerzen zu verwenden, könnte darauf zurückzuführen sein, da das Katzenfell linksdrehende Strahlungen absorbiert.

Das für die Milchsäure und Ameisensäure Gesagte gilt allgemein für alle organischen Verbindungen, besonders auch für Vitamine, wobei hier das Argument mit der linksdrehenden und der rechtsdrehenden Form den biologisch gewonnenen Stoffen doch deutliche Vorteile gegenüber den chemisch hergestellten Racematen bringt. Es ist also nicht unbedingt so, wie uns die Werbung gerne glauben machen möchte, daß wir uns mit einer Tablette Vitamin C den Vitamineffekt von einigen Orangen zuführen könnten. Dabei ist in dieser Überlegung noch gar nicht der Faktor »Bioenergie« berücksichtigt, auch Orgonenergie oder Prana genannt, die intelligente Lebenskraft also, die den rechtsdrehenden Gesamtzusammenhang jedes Bioorganismus unterstützt und deren Verminderung erst linksdrehende Einflüsse stark werden läßt.

Die Yang-Kraft ist auch die Fähigkeit zur Anstrengung, um dadurch das Bestehende zu überwinden, wenn das Bestehende eine Ordnung niedriger Energie ausdrückt, die Yin-Kraft die Fähigkeit zur Zufriedenheit mit dem Bestehenden, zu seiner Erhaltung, Ausgestaltung und Stabilisierung. Unbalancierte Yin-Dominanz führt deshalb zwangsläufig über Zufriedenheit und Trägheit zu Stillstand und Tod durch Hemmung, Erschlaffung und Auflösung der Ordnung – und unbalanciertes Yang zu Tod durch Entzündung, Erschöpfung und Auszehrung.[1] Permanente Extraanstrengung bezeugt also eine pluspolige geistige Ausrichtung, Energieausstrahlung und Energieverbrauch, was in dem Sprichwort »Ein guter Hahn wird nicht fett« ausgedrückt ist, doch führt dieser energieverzehrende Aspekt eines vorherrschenden Yang-Einflusses auch zu der bekannten verkürzten Lebenserwartung der Männer gegenüber den Frauen, die in dieser Sicht hier auf dem gegenüber der Sonne minuspoligen Planeten Erde mehr zu Hause zu sein scheinen. Im besonderen erklärt diese Sicht auch, warum viele von fieberhaftem Schaffensdrang erfüllte Künstler (Mozart, Chopin) so jung gestorben sind. Gerade die Tuberkulose ist ja auch eine Krankheit der empfindsamen Künstlernaturen, und sie wird von energetisch denkenden Medizinern (zum Beispiel von Dr. Ernst Hartmann, siehe auch das Kapitel über Erdstrahlung) als Endzustand einer Hyper-Yang-Lage dem Krebs als Hyper-Yin-Perversion gegenübergestellt. In der Medizin werden die in der Tabelle aufgeführten Wirkungen als Ausdruck von Yin respektive Yang angesehen.

YANG (+)	YIN (−)
rechtsdrehend	linksdrehend
aufladend	abladend
akut entzündlich	chronisch degenerativ
als Endphase Fieber oder Abszeß (oder Kaverne?)	als Endphase Glykolyse, Präkanzerose, Tumor

Das gesunde Leben erhält sich nur im Weg der Mitte, im harmonischen Wechsel von Yin und Yang. Damit dieser Weg allerdings weiter und höher führt, scheint es die biologisch fundierte und

---

[1] Die Tbc gilt als eine solche Hyper-Yang-Krankheit, der Krebs als Hyper-Yin-Krankheit.

teleologisch legitimierte, rhythmisch überwiegende Yang-Dominanz zu brauchen. Doch wollen wir hier festhalten, daß wir nicht von Mann und Frau sprechen, um nicht chauvinistischer oder feministischer Tendenzen geziehen zu werden, sondern von Yin und Yang, von den kosmischen dualen Kräften, die sich unter anderem als Polarität des Materiellen und des Geistigen darstellen.

Wenn man menschliche Verbindungen als System betrachtet, wird sich nach den hier entwickelten Vorstellungen ein System rechtszirkular polarisiert entwickeln, und linkszirkular wird es degenerieren, wobei »entwickeln« in Richtung Spiritualität verstanden wird und »degenerieren« in Richtung Materialismus. Dies bedeutet nicht notwendigerweise, daß nur der Mann als prädestinierter Statthalter der Yang-Energie der Kapitän des Eheschiffes beispielsweise sein könne, sondern daß die beherrschende und formende Energie einer Lebensgemeinschaft rechtsdominant sein sollte, das heißt einheitsstiftend, falls Übereinstimmung mit natürlichen Vorgaben als spirituelle Konkordanz angesehen und angestrebt wird. Letztlich ist mit rechtsdominanter Polarisierung gemeint, daß solche Verbindungen die spirituelle Substanz eines Menschen fördern. Das können sie, falls sie auf natürlichem Denken und daraus entstehenden organischen Konzepten beruhen. Natürliches Leben bedeutet für den Menschen notwendigerweise auch spirituelles Leben und nicht Wurzeln und Körner und Verzicht auf heißes Bad und Computer. Es bedeutet Übereinstimmung mit dem Tao, nur wissen wir nicht mehr, was das ist. Wir, zumindest viele von uns, haben verlernt, gesund zu leben, und versuchen das auszugleichen, indem wir Regeln befolgen, wie man gesund zu leben hat. Diese Regeln sind aber zu oft von der Art »tu dies, und tu das nicht, iß dies, und iß das nicht, bewege dich so viele Minuten täglich, und schlafe soundso lang«. Dies kann uns aber nicht gesund machen, sondern wir müssen unseren natürlichen spirituellen Instinkt wieder in seinen Rang erheben.

Wahrscheinlich leben wir auch deshalb nicht gesund, weil wir verlernt haben, gesund zu denken – also mit Herz *und* Verstand, mit Kopf *und* Bauch, mit linker *und* rechter Hemisphäre, spontan *und* diszipliniert. Uns ist angewöhnt worden, in einer Art zu denken, die natürliche Zusammenhänge oder Zusammenklänge nicht erkennt oder leugnet – wir denken unorganisch. Es ist dieses zerrissene und kranke Denken, das zu der Art von Umwelt geführt hat, die nun auch die gesunden Menschen bedroht: das mit dem Yin, mit der natürlichen Schöpfung unverbundene, isoliert-analytische, yangdominante, digitale linkshirnige Denken (beim Rechtshänder). Das yindominante, musikalische analoge Denken ist verglichen damit unterrepräsentiert, und solange das so bleibt, gleichen alle Anstrengungen, entwicklungsfähige Verbesserungen auf irgendeinem Gebiet zu installieren, dem Versuch, auf einem Bein hüpfend sich im Marathon der Evolution Chancen auszurechnen.

Wenn die Polarität unseres Denkens gestört ist, leidet damit natürlich auch seine Qualität. Da jede Krankheit eine Störung des dynamischen Gleichgewichtes von Yin und Yang darstellt, wird es also unumgänglich sein, die grundsätzliche Bedeutung links- und rechtsdrehender Schwingung für die Gesundheit zu untersuchen und sie in Beziehung zu setzen zu allen existierenden Polaritäten, zu Chaos und Ordnung, zu Frau und Mann, Lauge und Säure, Kollektiv und Individualität, rechter und linker Gehirnhälfte etc. Es wird sich schon nach dem bisher Gesagten nicht vermeiden lassen, dabei zu Schlüssen zu gelangen, wonach dem solaren Yang-Impuls der Drang nach höherem Ordnungsgrad entspricht, der letztlich als Information, als Wort, als Logo, auch als Ideal, Vision oder Befehl dem Yin-Impuls entgegen- und mit ihm zusammenwirkt, wonach das ständige Überwiegen des Yang-Impulses biologischen Tod durch Erschöpfung und Austrocknen herbeiführt und das permanente Unterliegen degenerativ Auflösung und Chaos. Nur das rhythmische Überwiegen der Yang-Vorgabe bedeutet kohärente und sich weiter entwickelnde Lebensorganisation, da bei ständiger Pattsituation nur ein sich immerdar selbst spiegelnder Kreis und keine offene Spirale der Entwicklung entstehen könnte. Da auch absolutes Chaos nicht existiert, kann es in diesem Zusammenhang nur bedeuten, daß die einer bestimmten Situation innewohnenden Entwicklungsmöglichkeiten und das evolutive Ziel nicht erreicht wurden infolge übermäßiger Behinderung, Beharrung, Rücksichtnahme auf sogenannte Sachzwänge, auf psychologische oder materielle Argumente, letztlich auf alle Yin-Einflüsse, die verhindern konnten, daß der solare Impuls Gestalt annimmt.

Übermäßige Yin-Einflüsse äußern sich im Körper unter anderem als Neigung zu mehr chronischen Krankheitsverläufen, zu leichtem Frieren, zu Verkrampfung, Verstopfung, Verspannung und Migräne, feuchtkalten Händen und Füßen, niedrigem Blutdruck und Müdigkeit. Es sind dies Symptome einer übermäßig nach innen gekehrten Energie bzw. eines gehemmten Energieflusses, und es ist kein Zufall, daß das weibliche Geschlecht mehr darunter leidet als das männliche. Dieser Zustand kann natürlich bezüglich Heilung am aussichtsreichsten durch Maßnahmen gebessert werden, die Yang-Energie transportieren oder noch besser deren Bildung anregen. Das können sein yangisierende Lebensmittel, heiße Bäder[1], Zufuhr von Salz und alle Maßnahmen, die den Energiefluß umkehren und nach außen richten, zum

---

[1] Eine heiße Dusche transportiert Yang-Energie, eine kalte Dusche regt die Produktion von Yang-Energie an; dies ist aber nur sinnvoll bei einem energetisch nicht verarmten Organismus.

Beispiel auch alle Arten schöpferischer Äußerung. Das sind Maßnahmen im Denken und im Tun, letztlich ist es der Mars, der hier in erster Linie aktiviert werden muß, daneben alle anderen positiv polarisierten Planeten, besonders Sonne und Jupiter. Es ist beispielsweise aus den Untersuchungen von Dr. Ernst Hartmann bekannt (und für Astrologen natürlich in keiner Weise überraschend), daß jede Muskelanspannung das Körperfeld in Richtung Yang verändert. Darum ist es auch kein Wunder, daß Leistungssportlerinnen, auch wenn sie keine Hormone einnehmen, sich zumindest in psychologischen Charakteristika, wenn nicht in körperlichen, in Richtung Yangisierung bewegen. Sportliche Betätigung ist also durchaus eine begründete Empfehlung in der Therapie des Yin-Überhangs. Es gehören aber auch so alltägliche Äußerungen der Yang-Energie dazu wie das Reden, das Erzählen, das Äußern dessen, was einen bedrückt, auch einmal das Herausschreien und nicht immer nur das Hinunterschlucken und das freundliche, nette, geduldige Ertragen. Ein ins Kranke übersteigerter Yin-Zustand ist immer mit einer parallellaufenden psychologischen Fixierung verbunden; das kann eine Fixierung auf Leiden[1] sein oder auf Abwarten, Hinnehmen, Stillsein. Und das Analoge gilt natürlich für die körperlichen und psychomentalen Krankheitsäußerungen übermäßigen Yang-Einflusses. Sie äußern sich unter anderem in Nervosität, Hypermotorik, Neigung zu Entzündungen, Allergien, Durchfällen, heftigen Krankheitsverläufen, Unverträglichkeit von Wärme, Wutanfällen, Reizbarkeit, Rededrang usw. Diese Komplexion muß selbstverständlich mit Yin-Maßnahmen oder mit harmonisierenden Medikamenten angegangen werden. Wir sehen also, wie wichtig eine Polaritätsdiagnose am Anfang jeder Behandlung ist. Es kann

---

1 Yin, im Gegensatz zu Ekstase (Yang).

etwa eine Erkrankung, die sich im disharmonischen Yin-Bereich abspielt, durch Medikamente mit Yin-Tendenz noch verschlimmert werden, oder aber es wird nach der Regel »minus mal minus gleich plus« vom Organismus daraufhin eine nicht immer erwünschte starke Reaktion erzeugt, beispielsweise Fieber, Durchfall oder Erbrechen, was einem Umpolen in eine starke Yang-Polarität entspricht. Die östliche Medizin kann mit Hilfe der Pulsdiagnostik die aktuelle Polarität feststellen, was jedoch großer Erfahrung und auch Begabung bedarf. Die westliche Medizin hat mit der Bioelektronischen Funktionsdiagnostik (BFD) ein technisches Instrumentarium entwickelt, mittels dessen der gleiche Zweck erreicht wird. Als Testsubstanzen für Yin- und Yang-Tendenzen können etwa als Yin-Referenz Zuckerwasser dienen und Meersalz, Chlorophyll oder Leinöl als Yang-Substanz.[1] Die auf Dr. Hartmann zurückgehenden Polyxane sind hier ebenfalls zu nennen.

Im weitesten Sinne könnten wir auch Behinderungen in der Entfaltung des individuellen Lebenszieles als disharmonische Yin-Störung auffassen. Eine Blaupause für das strukturelle Muster derartiger Behinderungen des individuellen Lebenszieles ist das Radixhoroskop, das dem geschulten Therapeuten unschätzbare Hinweise darauf geben kann, in welchen Bereichen, wodurch und sogar wann die anlagemäßig vorgesehene Entwicklung am stärksten behindert wird, und es kann darüber hinaus erfolgversprechende Therapiehinweise geben. Der astrologisch versierte Therapeut könnte beispielsweise eine durch ein Sonne-Saturn-Quadrat ausgewiesene Handlungshemmung »entschärfen« durch Bewußtmachen der Struktur, Stärken der Sonne etwa durch das homöopathische Mittel Aurum (D 200), Megadosierungen

---

1 H. Schimmel: *Bewährte Therapierichtlinien bei chronischen Erkrankungen*, Band 2, Pascoe, Gießen 1986, S. 94 ff.

von Vitamin C[1] oder Goldschmuck, an der richtigen Stelle getragen, auch durch entsprechende Edelsteine, Nahrungsmittel, Gewürze usw. Er könnte die kreative Selbstdarstellung ermutigen und fundierte Ratschläge in der Auswahl angemessener psychologischer Therapieansätze anbieten; in dem genannten Beispiel wären sicherlich ausagierende Methoden wie Psychodrama und Rollenspiel geeigneter als eher meditative Richtungen der Selbsterforschung. Der heutigentags so spät zur Ehre kommende Paracelsus spricht mir also aus der Seele, wenn er sagt, daß ein Arzt, der nicht auch etwas von Astrologie verstehe, holistisch gesehen kein guter Arzt sein könne. Die Astrologie kann allerdings wiederum nur von jemandem betrieben werden, der neben fundierter Kenntnis und logischen Fähigkeiten auch seine intuitiv-assoziativen Denkfähigkeiten bewußt schult und einsetzt. Seine beiden Gehirnhälften müssen also wie in einer guten Ehe die beiden Partner ein gemeinsames Ergebnis zu erzielen in der Lage sein.

Wenn wir den im Sinne der Evolution wirkenden rechtsdrehenden Impuls als Yang-Kraft ansehen, als die Kraft, die Pflanzen dem Licht entgegentreibt, so ist es ganz allgemein die Kraft, die, Schwierigkeiten und Hindernisse nicht achtend, lebendige Systeme Stufe für Stufe die endlose Leiter der Entwicklung vorwärts treibt und zieht, die Kraft, die immer wieder den Durchbruch schafft und den initialen Impuls liefert, dessen Organisation dann die komplementäre Yin-Kraft übernimmt.

Eine sehr weit verbreitete Krankheit heutzutage ist nach meiner Ansicht ein falsches Verständnis der westlichen Menschen überhaupt vom Sinn der Existenz und damit zusammenhängend

---

1 Vitamin C entspricht astrologisch der Sonne; eine schwach gestellte Sonne (Wasserzeichen) oder verletzte Sonne kann in den körperlichen, aber auch psychomentalen Auswirkungen durch hohe Vitamin-C-Gaben kompensiert werden.

auch der Rolle von Mann und Frau. Daraus ergibt sich ein stetiger Energieverbrauch für einer echten Verbindung nicht förderliche Ziele, die zunächst zu Anfälligkeit und dann zu Krankheit führen muß. Der falsche Umgang der gegenwärtigen Medizin mit dem Körper der Menschen und der Versuchstiere ist eine Folge des gleichen fundamentalen Fehlers, den auch unser Umgang mit der Natur bezeugt.

Das unverbundene isolierte Yang hat sich zu selbstgefällig dem Yin auf eine derartige Weise genähert, daß dieses sein Geheimnis nicht preisgeben wollte. Es läßt sich von einem fehlgeleiteten Yang nicht durchdringen, das es nicht liebt. Je mehr es derart bedrängt wird, desto mehr verweigert es sich, und das frustrierte Yang versucht es schließlich zu vergewaltigen.

So geschehen in unserer Medizin: Der Organismus wird traktiert mit Medikamenten, deren Nebenwirkungen ihn ruinieren können, der Krebs mit Bestrahlung und Zytostatika, welche die Körperabwehr lahmlegen; und unschuldige Tiere werden gequält und umgebracht – im Dienste der Wissenschaft. Wo bleibt da die Poesie unserer Welt?

Yang ist weder besser noch schlechter als Yin, nur sind die Funktionen verschieden, die mit der jeweiligen Charakteristik am besten harmonisieren. Es kann nicht verkehrt sein, sich zuerst einmal für die Polarität zu entscheiden, in der man geboren ist. Das bedeutet für die Frau, eine Frau zu sein, und für den Mann, ein Mann zu werden. Bevor das nicht erreicht ist, kann in Wirklichkeit nichts getan werden und nichts geschehen. Das hat weder mit Machismo noch Feminismus zu tun, sondern allein mit der Natur dieser Angelegenheit.

Wenn die Yang-Energie also mit Evolution und Zukunft zu tun hat, hieße ein Mann zu sein, beständig ein Mann zu werden, und eine Frau zu sein, für den Mann dazusein, denn offensichtlich stellt es eine Umkehrung der Verhältnisse dar, wenn das Papier versucht, auf die Feder zu schreiben. Das alles ist oft mißverstanden worden, denn Voraussetzung für diese einfache Geschichte ist ein spirituelles Mandat, eine bewußte Form des Willens, irgendeine Art von Vision. Das bedeutet natürlich, daß ein Mann ohne Absicht in seinem Leben von niemandem unterstützt werden kann, solange er nicht weiß, was er will. Solange er keiner Absicht nachgeht, läuft er Gefahr, vom Yin vereinnahmt und seiner Zukunft beraubt zu werden. Wenn diese Absicht künstlich ist, ist auch die Autorität künstlich. Ist diese Absicht klar, ist sein Leben klar, ist sie dunkel und verschwommen, ist sein Leben dunkel und verschwommen. Nur wer sich seiner Zukunft verschreibt, kann dadurch die Vergangenheit hinter sich und die eigene Natur sich entfalten lassen. Zu viele Menschen, Männer und Frauen, verschreiben sich ihrer Vergangenheit und sind damit vom Yin beherrscht, was die eigentliche Bedeutung des Begriffs »Pantoffelheld« ist. Oder ihre Absicht ist yindominiert. Indem sie keine außerhäuslichen Projekte verfolgen, lassen sie ihre Frauen allein, und indem sie keine spirituellen Ziele nähren und sich nur auf den Broterwerb verlegen, lassen sie ihre Frauen erst eigentlich verhungern. Die alleingelassenen Frauen warten darauf, daß ihrer Energie eine Richtung gegeben wird und die Männer zurückkommen von einem Beutezug, auf den jedoch viele nie gezogen sind, und so werden beide Teile unzufrieden, ohne so recht zu wissen, warum.

Das ist die Situation unserer Zeit, und es ist völlig abwegig, diese Situation als Produkt einer Männergesellschaft einzuschätzen, wie man das so oft hört. Sie ist im Gegenteil die Folge einer Gesellschaft von Nichtmännern und Nichtfrauen, von im eigentlichen Sinne nicht existierenden Menschen, und sie kann nur geheilt werden, wenn die Menschen sich daranmachen, ihre

Existenz zurückzugewinnen. Aus dem gleichen Grund ist es absurd, eine neue Medizin lediglich durch eine andere Art des Umgangs, der Herstellung und der Anwendung von Medikamenten und Therapien erreichen zu wollen, sondern sie muß von einer Philosophie getragen sein, die auf den Kern des Übels heilsam einwirkt. Dies ist der vordringliche Grund, warum der Polaritätenfrage und damit auch der Mann-Frau-Polarität soviel Raum gegeben wird.

Ganz allgemein führt der rechtsdrehende solare Impuls als Aktivität vorwärts, die linksdrehende terrestrische Rückstellkraft sichert das Erreichte und hält es fest. Nur in dieser und dieser Form analogen Verhältnissen spiegelt die Polarität die ursprüngliche Ganzheit und unterstützt die Evolution, die Weitergabe von Leben und die Bildung immer differenzierterer Formen.

Wenn also unsere Gesellschaft krank ist, die Menschen in unserer Gesellschaft krank sind und unsere Umwelt vergiftet ist, dann muß diese Ordnung gestört sein, und dann muß das grundlegende Verständnis dafür, wie die natürliche Vorgabe der Polaritäten zu erfüllen sei, empfindlich gelitten haben.

Ganz allgemein nimmt die Tragödie dann ihren Lauf, wenn es in rechtszirkular polarisierten Systemen zur Umkehr der Drehrichtung des Gesamtsystems kommt, wenn also das in gesunden Organismen rechtsdrehende Blut linksdrehend wird, wie das bei Krebspatienten der Fall ist. Dieser Effekt läßt sich übrigens ganz leicht erzielen. Ein gesunder Mensch braucht sich dazu nur einige Monate zum Schlafen über eine Stelle legen, die mit radiästhetischen Methoden als sogenannte linksdrehende geopathisch belastete Zone identifiziert worden ist, und schon bald wird sein Blut ebenfalls linksdrehend sein.

Eine Ehe, als Organismus betrachtet, kann ebenfalls eine pluspolige oder minuspolige Dominanz haben, und davon hängt es ab, ob sie ein evolutives oder ein involutives System darstellt. Cum grano salis gilt diese Regel für alle Organisationsformen des Lebendigen, auch für Staatengebilde. Da in der Dualität Individuum–Gesellschaft das Kollektiv die Masse und das Individuum den aktiven Yang-Part darstellt, bedeutet nach diesen »natürlich« hergeleiteten Kriterien unsere hochgelobte Demokratie ein involutives, also ein in Richtung Degeneration zielendes System. Wenn wir uns die allgemeine Gesundheit der Menschen, der Flüsse, der Felder, Wälder und der Luft ansehen, wenn wir uns den Zustand der gesamten Welt ansehen, seitdem die Demokratie zusammen mit dem untrennbar damit verbundenen kapitalistischen System den größten Teil davon erobert hat, dann können wir selbst beurteilen, wieweit diese Einschätzung zutrifft.

In gesunden Systemen läßt sich die Tendenz zum Ausgleich der Yin- und Yang-Kräfte entdecken, wobei das Überwiegen jeweils einer Kraft rhythmisch wechselt und die überwiegende Dominanz von Yin oder Yang der Gesamtenergie des Systems das Vorzeichen gibt. Das heißt, daß zwar im Sommer genauso wie im Winter Tag und Nacht aufeinanderfolgen, daß aber im Sommer, der Yang ist, die Tage länger sind und im Winter die Nächte.

Wenn das Yang zunimmt, spornt es unter normalen Umständen das Yin zum Wachsen an und umgekehrt. Auf die Gesundheit bezogen, heißt das, daß beispielsweise eine zunehmende Verhärtung der Gefäße (Sklerose), eine Yin-Charakteristik, hohen Blutdruck (Yang) nach sich zieht. Umgekehrt bewirkt hoher Blutdruck (Yang) Gefäßsklerose. Der relativ höhere Blutdruck bei älteren Patienten ist also Ausdruck der noch erhaltenen Regulationsfähigkeit des Organismus und garantiert eine trotz sklerotischer Gefäße oft noch ausreichende Gehirndurchblutung. Würde der Blutdruck bei diesen Gegebenheiten nicht ansteigen, müßte eine überwiegende Yin-Situation resultieren mit niedriger physischer und psychomentaler Aktivität. Nach dem gleichen Ausgleichsprinzip mußte eine geistig-ethische Koryphäe wie Sokrates eine Xanthippe zur Frau haben. Je reiner und stärker sich das schöpferische Yang darstellt, desto mehr birgt es die Gefahr der Selbstauflösung in sich. Darin sehe ich auch den tieferen Grund, warum viele große Künstler und Genies so früh gestorben sind.

Die wesentlichen, für das menschliche Leben bestimmenden Polaritäten scheinen mir nun

– die Verbindung zwischen Mann und Frau,
– das Individuum und sein Verhältnis zur Gesellschaft und
– der Mensch und sein Bezug zur Transzendenz

zu sein. Das könnte man als die Trinität der moralischen, ethischen und spirituellen Dimension des menschlichen Lebensraumes bezeichnen. Stimmt man dieser Ansicht zu, dann ereigneten sich innerhalb dieses Raumes die Harmonien oder Dissonanzen, die in ihrer Gesamtheit individuelles und kollektives Glück oder Unglück bezeichnen. Das bedeutete dann auch, daß in der Weise, wie dieser Spannungsraum mit Leben erfüllt wird, die Ursachen für die Krankheiten der Menschen und ihrer Gesellschaften zu finden sein müßten. Wenn dieser Raum als Disneyland gestaltet und gelebt wird oder als kostenfreier Selbstbedienungsladen oder als Monopoly, dann wird unweigerlich ihre innere Führung diese Menschen im Stich lassen, denn sie braucht für ihre Autorität Resonanz mit der Wahrheit, und sie werden zwangsläufig Handlungen begehen, die ihnen selbst, den Menschen insgesamt und dem ganzen kosmischen Organismus Schaden zufügen.

Diese Situation finden wir nach meiner Meinung derzeit in großem Maßstab auf der Welt, besonders in den von der sogenannten westlichen Zivilisation beeinflußten bzw. beherrschten Gesellschaften. Gleichzeitig ist aber eine starke aufbauende Kraft spürbar wie der Frühlingswind einer neuen Epoche. Die neue Medizin wird von dieser Kraft inspiriert.

Die Polarität der Zeitqualität

Die grundsätzliche Abstimmung aller Handlungen muß die mit dem kosmischen kreativen Faktor der Zeitqualität sein, sonst tragen alle Anstrengungen genausowenig Früchte wie ein im Winter gepflanzter Baum. Dies ist eine weitere und vielleicht sogar die wichtigste Anwendung des Polaritätenprinzips, die Abstimmung mit der Vierpoligkeit der Zeitqualität.

Positiv gesehen, stellen die menschlichen Gesellschaften in ihrem gegenwärtigen Zustand ein kreatives Chaospotential zur Verfügung. Sie befinden sich in einem Gärungsprozeß gleichzeitiger Verwesung und Keimung neues Lebens. Viele alte Werte lösen sich auf, und neue sind noch nicht für alle sichtbar ausgeformt. Es ist ein weltweiter Prozeß der Dekonditionierung in Gang, mit den unerläßlichen Begleitwirkungen von Orientierungslosigkeit und Konfusion. Viele suchen nach einem Guru, andere halten alles für erlaubt. Doch die Zeit der Gurus ist vorbei, genauso wie die Zeit der Religionen vorbei ist und die Zeit der Propheten; und daß sich der Mensch nicht ungestraft alles erlauben kann, sehen wir heute an den globalen Folgen seiner Handlungen.

Um zu verstehen, was kommen wird, müssen wir uns genau anschauen, was war – was die strukturellen Determinanten der alten Zeit waren. Das hat sehr viel mit dem Thema der Polarität zu tun, mit der vierfach polarisierten Qualität nämlich von Raum-Zeit-Zyklen.[1] Ich werde sogleich erklären, was das bedeutet.

---

1 Über die vierfache Polarität siehe auch Eliphas Lévi: zum Beispiel *Geschichte der Magie.* Sphinx Verlag, Basel 1978.

Jede Zeit findet ihre eigenen Ausdrucksformen, und die neue Zeit braucht eine neue Medizin, die dieser Zeitqualität entspricht. Wenn wir das vom Zeitalter des Wassermanns abgelöste Fischezeitalter unter diesen Gesichtspunkten kurz analysieren, wird klar, was damit gemeint ist. Es kann nämlich nicht nur unter diesem Fischeaspekt allein gesehen werden, dem Aszendenten sozusagen, sondern es muß das Koordinatenkreuz von Aszendent–Deszendent und Himmelsmitte–Himmelstiefe betrachtet werden. Die determinierenden Energiefelder des vergangenen Zyklus waren also durch die Achsen Fische–Jungfrau und Zwillinge–Schütze bestimmt. Das heißt, es muß zu dem neptunischen Fischeaspekt der Hingabe, der allumfassenden Liebe, der mystischen Union, auch der Weltabgeschiedenheit, der Entsagung des Klosters und Zölibats unbedingt der ergänzende Jungfrauaspekt im Deszendenten hinzugenommen werden, weil erst damit die sogenannte wissenschaftliche, dabei humorlose Detailversessenheit und das unorganische analytische Moment dieser vergangenen Epoche erklärt wird. Nur so wird verständlich, warum theologische Diskussionen darüber geführt werden konnten, ob Jesus etwa jemals gelacht habe. Auf unser altes Gesundheitssystem bezogen, erklärt diese astrologische Sicht vollkommen und befriedigend, warum in der alten Medizin Statistik und Behandlungsschemata zu so ungebührlichen Ehren kommen konnten, warum in den Krankenhäusern die Patienten ihre Individualität an der Pforte abzugeben hatten und warum Bürokratie und Versicherungswesen einen so großen Anteil an diesem alten Gesundheitswesen haben mußten: weil all das untrennbar mit dem Deszendenten Jungfrau verbunden ist! Die Jungfrau ist ja das antindividualistische Zeichen schlechthin, es ist das Symbol der kollektiven Organisation, des Ameisen- und Bienenstaats, der Unterordnung und der emsigen Geschäftigkeit, uninspiriert, aber fleißig. Auch die Hygiene gehört zur Jungfrau. Hier haben wir also schon, *in a nutshell,* zur Hälfte die Charakteristika unseres hochgelobten, zu Tode organisierten alten Gesundheitssystems.

Die andere Hälfte erhalten wir, wenn wir die zweite Achse dazunehmen, gebildet von Himmelsmitte (MC) und Himmelstiefe, entsprechend Schütze und Zwillinge. Das MC (Medium Coeli) steht für das vorweisbare Ergebnis, die Berufung dieser Epoche, das, worauf alles hindrängte. Es manifestierte sich im Zeichen Schütze, dem Jupiterzeichen der Expansion, der Philosophie und der Ethik. Der Schütze ist der geborene Missionar und Kreuzritter, auch der Inquisitor aus ethischem Bedürfnis in Gottes und der Kirche Namen. Der nie hinterfragte, selbstgerechte abendländische »Zivilisationsverbreitungsauftrag« deckt sich ebenfalls mit dem Schütze-MC dieses Zeitalters, dessen hervorragendste Repräsentanten die USA abgaben, selbsternannte Hüter, Verkünder und, in des Wortes doppelter Bedeutung, Verweser abendländischer Kulturgüter. Ihr eigentliches Lehrmittel war immer die Propaganda, eine typische Schützeerfindung.

Es fehlen noch die Wurzeln des Zeitalters. Sie sind zu finden im Imum Coeli, der Himmelstiefe, im Zeichen Zwillinge unter der Ägide Merkurs, des Gottes der Händler, Gaukler und Diebe. Es ist ein Luftzeichen und weist auf die intellektuelle Basis dieser vergangenen Zivilisation. Der Zwilling stellt jedoch im Gegensatz zum Schützen den kleinen geschäftigen pragmatischen Geist dar, der die unmittelbare Nutzanwendung im Auge hat, nicht die hehren Maximen seines Komplementen Schütze. Er zeichnet sich durch einen lebhaften Eifer nach Wissen und Erfahrungen aus, durch einen intellektuellen Aktivismus, der nur eins nicht gelernt hat: die Dinge geschehen zu lassen.

Im neuen Zeitalter steht an der Stelle des Zwillingezeichens im Imum Coeli der Stier, das venusbeherrschte organische Zeichen der natürlichen Struktur und Bindung. Eine venusianische Technologie muß somit eine Biotechnologie sein, eine, die den Erfordernissen der Natur genügt und sich in den organischen rhythmischen Kreislauf der Energien einfügt und diesen nutzt. Im Gegenzeichen Skorpion erwächst für die neue Ära der Medizin die Bedeutung des Heilers, der mit magischen Kräften ausgestatteten Persönlichkeit, die durch Nichtidentifikation mit ihren Handlungen körperliche, psychomentale und geistig-spirituelle Regeneration bewirken kann.

Der Legende nach war Gautama der Buddha bei Vollmond im Mai geboren und erreichte der Tradition zufolge im Stiervollmond die Erleuchtung und soll auch zu dieser Zeit gestorben sein. Ob es nun stimmt oder gut erfunden ist, wir können diese Symbolik dafür benutzen, um die buddhistische Philosophie zu verstehen, die auf die vollständige Loslösung von aller Verhaftung ausgerichtet ist. Das Stierzeichen beinhaltet nach Rudhyar die vollständige Unterwerfung des Menschen unter die natürlichen Rhythmen, die absolute Befreiung durch Buddhas Erleuchtung entspricht dann der Transformation und Regeneration des Menschen im Gegenzeichen Skorpion. Der Auftrag an den Skorpion lautet, falls es so formuliert werden darf: »Löse dich« – von allen Bindungen, Verstrickungen, Verträgen und Konzeptionen, von allem leidenschaftlichen Verlangen nach Identifikation auch mit dem großen Ganzen in einer innerlichen Art und Weise derart, daß das Verhaftetsein an die Geschehnisse nicht mehr die Macht hat, dein Innerstes nach oben zu kehren.

Für die Menschheit insgesamt ist es der Auftrag der spirituellen Regeneration, für die Medizin der Auftrag seelisch-ganzheitlicher Heilung. Der Skorpion wurde traditionell schon immer mit den Fähigkeiten des Magiers und des okkulten Heilers ausgestattet.

Die Gegenachse zu Skorpion–Stier bildet Löwe–Wassermann, äquivalent der Jungfrau-Fische-Achse der alten Zeit. Das sagt dem astrologisch Versierten eigentlich schon alles, und wenn wir nur genau hinsehen, bemerken wir, wie diese Konfiguration bereits zunehmende Realität wird. Längst beginnt ja der Patient löwemäßig selbstbewußt seine Rolle zu gestalten. Immer weniger Patienten sind zufrieden mit einer schematischen Fünfminutenmedizin, sondern verlangen nach einer der Natur ihres Leidens angemessenen individuellen Betreuung. Das entspricht der bewußten oder unbewußten Forderung der Löwementalität, die eigene Existenz in ihrer unvergleichlichen Einmaligkeit anzuerkennen. Die gefüllten Wartezimmer der Ärzte und das alte hierarchisch gestaltete Arzt-Patient-Verhältnis, die diesen auch nur eine schematische Behandlung ihrer Patienten ermöglicht hatten, weichen zunehmend einem von gegenseitigem Respekt getragenen Umgang. Die Akupunktur, die Homöopathie, die Kinesiologie, die Bachblütentherapie, die Bioresonanztherapie, die vielen neuartigen Methoden der Körperarbeit von Bioenergetik bis Feldenkrais, die Chakrentherapie, Edelsteintherapie usw. sind alles höchst individuelle Methoden, die sich einer Normierung vollständig entziehen. Gleichzeitig gestatten sie und fordern sogar einen kreativen Umgang mit der Medizin und den individuellen Problemen des Patienten. Es gibt ja so gesehen bislang auch keine Wissenschaft des Individuums, sondern höchstens seiner generischen Norm. Wissenschaft wie bisher verstanden und geübt ist eine reine Zwillinge-Jungfrau-Angelegenheit, systematisch und pragmatisch, allenfalls noch durch missionarisch-humanistische Schützeethik geschönt, ansonsten immer noch im Elfenbeinturm der Fischedeprivierung beheimatet. Die Wissenschaft des Individuums muß jedoch dessen Einzigartigkeit Rechnung tragen. Somit kann sie auch nicht auf der gängigen Physik und ihrer deterministischen Kausalität, noch dazu Monokausalität aufbauen, sondern braucht als Grundlage eine mehrwertige Logik, um Synchronizitäten erfassen zu können, eine Hintergrundmatrix kosmischer multidimensionaler Feldbeziehungen und das Einbeziehen eines kosmischen und individuellen Unbestimmtheitsfaktors, den der große Physiker Bennett Hazard genannt hat, das Prinzip Überraschung, immer eng gekoppelt mit Hoffnung, den kosmischen Houdini, der sich allen karmischen Fesselungsversuchen entwindet, den Till Eulenspiegel der kosmischen Selbstdarstellung, nämlich Uranus, den Narren, das Prinzip der Individualität, das Signum des Wasserträgers.

Somit muß eine Wissenschaft des Individuums auch eine astrologisch angebundene sein, da keine uns bekannte andere Formel als das Mandala der kosmischen Konstellation zum Zeitpunkt der Geburt in gleicher Prägnanz sowohl das Individuum als auch den Kosmos repräsentiert und gleichzeitig die kreative Potenz dieses Augenblicks mit erfaßt. Sie muß ebenfalls einen teleologischen Aspekt beinhalten, einen Ausblick bieten auf das Ziel der kosmischen Unternehmung individueller Mensch und Menschheit, sonst wäre sie nicht anwendbar auf das Leben, das sich durch ständigen Wechsel definiert und in dessen Meer von Ereignissen, karmischen Strudeln und schicksalhaften Strömungen das einsame Schiff individueller Existenz einen zuverlässigen Navigationspunkt braucht.

Ansatzweise finden wir heute bereits die Übertragung all dessen mehr und mehr in Gemeinschaftspraxen, in Gesundheitsteams, in Zusammenschlüssen von Menschen gleicher Gesinnung, die als Diener der Gesundheit handeln, aber nicht wie in der Jungfrau in irgendeiner Form von Unterwerfung (Submission) unter die Regeln einer Organisation, sondern in selbstbewußter freier Willensentscheidung als Teil eines Organismus von gleichberechtigten kreativen Mitarbeitern an der Idee gesellschaftlicher Gesundheit.

Es gibt so gesehen auch keine einheitliche Schule oder Ausbildung mehr für den Medizinanwärter. Er muß sich aus dem Riesenangebot selbst heraussuchen und zu seinem persönlichen Repertoire formen, was ihm entspricht. Die Medizin der Zukunft wird nach dem Elferprinzip vollkommen dezentralisiert arbeiten, in Gruppen von freundschaftlich verbundenen Personen, die sich aus dem vielfältigen Angebot ihren eigenen Blumenstrauß gebunden und ihr eigenes in sich geschlossenes Spektrum der Medizin entwickelt haben und mit den vielen anderen Gesundheitsteams einen intensiven Gedankenaustausch pflegen. Wie die verschiedenen Zellen eines Organs werden ohne Rivalität ganz verschiedene Formen der Therapie und Diagnose nebeneinander existieren, von dem Bewußtseinsfeld der neuen Medizin zusammengehalten, und jede wird ihre eigene Klientel finden, wenn sich auch einige allgemein anerkannte Bausteine einer neuen Medizin auf breiter Basis durchsetzen werden. Insgesamt wird sich eine sanftere Medizin entwickeln, die weniger mit Stahl, Strahl und Chemie arbeiten muß, sondern die sanfteren Energien der Natur zu nutzen vermag. Von Stier–Venus magnetisiert und über Skorpion–Pluto an die okkulte transformatorische Kraft angekoppelt, durch die Uranus-Löwe-Achse inspiriert und elektrisiert, wird sie mit Farbe und Klang, mit Bioenergie, Bewegungstherapien und gesunder Ernährung, mit Licht und Luft arbeiten und wieder einen lange vergessenen Zustand der Reharmonisierung sowohl des individuellen Menschen mit seiner eigenen und der umgebenden Natur erreichen können als auch die gesellschaftliche Zielsetzung mit der Rolle dieses Planeten in der gesamtkosmischen Energieversorgung versöhnen.

Von der Biochemie zur Biophysik:
Felder, Information, Schwingung

Was die heutige Physik vielleicht am radikalsten von der alten Physik unterscheidet, ist die Konzeption eines einheitlichen Universums, in dem alle Dinge miteinander verbunden sind. So schreibt zum Beispiel David Bohm, Professor für Physik an der Londoner Universität, einer der führenden Atomphysiker unserer Zeit und häufiger Gesprächspartner Krishnamurtis bei öffentlichen Diskussionen: »Wir müssen die Physik umkehren. Anstatt mit Teilen zu beginnen und dann zu zeigen, wie sie zusammenwirken (die kartesianische Reihenfolge), setzen wir beim Ganzen an.« Und in einem anderen Zusammenhang: »Teile werden von Anfang an als in unmittelbarem Zusammenhang stehend betrachtet, wobei ihre dynamischen Beziehungen bedingungslos vom Zustand des ganzen Systems abhängig sind ... So gelangt man zu der neuen Vorstellung der ungebrochenen Ganzheit und damit zum Todesurteil der klassischen Idee von der Analysierbarkeit der Welt in getrennt und unabhängig voneinander existierende Teile.«[1]

Die Manifestation dieser Ganzheit in der Physik wird vielleicht am deutlichsten in dem Begriff des Feldes angenommen, ohne den die moderne Physik überhaupt nicht auskommen könnte. Der Feldbegriff ist derart wesentlich, daß man in der modernen Physik die Realität als unmittelbare Auswirkung von Energiefeldern ansieht. Diese Sicht hat bereits Einstein vorweggenommen,

---

[1] Zitiert in Zukav Gary: *Die tanzenden Wu Li Meister,* Rowohlt, Reinbek bei Hamburg 1981.

als er sagte, man könne »... Materie als Bereiche im Raum betrachten, wo das Feld extrem stark ist ... In unserer neuen Physik gibt es keinen Platz für beide – Feld und Materie; das Feld ist die einzige Wirklichkeit.«[1]

Das letzte alles umfassende Feld haben die Chinesen Tao genannt, das undifferenzierte Muttermuster aller Aktivität, und in der indischen Kosmogonie gibt es Asat, das einheitliche Feld reiner Potentialität. Die Felder sind nach diesen Lehren mit den Lebensvorgängen gekoppelt und strukturieren sich. Umgekehrt muß auch jede Lebensaktivität ein Feld schaffen in vergleichbarer Weise, wie um einen stromdurchflossenen Leiter ein magnetisches Feld entsteht. Energie, Leben und Materie bedingen sich gegenseitig. Stromfluß bedeutet nichts anderes als die Bewegung von Ladungsträgern, und da Bewegung Leben bedeutet und Materie Polarisation, ist alles biologische Leben notwendigerweise mit dem Feldbegriff verknüpft. Wenn Felder nichtmaterielle strukturierende Energiemuster sind, so ist dieser Feldbegriff nicht weit entfernt von den aristotelisches »Entelechien«, von den »Ideen« und »Archetypen« der griechischen Philosophen und auch nicht von der nordischen Kosmogonie mit ihren ideographischen runischen Energiemustern. Die gemeinsame Aussage ist, daß die materiell faßbaren und sichtbaren Wirkungen Ausdruck einer übergeordneten Aktivität sind, für deren verschiedene Wirkungsebenen man in heutiger Terminologie neutral das Wort »Feld« verwenden kann.

Feld ist somit eigentlich eine Abkürzung für Kraftfeld oder Energiefeld, also für etwas Bewirkendes, innerhalb dessen etwas geschieht. So könnte man die alte aristotelische Vorstellung, daß nicht etwa die Seele im Körper sei, sondern vielmehr der Körper

---

1 Zitiert in Stephano Sabetti: *Lebensenergie,* Rowohlt, Reinbek bei Hamburg 1987, S. 94 ff.

in der Seele, modern so ausdrücken, daß das Seelenfeld die Körpermaterie hervorbringe und organisiere. Mit dem Feldbegriff hat die Physik der Natur sozusagen ihre Seele wieder zurückgegeben, die ihr mit dem protestantisch-mechanistischen Weltmodell Newtons genommen worden war. Erstmals von Maxwell und Faraday im 19. Jahrhundert entwickelt, ermöglichte er die elektromagnetische Feldgleichung, das Phänomen Licht in Begriffen von Feldern zu fassen, dann folgte das Einsteinsche Gravitationsfeld, das alles innerhalb seiner zusammenfaßte, schließlich beschrieb man mit der Quantenfeldtheorie weitere Felder unterhalb der Atomebene. Diese Theorie behauptet sogar, daß jedes Teilchen sein eigenes Feld besitze, die Welt also nur aus Feldern bestehe – Materie sei nur ein zeitlich bedingter Ausdruck von Feldinteraktionen. Diese Felder müssen, um die kontinuierliche Darstellung der Energie als strukturierte Materie zu bewirken, beständig sein.

Harald Saxon Burr, ehemals Professor der Anatomie an der Yale-Universität, hat in den dreißiger Jahren nachgewiesen, daß der Mensch und auch alle anderen Lebensformen in elektrodynamischen Feldern organisiert sind, die aufgezeichnet und gemessen werden können. Bei diesen Feldern handelt es sich allerdings nicht um die Folgewirkungen von physischen Formen, sondern sie sind im Gegenteil von den physischen Formen unabhängig und gehen ihnen sogar voraus. Das ist das wahrhaft Sensationelle an der Entdeckung der L-Fields, der Lebensfelder also, die nach Harold Saxon Burr das organisierende Prinzip hinter der physischen Form zu sein scheinen.

Das russische Ehepaar Semjon und Walentina Kirlian entdeckte glücklicherweise etwa zur gleichen Zeit eine Methode, mit der man diese L-Felder sichtbar machen und sogar fotografieren konnte, die nach ihnen benannte Kirlianfotografie, sonst wären die L-Felder vielleicht den Weg so mancher Entdeckung gegangen, die nicht ins vorherrschende wissenschaftliche Bild passen wollte, nämlich den Weg in die Versenkung. So aber konnte durch die Kirlianfotografie beispielsweise bewiesen werden, daß Gedanken die L-Felder verändern können. Das fand Harold Saxon Burr zusammen mit Dr. Ravitz heraus. Von diesen Entdeckungen bis zu den Einsichten über positives Denken, Imaginationstherapie usw. ist es nicht mehr weit. Darüber hinaus fanden Burr und das Ehepaar Kirlian heraus, daß Krankheiten, bereits bevor sie ausbrechen, durch eine Änderung des L-Feldes angezeigt werden oder daß sich die Vitalfelder von Bäumen in Abhängigkeit von natürlichen Phänomenen wie Mondumlauf, Wettergeschehen, Tag und Nacht änderten.

Wir scheinen doch alle weit mehr in das umfassende energetische Austauschsystem des Globus einbezogen zu sein, als uns das meist bewußt ist. Diese Vitalfelder der Organismen, die von terrestrisch-kosmischen Faktoren entscheidend beeinflußt werden, sind für die Regeneration der individuellen Biosysteme entscheidend. Bei Tieren, deren Fähigkeit, Gliedmaßen oder Teile des Körpers nachwachsen zu lassen, bekannt ist, wie zum Beispiel bei der Eidechse oder dem Regenwurm, wurde festgestellt, daß diese Regenerationskraft an ein hochgespanntes elektrisches Gleichspannungsfeld gebunden ist. Prinzipiell müßte auch beim Menschen diese Möglichkeit bestehen, da das strukturierende L-Feld immer vorhanden ist. Wegen physikalischer Bedingungen wie Größe und Länge der Glieder kann aber der menschliche Organismus dieses Hochspannungsfeld nicht in der notwendigen physikalischen Dimension aus sich heraus aufbauen. Dr. Becker konnte jedoch mit externen Gleichspannungsfeldern der geforderten Größenordnung das regenerative Wachstum bei Tieren und auch bei menschlichen Knochenbrüchen enorm beschleunigen. Wenn sich die orthodoxe Wissenschaft intensiv dieser Erkenntnisse annähme, dann bräuchten vielleicht bald viele Menschen keine Prothesen mehr, sondern könnten selbst ihre geschädigten Gliedmaßen wieder nachbilden. Zugegeben gehört dies derzeit noch in den Bereich von Science-fiction, doch ohne solche Visionen wird es uns niemals gelingen, den eingetretenen und vom Menschen wegführenden Pfad der Ersatzteilmedizin zu verlassen.

Alles strahlt, und was die Schwingungen zusammenhält, ist das Feld. Nach Einstein überhaupt die einzige Realität. Die Rolle, die dem Einfluß der Felder, elektromagnetischer und anderer, auf Lebensvorgänge neuerdings wieder zugemessen wird, hat einen wesentlichen Anteil an der Revolution in der Betrachtungsweise dessen, was man den Einfluß von Geist auf Materie nennen könnte. Für die Medizin bedeuten der Feldbegriff und die damit verbundenen Phänomene der Wellenresonanz und der Informationsübermittlung durch Schwingung den Übergang von einer biochemisch und damit materiell orientierten Medizin zu einer biophysikalisch und damit energetisch-informationell orientierten Medizin. Damit ist nicht nur die Brücke geschlagen zwischen Energie und Materie, sondern auch zwischen Spiritualität und Körperfunktion bzw. dem Dasein in der Welt, falls man der Ansicht zustimmt, man könne die Spiritualität eines Menschen darin begründet sehen, daß höherschwingende Energiefelder, die mit zunehmender Frequenz den Ausdruck Geist verdienen, den Anschluß an die tieferschwingenden Felder der materielleren Ebenen finden.

Jede Lebensform oder Lebensaktivität scheint also durch ein zugehöriges Feld gekennzeichnet zu sein, das diesem vorausgeht, so wie die Idee der Verwirklichung. Diese Felder sieht die neue Physik als die strukturierenden Determinanten der Realität. Ortsgebunden oder personengebunden können wir sie insgesamt für das verantwortlich machen, was man die Atmosphäre eines Ortes oder die Ausstrahlung einer Person nennen könnte. In Begriffen von Schwingung ausgedrückt, kann also die Atmosphäre eines Ortes oder einer Person ein gesundheitsfördernder oder schädigender Einfluß sein. Verschiedene kleinere Felder können sich zu größeren vereinigen, und daß alle Felder über Schwingungsresonanz ohne Zeitverlust miteinander in augenblicklicher Wechselwirkung stehen sollen, darauf beruht das holistische Modell der Synchronizität, was besagt, daß anscheinend getrennte Ereignisse auf der Welt durch einen nicht örtlichen Faktor jenseits der Kausalität doch miteinander verbunden sind. Diesen Faktor sehen manche in der Qualität der Zeit begründet,[1] welche einen nichträumlichen Aspekt der Feldidee ausdrückt.

Eine ganz wesentliche Implikation der Feldidee ist auch, daß damit die Vorstellung objektiver Experimente unhaltbar geworden ist. Ein Elementarteilchen tritt beispielsweise als Elektron auf, wenn man es auf seine negative Ladung untersucht; untersucht man es aber auf seine positive Ladung, tritt das gleiche Teilchen als Positron auf. Man könnte es vielleicht so ausdrücken, daß die im Design des Experimentes ausgedrückte Absicht ein Feld schafft, innerhalb dessen bestimmte Ergebnisse eine größere Wahrscheinlichkeit auf Verwirklichung erhalten als andere.

Von Bedeutung in diesem Zusammenhang sind zum Beispiel die immer wieder erhobenen Vorwürfe gegen die Homöopathie, obgleich mittlerweile klargeworden ist, daß die Ankläger in den meisten Fällen nur ihre eigene Ignoranz zur Schau stellen. Wir wollen hier gar nicht darauf eingehen, daß eines der Hauptargumente – die Litanei von der Unmöglichkeit, mit Verdünnungsbe-

---

1 Siehe Dennis Elwell: *Das Kosmische Netzwerk,* Edition Astrodata, Wettswil/CH, 1987.

reichen Wirkungen zu erzielen, die jenseits der Loschmidtschen Zahl liegen – durch die nachweisbare Schwingungs- und damit Informationsübertragung einer beliebigen Substanz auf die Kristallstruktur des lebendigen Wassers hinfällig geworden ist, sondern folgende Merkwürdigkeit kurz untersuchen: In mehreren kontrollierten Versuchen mit Wissenschaftlern, deren Bemühen um Objektivität fairerweise nicht angezweifelt werden soll, konnten nachweisbare Wirkungen der Homöopathie nicht gefunden werden.

Hier landen wir bei dem gleichen Faktum, das eines Tages auch begonnen hat, die Atomphysiker zu beschäftigen, nämlich dem nicht länger bezweifelbaren, da eben auch durch die Erkenntnisse der Atomphysik belegten Sachverhalt, daß der Beobachter entscheidenden Einfluß auf den Ausgang des Experimentes hat. Als vor nicht allzu langer Zeit diese Erkenntnis mit all ihren Implikationen den Physikern zu dämmern begann, standen sie vor einem wirklich großen Problem, das die meisten in seinem ganzen Ausmaß gar nicht anzuschauen wagten: Alle experimentell gefundenen Daten, die von einer sogenannten Objektivität ausgingen, konnten unmöglich komplett richtig sein. Hier sehen wir ein schönes Beispiel dafür, daß die äußersten Gegensätze sich berühren. Ausgehend vom Postulat einer materiellen Welt, deren Gefüge durch mechanische Gesetze in Gang gehalten wurde, entdeckten sie schrittweise, daß die Materie im Innersten ein pulsierendes Nichts ist, daß die kleinsten beobachtbaren Teilchen eine Art Intelligenz besitzen müssen, daß Objektivität nicht existiert und alle Vorgänge miteinander verbunden sind. Man muß sich wirklich wundern, daß nicht mehr von ihnen verrückt geworden sind. Die besten haben in der Philosophie und in den überlieferten Weisheitslehren nach Antworten gesucht, und einige haben sie auch gefunden.

Auf die Medizin bezogen, bedeutet dies klarerweise, daß der heilende Arzt, wenngleich er die Ergebnisse der materiell-analytisch orientierten Untersuchungen und auch die aufgrund seiner Erfahrung sich aufbauenden Schlußfolgerungen nicht vernachlässigen darf, als Arzt und Heiler sich niemals erlauben darf, Resignation und Pessimismus zuzulassen und auszustrahlen. Denn damit bestärkt er krankheitsfördernde Tendenzen bei seinen Patienten, und zwar völlig unabhängig davon, ob dies der Patient bewußt wahrnimmt oder sich zu eigen macht. Die Resonanzwirkung tritt nämlich unabhängig vom Bewußtsein ein, wenngleich dieses solche Wirkungen bis zu einem gewissen Grad beherrschen und kompensieren kann. Außerdem ist eine korrekte Anstrengung niemals umsonst: Irgendwo findet sich immer ein Adressat, der die aufgewandte und ausgesandte Energie nutzen kann.

Aus den Ergebnissen der Atomphysik können wir lernen, daß es keine vom Beobachter getrennten oder unabhängigen Ereignisse gibt. Eine Auswirkung dieses Sachverhaltes könnte sein, daß die Skepsis oder der unbewußte Wunsch, mit der eigenen Ablehnung der Homöopathie recht zu behalten, Gedankenfelder erzeugt hat, die mit den therapeutischen Feldern interferiert bzw. sie neutralisiert haben. Damit dies möglich ist, müssen die Wirkungen der homöopathischen Potenzen in den Wellenbereich der Gefühls- oder Gedankenfelder hineinreichen oder über Oktavenresonanz damit interferieren. Die homöopathische Auffassung, wonach gerade spezifische psychomentale Zustände bei der Mittelwahl helfen und durch das Simile auch geheilt werden können, hat in zweihundertjähriger Praxis bewiesen, daß dem auch so sein muß.[1]

Eine der Grundaussagen dieses Buches ist, daß Energie und

---

1 Siehe zum Beispiel: J. P. Gallavardin: *Homöopathische Beeinflussung von Charakter, Trunksucht und Sexualtrieb*, Haug Verlag, Heidelberg [8]1991

Schwingung biologisch immer mit Information verbunden sind und daß jede Form von Krankheit eine Störung der richtigen Informationsübertragung, -aufnahme oder -verdichtung ist. Somit geht es in jeder Form von Heilung darum, dem Körper die fehlende Information zu liefern bzw. gestörte Information »auszuradieren«.

Wir wissen durch Einsteins Formel $E = mc^2$, daß sich Masse in Energie umwandeln kann. Umgekehrt kann sich die Energie auch in der Form von Materie verdichten, doch muß sie dabei irgendeinem Informationsprinzip gehorchen, sonst entsteht nur Chaos. Es gibt ja nicht Materie schlechthin, sondern es gibt für uns Holz, Glas, Wasser, Luft, Stein usw. Für die Chemiker gibt es die verschiedenen Elemente wie Sauerstoff, Kohlenstoff, Chlor oder Zink und für die Physiker Atome und ihre Bausteine, die immer kleiner, immer mehr und immer unbeständiger zu werden scheinen, je mehr die Physik sich dem innersten Kern der Materie nähern will. Doch wo wir auch hinsehen, immer ist die sichtbare Masse/Energie in einer bestimmten Form verwirklicht. Diese Form ist die sichtbar gewordene Information dieser Existenz, in vergleichbarer Weise, wie wir den Körper eines Menschen als sichtbar gewordene Information seines Charakters auffassen können. Die Meister des alten Wissens sagen dazu, Materie sei die dichteste Form von Geist und Geist sei die subtilste Form von Materie.

Energie ist immer in Bewegung, denn Energie ist die Ursache des Lebens; jedes Molekül vibriert, jedes Elektron kreist auf seiner Bahn. In dieser Sicht, die den Ergebnissen der neueren Atomphysik angemessen ist, verstehen sich auch immer mehr Menschen nicht bloß als einen Körper, der mit einer mechanistisch orientierten Ersatzteilmedizin am Funktionieren gehalten wird, sondern ahnen auch ein energetisches Schwingungsfeld, das wesentlich mehr Dimensionen überspannt, als wir das bisher wahrhaben wollten.

In einer solchen Sicht ist es dann möglich, Krankheit als Disharmonie von Schwingungsmustern zu begreifen und zu akzeptieren, daß erst die Wiederherstellung der Schwingungsharmonie Gesundheit bringt. Der Schwingungsbegriff ist eng mit dem Feldbegriff verbunden, denn jede Schwingung ist materiell, wie fein auch immer, und jede Materie ist polarisiert. Deshalb wird durch jede Schwingung, also Bewegung polarisierter Ladung, in einem Feld, etwa dem Magnetfeld der Erde, ein eigenes Feld induziert. Darüber hinaus trägt jede Schwingung Information – oder besser: Sie ist Information.

Aus dem Gesagten ergibt sich sogleich, daß alle Vorgänge, die auf einer tieferen Ebene ansetzen als des ursächlich erzeugenden krankhaften und krank machenden Schwingungsfeldes, höchstens über Feedback-Wirkungen auf den erzeugenden Zustand einwirken können, wobei jedoch berücksichtigt werden muß, daß niedere Energien höhere nicht beeinflussen können: Mit Muskelkraft kann man keinen Gedanken bewegen, wohl aber mit gedanklichem Vorsatz einen Muskel.

Der Gedanke vermittelt dem Körper eine Information, auch das Auge, das Ohr und alle Sinne. Diese Information ist die Vermittlung zwischen dem Geist und der Materie, der Götterbote oder das Merkurprinzip. Auch eine Emotion ist eine Information oder ein Wunsch, selbst wenn er unbewußt ist. Alle diese Schwingungen wirken auf den Körper. Merkur selbst ist neutral und dient dem Philosophen wie dem Gaukler oder dem Dieb (siehe Tabellen S. 98 ff., welche die von Dr. Hamer gefundenen Zusammenhänge zwischen spezifischen Konflikten, die ja spezifischen psychomentalen Energiebindungen bzw. Feldern entsprechen, und organischen Krebsreaktionen zeigen [Ausschnitte]).

Information können wir allgemein als vermittelndes und ordnendes (oder Unruhe stiftendes) Prinzip begreifen, dessen Wirkung der eines Offiziers vergleichbar ist, der auf dem Kasernenhof laut brüllt: »Aaaach-tung!!! Koom-panie mmarsch!!!« Wie ein Mann ordnet sich sodann die gutgedrillte Kompanie und setzt sich in Bewegung. Sie weiß, was sie zu tun hat, jeder einzelne Soldat weiß es, weil alle das Kommando im gleichen Augenblick gehört haben und nur darum die ganze Kompanie handeln kann wie ein Mann. Wenn allerdings der Offizier betrunken ist und keinen anständigen Satz herausbringt, werden seine Kommandos nicht dazu angetan sein, für Ordnung zu sorgen.

Denn falsche Information führt zu Verwirrung, andererseits kann ohne Information Energie nur ungezielt wirken. Die korrekte Information ist es, die aus einem Haufen Soldaten eine Kompanie, aus einem Haufen Buchstaben ein Buch oder aus einer Ansammlung von Noten auf einem Stück Papier eine Symphonie macht. Und die biologisch hochwertige Information eines Medikaments ist es, die den kranken Körper oder die Psyche heilen kann, genauso wie biologisch sinnlose Information – zum Beispiel destruktive Gedanken wie »Mein Leben hat keinen Sinn« oder »Ich falle anderen nur zur Last« etc. – am Körper destruktive Entwicklungen bis zum Krebs einleitet.

Die drei Keimblätter Entoderm, Mesoderm, Ektoderm
in ihren Zusammenhängen zwischen

a) Krebs-Organmanifestation
b) biol. Konfliktinhalt
c) Lokalisation des HAMERschen HERDES im Gehirn
d) histologische Struktur

Entoderm (inneres Keimblatt):

1. Krebs des *entodermalen Magenanteils der großen Curvatur* und des untersten linken Drittels des *Oesophagus*	Ärger mit Familienangehörigen »Futterneid/Futterangst« „Verhungerungsangst"	HAMERscher HERD im Stammhirn (Pons)	Adeno-Ca
2. Krebs des *Zwölffingerdarms* außer cranialem Bulbusanteil und des *Pancreas* außer Inselzellen und der *Leber* außer Gallengängen	Futterangst-/ Futterneid-Konflikt „Verhungerungsangst"	HAMERscher HERD im Stammhirn (Pons)	Adeno-Ca
3. *Dünndarm-Carcinoid*	Futterneid-/Verdauungs-Konflikt	HAMERscher HERD im Stammhirn (Pons)	Adeno-Carcinoid z. B. Morbus Crohn
4. *Colon-Ca, Coecum-Ca, Appendix-Ca, Sigma-Ca*	Häßlicher, unverdaulicher Ärger »Verdauungskonflikt«	HAMERscher HERD im Stammhirn (Pons)	Adeno-Ca
5. Krebs als *Rundherde der Lungen* (die sich embryol. aus dem Darmrohr ausgestülpt haben), *Alveolar-Ca*	Todesangstkonflikt	HAMERscher HERD im Mittelhirn	Adeno-Ca

98

6. *Tonsillen-Ca, Mittelohr-Ca, innerer Ohrgang-Ca*	Angstkonflikte	HAMERsche HERDE im unteren Stammhirn (Pons) und der oberen Medulla	Adeno-Ca
7. Krebs der *Gebärmutter-Schleimhaut*	Häßlicher, genitaler Konflikt der Frau (»Großmutter-Konflikt«)	HAMERscher HERD im Stammhirn (Pons)	Adeno-Ca
8. Krebs der *Prostata-Schleimhaut*	Häßlicher, genitaler Konflikt des Mannes (»Großvater-Konflikt«)	HAMERscher HERD im Stammhirn (Pons)	Adeno-Ca
9. *Eileiterepithel-Ca*	Häßlicher, genitaler Konflikt der Frau	HAMERscher HERD im Stammhirn (Pons)	Adeno-Ca
10. *Parotis-Ca* (acinöser Anteil)	Futterangst-Konflikt (kreatürliche Angst zu verhungern)	HAMERscher HERD im Stammhirn (Pons)	Adeno-Ca
11. *Sublingualis-Ca* (acinöser Anteil)	Futterangst-Konflikt	HAMERscher HERD im Stammhirn	Adeno-Ca
12. *Schilddrüsen-Ca Maligne Struma (acinöser Anteil)*	Futterangst-Konflikt	HAMERscher HERD im nucleus salivalarius der Pons	Adeno-Ca
13. *Parathyreoidea-Ca*	Futterangst-Konflikt	HAMERscher HERD im Stammhirn (Pons)	Adeno-Ca
14. *Nieren-Sammelrohr-Ca*	schwerer, häßlicher Konflikt	HAMERscher HERD im Stammhirn	Adeno-Ca (früher in der pcl-Phase Nieren-Tbc!)

Krebserkrankungen des mittleren Keimblattes:

A. Kleinhirn-Mesoderm (mittleres Keimblatt):

1. *Melanom* Carcinom der Melanophoren tragenden Kleinhirnhaut; rechte Körperseite für linkes Kleinhirn u. umgekehrt; wie z. B. auch Pubertätsakne, Hauttuberkulose etc.	Konflikt des Verlustes der körperlichen Unversehrtheit, »Besudelungs-Konflikt«, sich beschmutzt fühlen, sich gehörfeigt fühlen, sich denunziert, geschmäht, beleidigt fühlen	HAMERscher HERD gekreuzt in den beiden dorsalen, randständigen, mittleren Bereichen der Kleinhirnhemisphären	adenoides, später zirrhös vernarbendes Carcinom
2. *Mamma-Ca links* (bei Rechtshänderin)	Mutter/Kind-Konflikt oder Nestrevierkonflikt (bei Rechtshänderin) Sowohl Konflikt der Mutter mit/gegen das Kind, als auch Sorgekonflikt um das Kind oder das Nestrevier (Wohnung)	rechter, lateraler Kleinhirnbereich, direkt benachbart dem Melanombereich, da sowohl das Melanom als auch das Mamma-Ca Erkrankungen der mesodermalen Kleinhirnhaut sind	adenoides, später zirrhös vernarbendes Carcinom
Mamma-Ca rechts (bei Rechtshänderin)	Frau/Ehemann-Konflikt (nicht-sexuell, sondern allgemein menschlich) und andere allgemein menschliche Konflikte (bei Rechtshänderin)	linker, lateraler Kleinhirnbereich, direkt benachbart dem Melanombereich	adenoides, später zirrhös vernarbendes Carcinom
Mamma-Ca rechts (bei Linkshänderin)	Mutter/Kind-Konflikt oder Nestrevierkonflikt (bei Linkshänderin)	linker, lateraler Kleinhirnbereich, direkt benachbart dem Melanombereich	adenoides, später zirrhös vernarbendes Carcinom

Mamma-Ca links (bei Linkshänderin)	Frau/Ehemann-Konflikt (nicht-sexuell), sondern allgemein menschlich) und andere allgemein menschliche Konflikte (bei Linkshänderin)	rechter, lateraler Kleinhirnbereich, direkt benachbart dem Melanombereich	adenoides, später zirrhös vernarbendes Carcinom
Pleura-Carcinom links (bei Rechtshänderin) Der Pleuraerguß entsteht immer erst in der pcl- oder Heilungsphase und ist ein sicheres diagnostisches Kriterium, daß der Konflikt gelöst sein muß! Es ist deshalb prinzipiell ein gutes Zeichen, auch wenn es mechanisch vorübergehend Beschwerden machen kann und eine Pleurapunktion veranlassen kann	Tief verinnerlichter Mutter/Kind-Konflikt oder Nestrevierkonflikt (bei Rechtshänderin)	HAMERscher HERD paramedian rechts im Kleinhirn (der Gegenseite) Kreuzung von Gehirn zu Organ	adenoides, später zirrhös vernarbendes Carcinom sog. Mesotheliom
Pleura-Carcinom rechts (bei Rechtshänderin)	Tief verinnerlichter allgemein menschlicher Konflikt (mit Ehemann oder anderen, auch mit Sachen) (bei Rechtshänderin)	HAMERscher HERD paramedian links im Kleinhirn (der Gegenseite) Kreuzung von Gehirn zu Organ	adenoides, später zirrhös vernarbendes Carcinom Mesotheliom
Pleura-Carcinom rechts (bei Linkshänderin)	Tief verinnerlichter Mutter/Kind-Konflikt oder Nestrevierkonflikt (bei Linkshänderin)	HAMERscher HERD paramedian links im Kleinhirn (der Gegenseite) Kreuzung von Gehirn zu Organ	adenoides, später zirrhös vernarbendes Carcinom Mesotheliom

Großhirnektoderm-Krebs:	Krebs des Ektoderms (äußeres Keimblatt)		Plattenepithel-Carcinom
1. *Coronar-Ulcus-Carcinom* Während der konfliktaktiven Phase: Ulcus der Gefäßwand, keine Einengung des Lumens. *Angina pectoris* cerebrogen durch Gefäßspasmus. Arrhythmie! In der Heilungsphase: *Linksherzinfarkt!* Coronarstenose erst lange nach dem Herzinfarkt durch Vernarbung des Coronarulcus	Revier-Konflikt sowohl um das Revier selbst (Haus, Arbeitsplatz etc.) als auch um den Inhalt des Reviers (Ehefrau, Hund etc.) bei Männern und alten Frauen (beim Rechtshänder)	HAMERsche HERDE 1. im rechten lateralen Kleinhirnbereich 2. im periinsulären Großhirnbereich rechts (beim Rechtshänder)	
3. *Carotis-Ulcus-Carcinom mit Carotis-Aneurysma* und Carotis-Ulcus-Vernarbung *(Carotis-Stenose nach der Heilungsphase)*	Revier-Konflikt beim rechtshändigen Mann oder alter Frau oder sexueller Konflikt bei der linkshändigen Frau oder altem Mann	HAMERscher HERD im rechten lat. Kleinhirnbereich und im rechten periinsulären Bereich (»rechter Revierbereich«) des Großhirns (bei rechtshändigen Männern oder alten Frauen oder linkshändigen Frauen und alten Männern)	ursprünglich *Plattenepithel-Ca* der Kiemenbogen-Arterien-Intima (Intima-Ulcus-Ca zum Aneurysma), später bindegewebig stenosierend vernarbtes Ulcus (Carotisstenose)
4. *Intrabronchial-Carcinom Ulcerös diminierend »wachsendes« Carcinom*, das meist erst in der Heilungsphase durch Oedematisation und bindegewebige Vernarbung zur Bronchus-Atelektase des zugehörigen Lungenparenchyms führt	Revierkonflikt beim rechtshändigen Mann oder alter Frau oder sexueller Konflikt bei der linkshändigen Frau oder altem Mann	HAMERscher HERD im rechten lat. Kleinhirnbereich und im rechten frontoparietalen Großhirnbereich (bei rechtshändigen Männern oder alten Frauen oder linkshändigen Frauen und alten Männern)	*ulcerierendes Plattenepithel-Ca*, das vor allem in der Heilungsphase Atelektasen des Bronchus bewirkt a) durch Oedematisierung b) durch bindegewebige Vernarbung des Ulcus

5. *Speiseröhren-Krebs (obere zwei Drittel d. Oesophagus, vom unteren Drittel die ventrale und rechte Seite)* »Oesophagus-Ulcus-Ca«	»Futterangst und Futterärger« (man kriegt den Brocken nicht heruntergeschluckt. Und solange er nicht heruntergeschluckt ist, ist er noch nicht einverleibt, also auch noch für die Rivalen wegschnappbar)	HAMERscher HERD im rechten lat. Kleinhirnbereich und im dorso-insulären Bereich des Großhirns (»rechter Revierbereich«) (bei rechtshändigen Männern oder alten Frauen und linkshändigen Frauen und alten Männern)	*ulcerierendes Plattenepithel-Ca* in der Heilungsphase bindegewebig vernarbend »Ulcus-Narbe«
6. *Magen-Ulcus-Carcinom der kleinen Curvatur!* ulcerierend-perforierend diminuierend »wachsendes« Ca »Ulcus-ventriculi-Carcinom«	Revierärger mit Familienangehörigen, Futtermeidkonflikt hinsichtlich Revier. »Er liegt ihm im Magen.« Konflikt mit Menschen, denen man nicht aus dem Wege gehen kann, deshalb häufiger Konflikt der intakten Familie (bei rechtshändigen Männern und alten Frauen)	HAMERscher HERD im rechten lat. Kleinhirnbereich und im dorso-insulären Großhirnbereich bei rechtshändigen Männern und alten Frauen	*ulcerierendes Plattenepithel-Ca* in der Heilungsphase bindegewebig vernarbend
7. *Zwölffingerdarm-Ulcus-Ca im Bulbus duodeni* ulcerierend-perforierend diminuierend »wachsendes« Ca	Revierärger mit Familienangehörigen, Futtermeidkonflikt hinsichtlich Revier. »Er liegt mir im Magen.« Konflikt mit Menschen, denen man nicht aus dem Wege gehen kann, deshalb häufiger Konflikt der intakten Familie	HAMERscher HERD im rechten lat. Kleinhirnbereich und im dorso-insulären Großhirnbereich (bei rechtshändigen Männern und alten rechtsh. Frauen)	*ulcerierendes Plattenepithel-Ca* in der Heilungsphase bindegewebig vernarbend

8. *Gallengangs-Ca* (Ductus-Choledochus-Ca) *Gallenblasen-Ca* (Ductus-cysticus-Ca) »Gallengangs-Ulcus-Ca« »Gallenblasen-Ulcus-Ca«	Revierärger Revier-Rivalität Futterneid-Konflikt beim rechtshänd. Mann und der alten rechtsh. Frau	HAMERsche HERDE im 1. rechten Stammhirn (Pons)-Bereich und 2. im rechten dorso-insulären Großhirnbereich beim rechtshänd. Mann und der alten rechtsh. Frau	*ulcerös-nekrotisierendes Plattenepithel-Ca* Bei Heilung: bindegewebige Vernarbung
9. Carcinom des *ektodermalen Leberanteils* (intrahepatische Gallengänge) Ulcerös-nekrotisierend »wachsendes« Leber-Ca	Revierärger Revier-Rivalität Futterneid-Konflikt b. Menschen sehr häufig Streit um Geld	HAMERsche HERDE im 1. rechten Stammhirn-(Pons)-Bereich und 2. im rechten dorso-insulären Großhirnbereich (b. rechtshänd. Mann und alter rechtshänd. Frau)	*ulcerös-nekrotisierendes Plattenepithel-Ca* Bei Heilung: *nach nur kurzer Konfliktdauer: völlige Parenchym-Regeneration, nach langer Konfliktdauer bindegewebige Vernarbung*
10. *B-Inselzell-Ca des Pankreas Diabetes* bei kurzer Konfliktdauer: Restitutio ad integrum, Verschwinden des Diabetes bei langer Konfliktdauer: bleibender Diabetes Krebs ohne Zellvermehrung, lediglich Zellveränderung	Konflikt des Sich-Sträubens	HAMERscher Zentral-Konflikt-HERD im Zwischenhirn	Zellveränderung der B-Inselzellen, *B-Insulom*, keine Zellvermehrung, trotzdem nach allen Kriterien ein Krebs-Äquivalent
11. *A-Inselzell-Ca des Pankreas* »*A-Insulom*« *Hypoglykämie* bei kurzer Konfliktdauer: Restitutio ad integrum, Verschwinden der Hypoglykämie bei langer Konfliktdauer: schwere Unterzuckerungskrisen mit oftmals letalem Ausgang. Krebs ohne Zellvermehrung, lediglich Zellveränderung	Konflikt des Angst-Ekels	HAMERscher Zentral-Konflikt-HERD im Zwischenhirn	Zellveränderung der A-Inselzellen, »*A-Insulom*«, keine Zellvermehrung, trotzdem nach allen Kriterien ein Krebs-Äquivalent

Licht als Kommunikationsträger

Eine ganz wesentliche neue Erkenntnis der Biophysik ist, daß alle Information im Bioorganismus über Schwingungen vermittelt wird. Fritz Popp, ehemals Marburger Professor, hat nachgewiesen, daß die Zellen untereinander nicht auf chemischem Weg, sondern auf biophysikalischem Weg miteinander kommunizieren. Licht muß dafür als Kommunikationsträger angenommen werden. Seine Experimente haben zweifelsfrei bewiesen, daß in den Zellen Licht ist, zwar in einer äußerst schwachen Intensität, die ungefähr dem Leuchtschein einer Kerze aus zwanzig Kilometern Entfernung gleichkommt, aber zweifelsfrei nachweisbar. Heute wissen wir, daß alle lebenden Systeme ohne Ausnahme Licht ausstrahlen und daß man dies auch messen kann. Zudem bringt dieses Licht eine gewisse Kooperation des Systems bzw. seine Nichtkooperation zum Ausdruck. Das zeigt sich beispielsweise in einem Experiment, bei dem ein Gift zu zwanzig Weizenkeimen in einer Meßküvette zugegeben wurde. Zunächst erfolgte ein allmählicher Abfall der Lichtintensität, nach sieben Stunden jedoch plötzlich ein starker Anstieg, eine Art Todessignal. Aber das Signal setzte sich nicht etwa aus kurz hintereinander auftretenden Einzelsignalen zusammen, sondern es war ein kooperatives Signal: Die zwanzig Keime schienen sich lange gegen den Tod zu wehren und starben dann als Einheit.

Nach Fritz Popp ist dies ein Anzeichen dafür, daß eine Kooperation im System stattfindet. Es gibt Versuche mit vergleichbaren Ergebnissen an kleinen Wasserkrebsen und mit Zellpopulationen. Alle erbringen das Ergebnis, daß Licht als Kommunikationsträger zwischen den Zellen angenommen werden muß und daß Licht – bzw. elektromagnetische Wellen – auch bei der Tumorentstehung eine zentrale Rolle spielt. Während gesunde Zellen das Bestreben haben, sich zu Verbänden zusammenzuschließen und Kollektive zu bilden, verweigern Tumorzellen diese Kooperation und wollen individuelle Zellen bleiben. Parallel damit einher geht eine Tendenz bei den normalen Zellverbänden, mit wachsender Zelldichte im Verbund weniger Licht abzugeben, während die Tumorzellen mit wachsender Zelldichte immer schneller ihr Licht verlieren. Tumorgewebe sind auch stärker diamagnetisch als normale Gewebe; das heißt, sie verlieren elektromagnetische Energie. In anderen Worten: Sie verlieren Information. Es darf spekuliert werden, daß das Licht die heilende, ganzmachende, oder sagen wir rechtsdrehende Information enthält, die zum Aufbau immer komplexerer Organismen verhilft, wie wir das im Zusammenhang mit der Yang-Kraft bereits gefunden haben. Wenn diese elektromagnetische Energie und die damit verbundene Information über die Art, wie die spezielle Ganzheit des betreffenden Zellzusammenhangs verwirklicht werden soll, verlorengeht, entsteht Chaos.

So entdeckte der Photobiologe John Ott, daß Mangel an Sonnenlicht Pflanzen anfällig für Viruserkrankungen macht. Viren bestehen aus DNS und RNS, die von Protein umhüllt sind, und können nur in lebenden Zellen überleben. Der gleiche Ott glaubt auch, daß Viren in der lebenden Zelle entstehen, und zwar aufgrund eines unausgeglichenen Stoffwechsels, der auf Lichtmangel oder andere Gründe, zum Beispiel falsche Ernährung, zurückzuführen ist. Falsche Ernährung ist nur ein Teilaspekt einer Lebensweise, die linksdrehende Schwingungen bevorzugt.

Jedes Medikament trägt links- oder rechtsdrehende Schwingungsinformation, jede Nahrung ist Schwingung, jeder Gedanke, jede Emotion, jede Imagination, einfach alles ist Schwingung. Die heutige Schulmedizin berücksichtigt bisher solche Erkenntnisse nicht. Das muß sich natürlich besonders auf die Krebstherapie auswirken, weil in diesem Bereich die größte Stagnation dem größten Aufwand entgegensteht. Es liegt die Annahme nahe, daß der unverhältnismäßig geringe Erfolg der sogenannten Schulmedizin in der Krebsbehandlung damit zusammenhängt, daß ganz wesentliche Aspekte der Wachstumsorganisation biologischer Einheiten falsch interpretiert oder nicht berücksichtigt sind.

Die erwähnten Experimente von Fritz Popp und anderen liefern ausreichend Belege dafür, anzunehmen, daß Krebs als Kommunikationsstörung auf Zellebene angesehen werden kann und daß deshalb auch alle Versuche, Krebs zu heilen, zum Scheitern verurteilt sind, solange man nicht weiß, warum die Krebszellen das Kommunikationsverhalten des gesunden Organismus ablehnen. Eine Spezifität der gesunden Zellkommunikation ist es, daß Zellen sich zu Verbänden zusammenschließen und ein kohärentes Kommunikationsmuster entwickeln. Das kann man einwandfrei am Photonentest ablesen. Gesunde Zellverbände strahlen nämlich weniger Licht ab als kranke; das heißt, sie halten die Energie im System, oder, in anderen Worten, sie entsprechen einem Energiemuster höherer Ordnung, während Krebszellhaufen mit zunehmender Dichte immer mehr Licht abgeben. Sie verarmen also am Yang-Ordnungsprinzip und nähern sich der chaotischen Yin-Phase. Parallel dazu verweigern sie die bei normalen Zellen übliche Kommunikation und den Zusammenschluß und verhalten sich krankhaft individualistisch.

Um sich die Bedeutung der Aussage ganz klarzumachen, daß Zellen auf elektromagnetischem Weg über Lichtimpulse kommunizieren, muß man sehen, daß es in der klassischen, biochemisch orientierten Medizin bis jetzt noch immer kein schlüssiges Modell dafür gibt, wie der Körper sein Wachstum und das der einzelnen Gewebe reguliert. Zwar weiß man, daß die ganze genetische Information in der DNS-RNS-Doppelhelix codiert sein soll, aber die Biochemie hat sich bisher sehr schwergetan, überzeugend zu beweisen, wie diese riesige Menge gespeicherter Information in jedem Augenblick in Handlung übersetzt werden soll. Das immense Ausmaß der dabei zu leistenden Abstimmung kann vielleicht andeutungsweise abgeschätzt werden, wenn man sich klarmacht, daß in jeder Sekunde die zirka dreitausend Enzymsysteme nur einer Zelle zwischen dreißig- und hunderttausend chemische Reaktionen bewirken, und dabei ist noch nicht die Reaktion auf irgendwelche gefährlichen Reize mit erfaßt, sondern nur die abnutzungs- und verschleißbedingte »Standardreparatur- und -stoffwechselrate«.

Die Experimente von Fritz Popp liefern die Antwort, daß sich die Zellen untereinander mit Lichtgeschwindigkeit unterhalten und daß Licht der Kommunikationsträger ist. Solange man sich in rein biochemischen Konzepten bewegte, blieb ja das Problem zu lösen, wie sich die Zellen gegenseitig die gerade benötigte Information zuspielen, zum Beispiel welchen Stoff sie in welcher Menge produzieren sollen. Wenn die Informationsweitergabe nur an molekulare Übertragungsstoffe gebunden wäre, könnten dabei nur so kurze Distanzen überbrückt werden, daß die tatsächlich beobachteten Reaktionsgeschwindigkeiten niemals erreicht würden und auch die Kohärenz der enorm vielfältig und simultan ablaufenden organismischen Vorgänge nicht annähernd zu erklären wäre.

Ein von jedem nachvollziehbares Experiment beweist aber, daß sich die Energiezustände in den Körpermeridianen *augenblicklich* ändern können, wenn auf den Körper *oder auch nur in seine Nähe* belastende Substanzen gebracht werden, wie zum Beispiel weißer Zucker. Da dabei keine materiellen Wechselwirkungen stattfinden, kann nur die Schwingungsinformation des

Stoffes verursachend sein. Die Veränderung der Energiezustände kann mit dem Kinesiologietest einfach bewiesen werden.[1] Skeptiker, denen dieser Test zu unwissenschaftlich erscheint, können die gleiche Information mit der Hautwiderstandsmessung verifizieren, wie sie zu diesem Zweck auch in der Elektroakupunktur nach Voll angewandt wird. Der Organismus scheint jedenfalls *augenblicklich* auf die subtilsten Einflüsse zu reagieren. Diese feine Reaktion auf jede Schwingung oder jeden Reiz ist die Grundlage für das (kinesiologische, radiästhetische oder über Hautwiderstandsmessung ermöglichte) Austesten verträglicher bzw. nichtverträglicher Stoffe für den menschlichen Organismus. Es muß sich dabei um einen uralten Freund-Feind-Erkennungsmechanismus handeln, der bereits auf Einzellerniveau für das Überleben auf diesem Planeten unverzichtbar war. Jede Zelle mußte über ein Mittel verfügen, um zu erkennen, ob es sich einen bestimmten Stoff schadlos einverleiben konnte oder nicht. Und dieser Erkennungsmechanismus mußte sozusagen »ohne Gehirn« funktionieren können.

Wir wissen heute, daß dieser Mechanismus wahrscheinlich über Resonanz funktioniert, da dieses Prinzip automatisch zu einer Erhöhung der Gesamtenergie, das heißt der Gesamtschwingungsrate, eines Systems führt: Durch Resonanzvorgänge werden all jene Bestandteile eines Schwingungssystems angeregt, also mit Energie versorgt, die die Schwingung aufnehmen können. Ein gesundes System wird sich daher immer in Resonanz zu und mit einem Vorgang oder einem Stoff befinden, der seine Gesamtenergie vermehrt. Wir haben bereits über diese grundlegende Eigenschaft des gesunden natürlichen Lebens als rechtsdrehende Präferenz gesprochen. Nur wenn das System pervertiert

---

[1] J. Diamond: *Der Körper lügt nicht* und *Lebensenergie in der Musik,* beide VAK Verlag, Freiburg 1991.

ist, wenn der Mensch unter Umkehrung leidet, bevorzugt er linksdrehende Einflüsse.[1]

Festzuhalten bleibt, daß biochemische Informationsübertragung über molekulare Reaktionen dafür in erster Linie nicht in Frage kommen kann, weil sowohl die überbrückte Distanz als auch die Geschwindigkeit der Änderungen sich mit den bekannten biochemischen Tatsachen nicht erklären lassen. In anderen Worten: Die Reaktion auf den Reiz erfolgt augenblicklich und scheint weder an den Austausch von Materie noch an chemische Reaktionsgeschwindigkeiten gebunden zu sein.

Es scheint sich dabei um ein Phänomen zu handeln, das auf einem ähnlichen Mechanismus beruhen könnte wie dem, wonach die Haie selbst aus kilometerweiter Distanz und auch gegen die Strömungsrichtung nahezu gleichzeitig mit der Entstehung eine Blutungsquelle im Wasser orten können.

Die ersten Versuche, solche natürlichen Phänomene für eine Theorie der Krankheiten heranzuziehen, sind von G. Lakhovsky bekannt. Er hatte beobachtet und mit eigenen Experimenten erhärtet, daß bestimmte Nachtfalter kilometerweit und auch gegen die Windrichtung von in Käfigen eingesperrten Weibchen ihrer Art angelockt wurden. Zunächst war angenommen worden, daß die Männchen mit ihren hochentwickelten Fühlern und den darauf gelegenen Rezeptoren für Duftmoleküle auf chemischem Weg die Botschaft der Weibchen empfangen würden, doch man mußte diese Theorie aus dem gleichen Grund fallenlassen, aus dem man die Wirkung homöopathischer Hochpotenzen nicht mehr über deren materiell vermittelte Eigenschaften erklären kann: Der Verdünnungsgrad war so phantastisch hoch, daß es einfach ausgeschlossen war, daß die materiellen Eigenschaften

---

1 Siehe dazu J. Diamond: *Die heilende Kraft der Emotionen.* VAK Verlag, Freiburg, 1991.

von Molekülen am Effekt beteiligt sein konnten. Deshalb hatte Lakhovsky die Theorie entwickelt, daß die Kommunikation über Wellenresonanz ablaufen müßte, und in der Folge ein Gerät gebaut, den »multiplen Wellenoszillator«, mit dem er die verschiedensten Krankheiten damaligen Berichten zufolge sehr erfolgreich behandeln konnte.[1] Daß die imposanten Fühler der Nachtfaltermännchen biologisch sehr wirkungsvoll konstruierte Empfänger für radioähnliche Wellen sind, ist ein zusätzliches Argument für die Wahrscheinlichkeit dieser These.

Lakhovsky entwickelte die Theorie, daß jede Krankheit durch ein spezifisches Frequenzmuster charakterisiert sei. Nach seiner Anschauung sind die Zellen Oszillatoren, die in einer für jede Zelle spezifischen Frequenz schwingen; alle Organismen kann man somit als hochfrequente Schwingkreise betrachten, deren Oszillationen bei Krankheit aus dem Gleichgewicht geraten. Durch Zuführen der richtigen Schwingung kann man die Gesundheit wiederherstellen. Er demonstrierte seine Theorie zuerst an Geranien, die er mit einem Kupferschwingkreis in Form eines geöffneten Reifens umgab: Die so behandelten Pflanzen wuchsen deutlich schneller und üppiger als unbehandelte Vergleichspflanzen; auch mit Krebsviren beimpfte Pflanzen überlebten den Tumorbefall, wenn sie mit einem solchen Kupferreifen umgeben wurden, während die ungeschützten Kontrollpflanzen eingingen. Lakhovsky hatte somit erstmals eine physikalische Theorie der Entstehung von Krankheiten aufgestellt; nach seiner Meinung kam es zum Beispiel bei einem Befall des Organismus mit einem aggressiven Virus durch dessen schädliche Eigenoszillation zu den Krankheitserscheinungen.

---

1 Eine moderne Anwendung dieses Prinzips ist die Bioresonanztherapie, die auf eine Idee von Dr. Morell zurückgeht, der das ursprüngliche MORA-Gerät entwickelte.

Interzelluläre Strahlung

Eine interessante Erweiterung erfuhren Lakhovskys Beobachtungen durch die Experimente des russischen Forschers Gurvitch. Dieser entdeckte bei Experimenten mit Zwiebeln, daß Zellen eine Strahlung im UV-Bereich aussenden, die er mitogenetische Strahlung nannte. Ein anderer russischer Forscher, Dubrov, hat in neuerer Zeit herausgefunden, daß die Zelle bei der Teilung eine Energiestrahlung in Form von Photonen ausstrahlt. Der gleiche Forscher entdeckte auch, daß zwischen Zellkulturen in benachbarten Behältern, die durch Quarzglas derart voneinander isoliert waren, daß kein Stoffaustausch stattfinden konnte, irgendeine Art von Kommunikation stattfinden mußte, und zwar eine äußerst folgenreiche; wurden nämlich die Kulturen in dem einen Behälter mit tödlichen Viren infiziert, so starben auch die Kulturen im Nachbarbehälter, obwohl eine Infektion mit den Viren absolut ausgeschlossen war. Mit den klassischen Infektionstherorien war ein derartiges Phänomen nicht zu erklären, wohl aber mit den von Lakhovsky eingeführten Gedankengängen: Die für die gesunden Zellen schädlichen Eigenschwingungen der Viren hätten durch das Quarzglas passieren und die zum Tode führende Krankheit in der benachbarten Zellkolonie auslösen können. Das Quarzglas war aus dem Grunde gewählt worden, weil es für ultraviolettes Licht durchlässig ist, wohingegen normales Glas UV-Strahlung absorbiert. Die krankmachende Schwingungsinformation mußte also im ultravioletten Bereich liegen.

Die Erkenntnisse von Gurvitch zeigen, daß die im UV-Strahlenbereich liegende Information es sein mußte – und nicht ein materieller Faktor –, die den Zelltod herbeiführte. Die Nachbarzellen hatten reagiert, als wären die Viren übergesprungen. Dies war aber durch die Versuchsanordnung absolut ausgeschlossen.

Der bereits erwähnte deutsche Wissenschaftler Fritz Popp lieferte den nächsten Stein in diesem Puzzle: Er war es, der die UV-Biosignale absterbender Zellen, welche die russischen Forscher schon festgestellt hatten, weiter aufklärte. Er wies nach, daß biologische Systeme eine ultraschwache Biolumineszenz zeigen, die etwa zehnmillionenmal schwächer ist als die biologische Leuchtkraft eines Glühwürmchens. Die physikalisch ausgedrückte Größenordnung bewegt sich im Bereich von einigen hundert bis tausend Lichtenergiequanten (Photonen) pro Sekunde und Quadratzentimeter. Popp konnte nachweisen, daß eine biologische Zellstrahlung existiert und auch meßtechnisch dargestellt werden kann: Absterbende Gurkenkeime geben ihre Information als Photonenstrahlung an andere Keime weiter. Die ultraschwache Biostrahlung, auch Biolumineszenz genannt, da es sich um Photonenstrahlung, also eigentlich ein Leuchten handelt, tritt dabei um den Faktor 1000 verstärkt gegenüber der Zellstrahlung im Normalzustand auf. Die Quelle dieser Biolumineszenz ist die DNS, der genetische Informationsbestand des Organismus.

Das ungeheuer Spannende an diesen Entdeckungen ist, daß die Wissenschaftler, die den Grundvorgängen des Zell-Lebens auf die Spur kommen wollen, zu den gleichen Schlüssen und Erklärungsmodellen gelangen, die auch die Biokybernetiker und die Computertechniker entwickelt haben. Für das Gleichgewicht offener dynamischer Systeme ist der wesentliche Faktor die Information. Die Informationsübermittlung hat ganz reale Konsequenzen im materiellen Bereich, ist aber primär nicht mit einer materiellen Veränderung gekoppelt, sondern diese tritt als Folge ein. Das kann man sich gut mit dem Überweisungsverkehr bei Banken bildhaft klarmachen: Wenn jemand auf Ihr Konto 100 Millionen DM überweist, platzt dies deswegen nicht aus den Nähten, und der Kontoauszug sieht rein äußerlich immer noch genauso aus wie vorher – mit dem kleinen Unterschied, daß er nun eine etwas andere Information trägt. Und allein dieser Unterschied in der Information wird in der Folge Ihr materielles Leben sehr nachhaltig zu ändern imstande sein. Diese Wirkung ist lediglich an die eine Bedingung geknüpft, daß die Information wahr sein muß, sonst stiftet sie nur Verwirrung.

Für die Wirkung der Information im biologischen Bereich ist es ebenfalls sehr bedeutsam, daß diese Information wahr ist, und wahr bedeutet in diesem Zusammenhang biologisch sinnvoll. So wie die richtige Zahl auf dem Kontoauszug ein freundliches Lächeln auf das Gesicht Ihres Bankbeamten zaubert und diese richtige Zahl, sagen wir einmal von 100 Millionen DM, wie ein Zauberschlüssel viele bis dahin versperrte Türen öffnen kann, so kann zum Beispiel das richtige Frequenzmuster auch bestimmte Stoffwechselvorgänge auslösen. Der kalifornische Forscher Professor Adey hat dies beispielsweise am Calciumeinstrom in die Nervenzellen von Kaninchengehirnen nachweisen können. Die Triggerung dieses Ca-Ioneneinstroms unterliegt dem Resonanzgesetz: Nur bei bestimmten Frequenz*mustern* und einer definierten *schwachen* Intensität wurde dieser Einstrom ausgelöst.

Ein wichtiger Punkt ist hier zu betonen: Zielgerichtete Reaktionen wurden nur von Frequenz*mustern* ausgelöst. Wie es scheint, können in biologischen Organismen Einzelfrequenzen nur ungezielte Reaktionen auslösen, lediglich komplexe Frequenz*kompositionen* führen zu spezifischen Antworten (Popp). Damit ist auch klar, daß der Ansatz der Schulmedizin natürlichen Vorgaben zuwiderläuft; die versucht nämlich, durch den Einsatz von Monosubstanzen, also von Medikamenten, die nur einen definierten chemischen Stoff enthalten, möglichst überschaubare Wirkungen zu erzielen. Dabei müßte es eigentlich klar sein, daß biologische Organismen infolge Jahrmillionen dauernder Evolution auf ständige Frequenzgemische aus der umgebenden Natur eingestellt sind. Solche Medizinsysteme wie Ayurveda, die bewußt Nahrungsmittel, Gewürze und Kräuterkompositonen als Heilmittel einsetzen, aber auch unsere heimische Naturheilrichtung könnten überhaupt nicht existieren, wenn sie nur mit einer einzigen Frequenz arbeiten müßten. Das wäre in etwa vergleichbar der Auflage an einen Komponisten, er dürfe für alle seine Kompositionen nur einen Ton verwenden. Die Natur arbeitet nicht so. In jedem Apfel finden wir eine Schwingungskomposition verschiedener Kohlenhydratverbindungen, Fruchtsäuren, Vitaminen, Mineralien und dazu Aromastoffe, flüchtige Ester usw. Obwohl es also in der Natur reine Frequenzen nicht gibt, erheben die Schulwissenschaftler ihr fragwürdiges Credo von der Monosubstanz zum Dogma und haben es sogar erreicht, daß im neuen Arzneimittelgesetz die Anzahl der Komponenten zugelassener Arzneimittel reduziert wurde, so daß viele bewährte Naturheilmittel nun nicht mehr auf Rezept verordnet werden können.[1]

Das nach seinem Entdecker Adey-Window oder biologisches Adey-Fenster genannte Prinzip ist von entscheidender Bedeutung in der Betrachtung der Schwingungswirkungen auf den menschlichen Organismus. Es erklärt zum Beispiel die als Arndt-Schulzsche Regel bekanntgewordene Beobachtung, daß biologische Systeme auf schwache Reize positiver reagieren als auf starke. Schwache und mittlere Reize regen in biologischen Syste-

---

[1] In der zweiten und dritten Lesung des Gesundheitsreformgesetzes, die im Eilverfahren zusammengezogen wurden, wurde – ohne öffentliche Diskussion – ein Passus eingefügt, nach dem »unwirtschaftliche« Mittel aus der Leistungspflicht der sozialen Krankenkassen herausgenommen werden können. Nach dem Entwurf dürfen biologische Komplexpräparate mit mehr als sechs Bestandteilen von den Kassen nicht mehr erstattet werden. Damit wäre durch eine einzige bürokratische Verordnung der größte Teil der biologischen Medikamente im Handstreich beseitigt.

men die Lebenstätigkeit an und stärken sie (Homöopathie, Aroma- Farb-, Klangtherapie, Kneippanwendungen etc.), während starke Reize sie hemmen (Allopathie) und stärkste sie zerstören (Bestrahlung, Zytostatika, der Wahn der hohen Dosis).[1] Es ist offensichtlich, daß unsere alte Medizin diesem irrigen und irren Dosiswahn unterliegt – entsprechend dem Motto: Wo ein Aspirin nicht hilft, helfen zehn ganz bestimmt, wenn eine Bestrahlung nicht ausreicht, so zerstören zehn Bestrahlungen mit stärkerer Dosis den Tumor ganz bestimmt. Nun, den Tumor zerstören sie vielleicht schon, aber den gesunden Organismus eben auch. Wir müssen uns darüber klarwerden, daß diese Haltung einen neolithischen Atavismus darstellt, daß sie das Steinkeulenprinzip des Stärkeren auf die organismische Ebene anwenden will, wo dieses aber nicht hingehört, genausowenig wie die Politik der verbrannten Erde dort ihren Platz haben kann. In einer Medizin der Schwingung muß der Stellenwert von Dosis vollkommen neu überdacht werden.

Lassen wir zu diesem Thema noch einmal Herrn Fritz Albert Popp zu Wort kommen: »... Stellen Sie sich einmal vor, Sie sind Mitglied einer Armee. In dieser Armee stehen Sie immer vor der Alternative: Soll ich mit der Armee meine Schlacht gewinnen, oder soll ich mich als Fahnenflüchtiger von dieser Armee separieren und als Individuum mein Heil in der Flucht suchen? Genau das ist die Alternative für jede einzelne Zelle, denn in einem Zellverband sterben ständig viele Zellen ab. Bringt man nun den

---

[1] Die Arndt-Schulzsche Regel, auch als Umkehreffekt bekannt, wurde zum Beispiel durch Veröffentlichungen von Prof. Dr. W. Hauss et al. bestätigt: Dieser fand heraus, daß bei zunehmender Verdünnung von Cortison bis in den homöopathischen Bereich von D 8 an aufwärts die Bindegewebsfunktion nicht nur nicht mehr gebremst, wie das für Cortison typisch ist, sondern nun deutlich angeregt wurde. Siehe Hauss, Gerlach: *Die unspezifische Mesenchymreaktion*, Thieme Verlag, Stuttgart 1968, S. 30.

Verband in eine Situation, in der die Einzelzelle sich sagen muß, daß sie als Individuum wesentlich bessere Überlebenschancen hätte denn als Mitglied eines Verbandes, dann würde sie sich allein aus Gründen der Optimierung, allein aus Gründen der biologischen Evolution für den Individualzustand entschließen. Das Tumorwachstum ist der Versuch der Einzelzelle, ihr Heil in der Flucht in die Individualität zu suchen. Wenn Sie eine vernünftige Tumortherapie betreiben wollen, ist es folglich grundlegend falsch, allein mit Vernichtungsstrategien an dieses System heranzugehen. Dieser Logik folgend ist vielmehr eine Resozialisierung – wir sagen *Verbesserung der Kohärenz der Signale* – des Verbandes notwendig, und zwar mit Mitteln, die auf keinen Fall die Vernichtung des Kollektivs anstreben.«

Das Schlüsselwort ist hier Signalkohärenz, also gleiche Wellenlänge der Information. Der Organismus muß sich sozusagen auf eine allen Zellen gemeinsame Absicht einigen. Diese Absicht ist in der gesunden Zellstrahlung codiert, die wie ein Schlüssel-Schloß-Mechanismus im ultrafeinen Schwingungsinformationsbereich nach dem gleichen Prinzip, das die Fernbedienung unserer Video- und TV-Geräte möglich macht, an den entsprechenden Funktionszentren im Organismus die gewünschten Wirkungen auslöst. Diese interne Kommunikation unseres Organismus spricht auf subtilste Steuersignale an, die allerdings unverwechselbar und exakt sein müssen. Diese Anforderungen erfüllen die von Popp gefundenen laserartigen hochkohärenten und codierten Photonenimpulse aus der DNS, deren spezielle Modulation nur mit zirkular polarisierten Antennen simuliert werden könnte.[1]

---

[1] Der Mensch hat seine Zellkommunikation gegen Störung derart gesichert, daß die Information in einer speziellen Weise verschlüsselt ist: Die Trägerwellen der Informationsmodulation, zwei gegeneinander phasenversetzte Wellen, stehen aufeinander senkrecht.

Information durch Schwingungen

Nach einer von Lutz und Schole (Universität Hannover) vorgelegten Theorie befindet sich das offene System eines lebenden Organismus im labilen Fließgleichgewicht, das durch eine Reihe von Regulationsmechanismen aufrechterhalten wird. Man kann sich dieses labile Gleichgewicht anschaulich als auf einer konvex gekrümmten Kugeloberfläche liegende kleinere Kugel vorstellen (siehe Abb. 2), die durch kleinste Anstöße in eine bestimmte Richtung eine sich selbst beschleunigende Bewegung erfährt. Diese geniale Konstruktion würde gleichzeitig erklären, warum homöopathische Hochpotenzen und gezielte Zufuhr bzw. Modulation ultrafeiner Körpersignale, wie das in der Bioresonanztherapie angewendet wird, überhaupt wirken können.

Information ist somit der Schlüsselbegriff einer energetischen Betrachtung von Gesundheit und Krankheit, denn sie bestimmt, wie die Energie in Aktion umgesetzt wird. Wenn jede Lebensäußerung als Schwingung betrachtet wird, wird mit jeder Schwingung neben der Energie gesundmachende, krankmachende oder neutrale Information übertragen. Da alle Atome schwingen und alle Materie aus Atomen besteht, muß alles, was existiert, Schwingungen aussenden und kann uns gesünder oder kränker machen. Über das Oktavgesetz hängen die verschiedenen Schwingungsebenen zusammen. Die niedrigste Schwingungsebene ist die materielle, sie hat eine niedrigere Frequenz als die Gedankenschwingung beispielsweise, obwohl auch diese nicht wirklich als nichtmateriell bezeichnet werden kann. Wenn die Schwingungsfrequenz abnimmt, nimmt die Energie, welche über diese Schwingung vermittelt wird, ebenfalls ab.

Ein kleines Beispiel macht das schnell ganz klar: Wenn jemand mit einem Frotteehandtuch ein Kind warm rubbeln will,

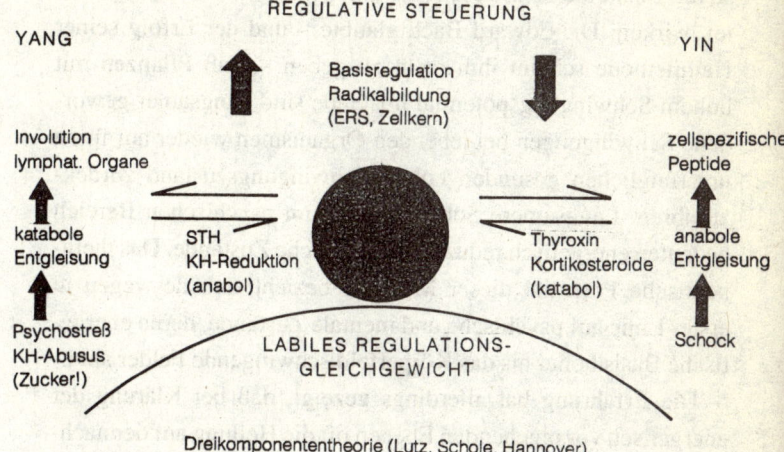

Abb. 2: Solange die Kugel am obersten Punkt steht, sind die Stabilisierungskräfte gleich Null. *Will* der Organismus jedoch eine Reaktion einleiten, braucht es dazu nur eine geringe Kraft, und der Prozeß beschleunigt sich lawinenartig von selbst.

genügt es nicht, wenn er einmal pro Minute reibt, er muß schon eine etwas höhere »Schwingungsfrequenz« liefern, um seinen Zweck zu erreichen.

In ganz ähnlicher Weise stellt man sich vor, daß beispielsweise die Bachblütenextrakte, reine energetische Schwingungsmittel, wirken: Dr. Edward Bach glaubte – und der Erfolg seiner Heilmethode scheint ihm recht zu geben –, daß Pflanzen mit hohem Schwingungspotential imstande sind, langsamer gewordene Schwingungen bei lebenden Organismen wieder auf ihren ursprünglichen gesunden hohen Schwingungszustand zurückzuführen. Langsamere Schwingungen im psychischen Bereich bedeuten energetisch reduzierte psychische Zustände. Das therapeutische Potential dieser Methode bezieht sich deswegen in erster Linie auf psychische und mentale Zustände, deren energetische Basis höher als das Körperfeld schwingende Felder sind.

Die Erfahrung hat allerdings gezeigt, daß bei Klärung der energetisch vorangehenden Ebenen oft die Heilung auf der nachgeordneten Ebene unmittelbar folgt. So habe ich nicht nur ein Beispiel der Art von Patienten, die wegen im psychischen Bereich liegender Beschwerden etwa die Blüte Centaury bekamen und mir dann berichteten, daß ihre chronisch wiederkehrenden Blaseninfektionen vorbei seien. Das muß in dieser Art allerdings nicht so sein! Das liegt, allgemein gesprochen, daran, daß der Resonanzboden intakt sein muß, damit Resonanz wirksam werden kann. Konkret gesprochen: Wenn ein im Muskel-, Faszien- oder Zellgewebe gespeicherter krankhafter Informationsinhalt vorliegt, dann kann dies in Abhängigkeit von der störenden Signalintensität wirken wie ein verwirrter Beamter vor Ort, der die vernünftigen Befehle der Regierung (= Heilimpulse) nicht länger aufnehmen und überbringen kann, weil er die Absicht der Regierung nicht mehr versteht. Oft haben sich die gedanklichpsychischen Fehlinformationen, die einmal von höheren Ebenen ausgegangen sein mögen, der Materie so eingeprägt, daß diese, selbst wenn der krankmachende Informationsfluß »von oben« (zum Beispiel vom astralen Körper durch permanente Gefühle von Mißgunst oder Verbitterung etwa) aufhört oder sogar umgepolt ist, nun als autonomer Verstärker und Erhalter dieser ehemaligen Information wirkt. Das kranke Gewebe kann mit den gesunden Impulsen nicht mehr in Resonanz treten, weil der gesunde Resonanzboden beschädigt oder zu sehr verändert ist.

Man kann sich das etwa so vorstellen wie den Einfluß bestimmter Körperhaltungen auf den inneren Zustand eines Menschen: Wer ständig mit gesenktem Kopf und hängenden Mundwinkeln herumläuft, kann sich auch durch positives Denken nicht retten, weil die verselbständigte »negative Körperform« keine Antenne für positive Impulse ist. Diese finden also keine Empfangsstation und können darum nicht geerdet werden. Die Goodwillpost kommt mit dem Stempel »Annahme verweigert« ungeöffnet zurück.

Das ist leider auch eine meines Erachtens notwendige Kritik an der neuerdings so beliebten Methode des positiven Denkens. Natürlich kann sich niemand wirklich gegen positives Denken aussprechen, aber wenn dies als Ersatz geschieht, um das positive Sein nicht riskieren zu müssen, bleibt es Überfliegerei, berührt also die Realität nicht und ist unter diesen Umständen mit großer Wahrscheinlichkeit eine trügerische Attitüde ohne ernstzunehmende Folgen positiver Art. Der Tunnel zum Licht wird von zwei Seiten her gebaut! Und die Aktivität jeder Seite muß darauf ausgerichtet sein, sich seinerseits an den ursprünglichen Plan zu halten und gleichzeitig auf die aktuellen Signale zu reagieren und die aktuelle Energieentfaltung davon steuern zu lassen, damit schließlich der Durchbruch stattfinden kann. Das Denken bringt einerseits das Tun hervor, doch führen auch die Ergebnisse des Tuns zu einer anderen Art von Denken.

Über stufenweise Transformierung kann man das ganze elektromagnetische Schwingungsspektrum von den niedrigsten hörbaren Tönen über die Farben zu den mit den gewöhnlichen menschlichen Sinnen nicht mehr bewußt wahrnehmbaren Radio- und Röntgenwellen miteinander in Verbindung setzen. Es ist an dieser Stelle notwendig, von »bewußt wahrnehmbar« zu sprechen, denn wie Experimente mit der Raumfahrt und mit magnetischen Feldern zeigen, reagiert der menschliche Organismus auf Schwingungen, die er bewußt auch mit größter Konzentration nicht wahrnehmen könnte. Wieweit allerdings die notwendigermaßen existenten Kontakte zu anderen Ebenen in bewußt wahrgenommene und für Handlung nutzbare Information übersetzt werden können, das hängt vom Zustand der Transformatoren unseres Körpers für diese Wellen bzw. Energieschwingungen ab. Diese werden traditionell Chakren genannt (siehe das Kapitel »Chakren und die subtile Anatomie des Menschen«). Man kann sie sich als Stimmgabeln vorstellen, die Schwingungen innerhalb eines definierten Bereichs aufnehmen und in andere Energie, in diesem Beispiel in Klänge, umsetzen. In einem weiteren Verständnis dieses ganz fundamentalen Vorgangs ist überhaupt jede Struktur des menschlichen Körpers mit einer solcher Stimmgabel vergleichbar, die permanent von Klangmustern außerhalb und innerhalb des Körpers angeregt wird und durch ihren eigenen Klang wiederum andere Stimmgabeln anregt, so daß der ganze Körper (im gesunden Zustand) wie eine Symphonie klingt.

Das Spektrum der den Menschen beeinflussenden Wellen geht dabei weit über das Sichtbare und Hörbare hinaus. Insgesamt verfügt der Körper über ein riesiges Frequenzspektrum von weniger als 1 Hz bis weit über 10^{18} Hz, reicht damit also auch weit über den Lichtbereich hinaus. Das bedeutet natürlich auch, daß der Körper mit allem, was innerhalb dieser Frequenzbereiche existiert, jederzeit in Kontakt ist durch die Oktaven- und Harmoniegesetze, die das Resonanzverhalten der entsprechenden Körperstrukturen zu diesen verschiedenen Schwingungsebenen bestimmen. Diese Zusammenhänge sind wahrscheinlich auch die Grundlage für das Phänomen der Radiästhesie und der Radionik[1] und der Grund dafür, daß bestimmten Organen definierte Schüsslersalze, Emotionen, Planeten oder Farben zugeordnet werden können, weil letztlich alles Materielle bestimmte Frequenzmuster aufweist, die wiederum zu anderen Mustern in spezifischer musikalischer Beziehung stehen.

So steht der Organismus beispielsweise über die DNS mit dem Ton G in Verbindung, entsprechend der Farbe Rot bei Oktavierung,[2] wobei der Ton G wiederum der Erdrotation entspricht.[3] Die 65. aufsteigende Oktave des Erdentages liegt im Sehbereich und hat 427,0 Billionen Hertz, was einer Wellenlänge von 702 Nanometern entspricht. Es ist ein Rot mit Tendenz zum Orange, und die erste Oberschwingung dieser Farbe hat eine Wellenlänge von 351 nm. Nun zeigt sich die sehr bemerkenswerte Tatsache, daß die DNS ein Resonanzmaximum exakt bei 351 nm hat. Das mag man nun als Zufall deuten oder wie wir, als Ausdruck der harmonikal strukturierten Gesetzmäßigkeit des Kosmos ansehen. Medizinisch bedeutsam ist, daß man mit einem hellen Rot die DNS und damit den ganzen Organismus dynamisieren kann. Unterstützend auf diese Aktivierung wirkt der Ton G bzw. g', entsprechend der 23. und 24. Oktave des Erdentages. Durch die tägliche Erd-

---

1 Siehe das Kapitel über die Erdstrahlung.
2 Dazu wird der Kehrwert der in Sekunden umgerechneten Umlaufzeit so oft mit zwei multipliziert, bis man im hörbaren Bereich in der gewünschten Tonlage ankommt.
3 Cousto: *Die kosmische Oktave,* Synthesis Verlag, Essen 1984, S. 36.

rotation wird also die DNS infolge ihrer Resonanz mit der Erdumdrehung energetisch angeregt. Gleichzeitig verstehen wir jetzt, warum die Farbe Rot so aktivierend auf den menschlichen Organismus wirkt. Die Schwingungslehre beweist uns die Wahrheit der Farbtherapie gleichermaßen wie die Einbindung der menschlichen Gesundheit in die kosmischen Rhythmen. *Und diese Einbindung ist lebenswichtig,* denn wenn alles Leben Schwingung ist, würden alle unsere Lebensäußerungen sehr schnell gedämpft werden, wenn sie nicht immer wieder von einem entsprechenden Feld angeregt würden. Jede Schwingung kann ja von sich aus nur eine gedämpfte sein, also eine, deren Amplitude zusehends kleiner wird, so wie ein angestoßener Kreisel seine Bewegung immer mehr verlangsamt und schließlich umkippt. Damit unsere Lebensschwingungen nicht zu schnellem Stillstand kommen, müssen sie immer wieder rhythmisch angeregt werden, zum Beispiel vom Sonnenlicht oder von unserer Nahrung (die uns natürlich nur dann mit Schwingungsenergie versorgen kann, wenn sie vital ist) oder von äußeren Kraftfeldern. Jede Körperstruktur und jeder Stoff in unserem Körper muß immer wieder mit seinen spezifischen Kraftfeldern in anregende Wechselwirkung treten, um seine Schwingungsamplitude aufzuladen. Das heißt, wir müssen unablässig äußeren rhythmisch pulsierenden Kraftfeldern ausgesetzt sein, sollen wir nicht energetisch verarmen.

Am einen Ende des Spektrums, auf das die biologische Existenz der menschlichen Totalität reagiert, sind die ELF-Wellen angesiedelt, die extrem niederfrequenten Schwingungen, deren Anregung der menschliche Organismus so dringend braucht, wie die Raumfahrtexperimente gezeigt haben. Die menschlichen Organismen fühlen sich in einem Frequenzbereich von 10 Hz am wohlsten, da blüht der Mensch auf, da ist er kreativ. Mittlerweile wissen wir, daß es im 10-Hz-Bereich elektromagnetische Wellen gibt, die positiv auf die Zellfrequenz wirken. Die ganze Erdkugel ist von einem in 10 Hz schwingenden Feld umgeben, welches durch die Blitzentladungen zwischen Ionosphäre und Erdoberfläche erzeugt wird. Wir müssen uns dabei vor Augen halten, daß zu jedem Zeitpunkt etwa 600 Blitze auf der ganzen Welt durch die Atmosphäre zucken. Es ist dies vergleichbar mit dem Funkenübersprung zwischen den Platten eines Kondensators. Die Atmosphäre wirkt dabei wie ein Hohlraumresonator, so ungefähr wie der Klangkörper einer Gitarre oder Geige, der in einer 10-Hz-Frequenz schwingt: der sogenannten Schumann-Frequenz, nach dem Entdecker dieser 10-Hz-Wellen benannt. Sie sind für das menschliche Wohlbefinden so wichtig, daß erst nach dem Einbau von Schumann-Generatoren in die Raumkapseln der NASA viele bis dahin trotz bester medizinischer Betreuung bei den Astronauten auftretende Krankheiten und Befindlichkeitsstörungen gebessert werden konnten. Die biologische Wirksamkeit der 10-Hz-Schwingung kann unter anderem dadurch eindrucksvoll demonstriert werden, daß man die Reaktionsgeschwindigkeit bei Schönwetterlage, also dem Einfluß von 10-Hz-Spherics, mißt und sie vergleicht mit den Ergebnissen der Messung bei niedriger Spherics-Aktivität. Das Ergebnis: Bei Schönwetter und 10-Hz-Schwingungen in der Luft waren auch die Reaktionen deutlich beschleunigt, bei Schlechtwetter verlangsamt.

Die für den Menschen günstige 10-Hz-Frequenz wird mit dem Wettergeschehen über die Erde verteilt. In unseren Breiten ziehen die Wetter hauptsächlich von West nach Ost. Kommen die Blitzentladungen mit dem Wetter auf uns zu, werden die Menschen hoch gestimmt, aktiv und gut gelaunt, wenn sie dagegen dem Wettergeschehen nachfolgen, zieht das die umgekehrten Reaktionen nach sich. Wir sehen hierin eine verblüffende Übereinstimmung des Verhaltens der gute Laune, Aktivität und Gesundheit verbreitenden Spherics mit der Orgonenergie des Dr. Wilhelm Reich, der auch eine West-Ost-Drift dieser atmosphärischen Energiebänke festgestellt hat.[1]

Die von jedem Stoff ausgehenden, für ihn typischen Schwingungen kann man auch benutzen, um diesen Stoff zu identifizieren. Mittels dieses Prinzips werden zum Beispiel nach der Methode der Absorptionsspektrometrie aus den von fernen Sternen bei uns eintreffenden Lichtwellen die Elemente bestimmt, die in der Atmosphäre des betreffenden Sterns vorhanden sind. Die von einem Organ ausgehenden Schwingungen verwendet man bereits in der klassischen Medizin etwa bei EEG, EKG oder auch der Elektromyographie (EMG) zur Diagnose, um nur einige der gebräuchlicheren diagnostischen Methoden zu erwähnen. Man mißt damit die Gehirnströme, den Verlauf des Summenvektors der einzelnen Zellpotentiale des Herzens in der Zeit oder die Nervenleitgeschwindigkeit. Bisher konnte diese Methode allerdings nur für elektrische Potentiale einer relativ hohen Größenordnung angewandt werden und nicht für ultraschwache Biosignale, wie sie jede Zelle und jeder Zellverband als charakteristisches Frequenzmuster aussendet. Lediglich das feinste Meßinstrument überhaupt, nämlich der menschliche Körper selbst, kann bislang diese subtilen Organsignale erfassen, denn mittels desselben Prinzips, nämlich des Erfassens typischer Schwingungscharakteristik, haben die Rutengänger mit ihrer rein »wissenschaftlich« gesehen allerdings für als nichtexistent erachteten Methode seit jeher Erzadern, vermißte Gegenstände oder Personen oder unterirdische Wasserführungen gemutet; so hat beispielsweise der berühmte k. u. k. Oberst Carl Beichl den ge-

---

[1] Nach Aubrey T. Westlake: *The Pattern of Health,* Element Books, Longmead 1985.

nauen Verlauf der unterirdischen Thermen Wiens erfaßt und aufgezeichnet. Nach dem Zweiten Weltkrieg hat man das Kurzentrum Oberlaa genau nach seiner Karte errichtet: Die Thermalquelle floß genau da und in der gleichen Quantität, wo und wie Beichl es gemutet hatte. Sogar der von ihm vorhergesagte Mineralgehalt stimmte.[1] Ein anderer sehr berühmter Sensitiver, der Freiburger Bergmann Hans Wolff, brauchte keine Rute, um Metall zu lokalisieren, sein ausgestreckter Arm genügte ihm; sobald er sich einer metallführenden Ader näherte, fing er am ganzen Körper zu zittern an. Im Kapitel über Erdstrahlung werden wir mehr darüber erfahren, doch sei hier schon so viel gesagt, daß wir als auslösenden Faktor der radiästhetischen Anzeige, sei es durch Pendel oder den ausgestreckten Arm, Schwingungsresonanz vermuten.

Die Sensibilität des Radiästheten auf den bestimmten Zusammenhang, dem er auf der Spur ist, wird durch mentale Abstimmung hergestellt, in einem inneren Vorgang, der vergleichbar der Sendersuche beim Radio zu sein scheint.[2]

So sagte zum Beispiel der oben erwähnte Bergmann Hans Wolff auf die Frage, wieso er denn überhaupt unter Tage im Metallbergwerk arbeiten könne, wenn er mit derart heftigem Schütteln auf Metallmutungen reagiere, daß er völlig unbeeinflußt arbeiten könne, wenn er sich nicht auf Metall konzentriere. Dies gibt uns auch einen wertvollen Hinweis darauf, wie die geistige Einstellung ein Potential beeinflussen kann: Die Fähigkeit zur Radiästhesie kann selbstverständlich durch unbewußte

---

1 Mayer, Winklbaur: *Biostrahlen,* Orac, Wien 1983, S. 48.
2 Übrigens kann man einen tragbaren UKW-Empfänger auch als Rutenersatz benutzen, falls man mit der Rute nicht umgehen kann. Über gestörte Zonen interferiert die Erdstrahlung mit der Radiofrequenz (ein entfernter schwacher UKW-Sender eignet sich gut). Ein tragbarer Fernseher zeigt im UHF-Bereich ebenfalls sehr präzise Bodenstörfelder an, im Extremfall durch Bildausfall.

Selbsthypnose (»Das kann ich nicht«, »Ist ja lächerlich, mit diesem Unfug will ich nichts zu tun haben« usw.) genauso »ausgeblendet« werden, wie sie »angeknipst« werden kann. Das gilt genauso für andere Fähigkeiten, zum Beispiel auch für die Fähigkeit, Heilimpulse aufzunehmen von biologischen Medikamenten, Farb- und Tonschwingungen, Edelsteinessenzen usw. oder durch Einstimmung auf die entsprechende Frequenz selbst solche Heilimpulse auszusenden (siehe das Kapitel »Heiler und Heilen«). Wir müssen uns hierbei absolut klar darüber sein, daß im ultrafeinen Schwingungsbereich die Gedanken und Emotionen genauso faßbare Realitäten sind wie für den Bauern seine Kuh.

Nur weil also jede Schwingung Information trägt, ja Information ist über ihre Herkunft, kann ein geschulter Weinkenner am Bukett und Geschmack eines Weines seine Lage bestimmen und ein Musikliebhaber nach den ersten Takten einer Platte den Interpreten eines Klavierkonzertes von Bach. Schwingungen gesunder Provenienz sind harmonisch, Schwingungen von kranken Quellen disharmonisch. Ein glücklicher Mensch hat einen süßen Duft, ein Mensch mit schlechten Gedanken oder Gefühlen riecht spezifisch. Auch jedes Organ schwingt in einer typischen Kennfrequenz. Das ist eine Erkenntnis, die in zeitgemäßen Therapieformen wie der Bioresonanztherapie oder der Kinesiologie angewandt wird. Die von dem deutschen Arzt Morell begründete Therapieform der Bioresonanz ist in der Lage, mit Hilfe der biophysikalischen Eigenschwingung des Patienten erstaunliche und tiefgreifende Wirkungen bei den verschiedensten Krankheiten zu erzielen, und die Kinesiologie vermag mittels der über Resonanz mit bestimmten Stoffen, Emotionen, Gedanken und Worten verminderten oder verstärkten Körperenergie sehr direkt auf das einer Krankheit zugrunde liegende Generalproblem hinzuleiten. Dabei wird diagnostisch und therapeutisch ausgenutzt, daß bestimmte Emotionen mit spezifischen Akupunkturmeridianen korrelieren und daß man geschwächte Organe über die ihnen zugeordneten Schwingungen stärken kann.

Der geniale Trick, den Dr. Morell ersann, bestand in der Überlegung, daß eine krankhaft gestörte Schwingung durch Überlagerung mit ihrer Spiegelschwingung, also derselben, jedoch um 180 Grad phasenversetzten Schwingung, auszulöschen sein müsse. Mit dieser Idee ist es nun tatsächlich möglich, Allergien zu löschen! Es kommt dabei das allgemeine Prinzip zum Tragen, wonach eine Welle, in diesem Fall also ein biologisches Signal, mit den Eigenschaften einer elektromagnetischen Welle durch ihr exaktes Spiegelbild an allen ihren Punkten auf Null zurückgeführt werden kann. Der Innsbrucker Arzt Dr. Schumacher hat mit dieser Methode bisher in über achtzig Prozent Allergien und Neurodermitis bei Kindern, die ja immer die Folge diverser Nahrungsmittelallergien ist, endgültig beheben können. Was das bedeutet, weiß nur zu schätzen, wer selber schon einmal an einer Allergie gelitten hat bzw. wer als Vater oder Mutter allergische oder neurodermitische Kinder betreut.

Diese Methode kann jedoch nur funktionieren, wenn die Voraussetzung dieser Therapieform stimmt, daß die allergische Reaktion als Informationsmuster im Organismus gespeichert ist, welches durch Kontakt mit dem jeweiligen Allergen abgerufen wird. Die pathologische Antwort des Organismus muß als Schwingungsengramm gespeichert sein, denn anders wäre nicht erklärbar, daß diese Antwort durch das Auslöschen dieses Engramms mittels seiner Inversschwingung gelöscht werden kann.

Das ist eine ungeheuerliche revolutionäre Neuerung in der Medizin, das gab es vorher noch nie! Eine Allergie konnte man bisher kaum heilen, höchstens durch sogenannte Antihistaminika die Ausbildung körperlicher Symptome unterdrücken. Weitere Methoden wie die Desensibilisierung waren sehr zeitaufwendig, im Resultat unsicher, für den Patienten belastend und obendrein immer mit der Möglichkeit eines tödlichen allergischen Schocks belastet. Durch die allopathischen Medikamente wird die Allergiebereitschaft jedoch keinesfalls grundsätzlich verändert, sondern nur so lange unterdrückt, wie das Medikament gegeben wird. Und nun, mit Hilfe der Methode der Bioresonanz, kann durch alleinige Informationsveränderung, ohne materiellen Eingriff und ohne Zufuhr materieller Elemente, eine allergische Reaktionslage normalisiert werden. Dieses eine Beispiel allein müßte eigentlich genügen, würde es nur in allen seine Implikationen genügend gewürdigt, die Richtigkeit, ja die Überlegenheit der neuen Medizin der Information über die vergleichsweise grobe Medizin der chemischen Reaktion und Manipulation zu etablieren.

So wie jedes Allergen sein spezifisches, bei einem allergischen Patienten krankheitsauslösendes Frequenzmuster hat, so besitzt also auch jedes Gewebe sein eigenes spezifisches Frequenzmuster. Bei einem kranken Gewebe stört dieses kranke Frequenzmuster ständig die physiologische Gesamtkörperschwingung, es entstehen Mißtöne im Konzert des Organismus. Nach der energetischen und informellen Theorie der Krankheiten und des Gesundseins ist das Selbstregulationssystem bestrebt, den Einfluß dieser Mißtöne auszugleichen. Der Organismus produziert also eine Welle, die den Einfluß der Schadwelle ausgleicht, die chronisch von dem erkrankten Gewebe abgestrahlt wird. In physikalische Begriffe übersetzt, muß er dazu eine spiegelbildlich konfigurierte Welle erzeugen, die an jedem Punkt ihrer periodischen Schwingung den exakten Gegenwert der unstimmigen Welle darstellt, sie also in ihrem gesamten zeitlichen Verlauf aufheben kann (siehe Abb. 3).

Eine solche Korrekturwelle zu erzeugen stellt eine Dauerleistung des Organismus dar, die seinen Gesamtenergievorrat verringert. Muß er wegen vieler solcher Dauerbelastungen an mehreren Stellen gleichzeitig solche Schadwellen ausgleichen, ist die Reserveenergie für Notfälle einem chronischen Aderlaß ausgesetzt, und jede zusätzliche Beanspruchung kann den Organismus aus dem Gleichgewicht bringen. Es treten dann die Fälle auf, wo die Patienten sagen: »Aber Herr Doktor, mir hat doch noch nie etwas gefehlt, und jetzt soll ich wegen einer solchen Kleinigkeit so krank sein. Das muß doch bestimmt an einer anderen Ursache liegen.«

Die hier kurz skizzierten Sachverhalte sind die Erklärung für die große Bedeutung der Herde für das unter dem Gesichtspunkt schädlicher Schwingungsinformation betrachtete Krankheitsgeschehen, da chronische Herde (tote oder entzündete Zähne zum Beispiel) dem Organismus ständig die Bildung von Ausgleichswellen abfordern. Mit zunehmendem Alter ist es nicht selten, wenn jemand zehn oder zwanzig Störfelder neutralisieren muß. Bei einer zusätzlichen Belastung bricht dann die Störung dort aus, wo gerade der schwächste Punkt des Organismus ist, also eher selten am Ort der eigentlichen Ursache.

Ein Ozean von Licht und Kraft

Aber wir wollen noch etwas den physikalischen Hintergrund der neuen Medizin der Felder und der Schwingung bzw. Information untersuchen. Rekapitulieren wir kurz. Die Felder sind strukturbildende Entitäten, innerhalb deren Einfluß sich Energie zu Ma-

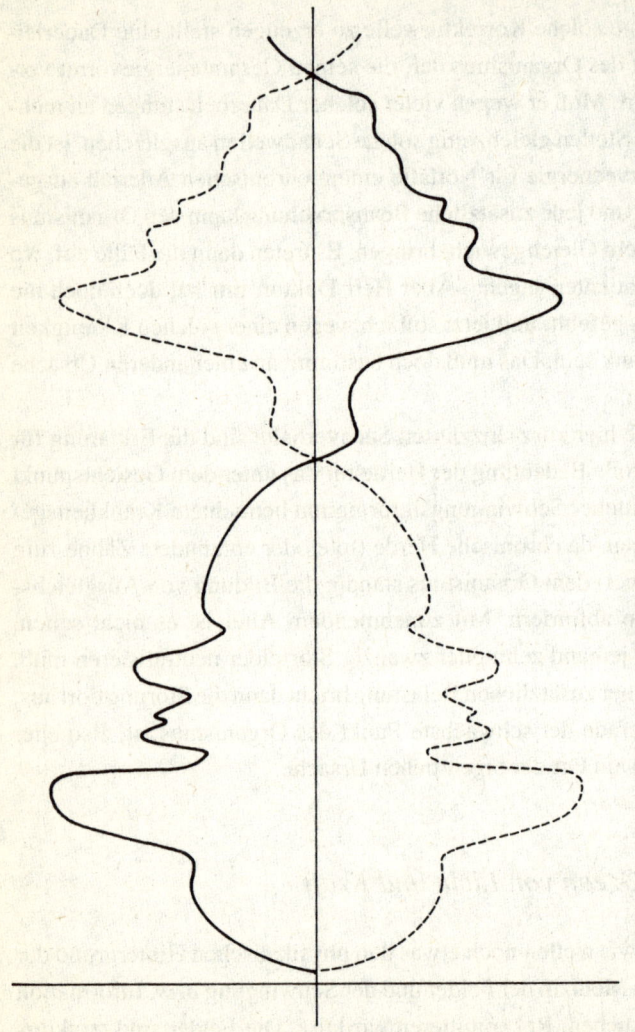

Abb. 3: Eine spiegelbildlich konfigurierte Welle kann eine andere Welle in ihrer Wirkung aufheben. Darauf beruht das Therapieprinzip der Bioresonanz.

terie verdichtet. (Diese Anschauung widerspricht übrigens in höchstem Maße der Konzeption eines nach dem Zufälligkeitsprinzip evolvierenden Universums.) Die Felder sind die Kräfte, mittels derer eine höhere Idee für einen hohen Ordnungsgrad auf der Ebene materieller Organisation sorgt. Materie ist demnach verdichtete polarisierte Energie, nichts anderes; im Labor der Nuklearphysiker kann heute nachvollzogen werden, daß aus einem Energiequant, einem Photon, ein Elektron und ein Positron entstehen, die beim Aufeinandertreffen sich unter Freisetzen eines Energiequants wieder auflösen. Daß die Energie das Primäre ist, wird vielleicht auch dadurch deutlich, daß der Nobelpreisträger Carlo Rubbia berechnet hat, daß im Universum das Verhältnis von Energiequanten zu Masseteilchen $9,746 \times 10^8$ zu 1 ist, also die sichtbare Materie nur den milliardsten Teil des existierenden Universums ausmacht. Diese Materie schwimmt sozusagen in einem Energiemeer von Photonen, das heißt Lichtquanten. Wir leben inmitten eines Ozeans von Licht und von Kraft.

Der in diesem Zusammenhang schon oft von uns zitierte Fritz Popp hat nachgewiesen, daß jede lebende biologische Form Licht ausstrahlt. Die Photonen oder die Energiequanten bauen die Welt nach einem Plan, wobei die Materie als Ausdruck von Wechselwirkungskräften angesehen wird (Muheim). Wir können durchaus den alten Yin-Yang-Symbolismus dafür benutzen, der das gleiche meint. Die Dualität ist der Materie eben implizit. Als duale Entsprechung der Materie haben wir das Feld entdeckt, so wie die duale Entsprechung des Photons die Welle ist. Daraus ergibt sich unabdingbar, daß eine Krankheit, also eine Störung des Feldes oder der Schwingungsinformation, einerseits materiell (= mit Medikamenten) behandelt werden kann, aber ebensogut oder, falls man näher an der ursächlichen Störung therapieren will, sogar besser immateriell, das heißt mit Information und mit

Schwingungen. Man kann also mit therapeutischen Frequenzen behandeln, welche die krankhaften Frequenzen löschen können. Ebenso ergibt sich daraus, daß man körperliche Störungen und, was das besonders Interessante ist, auch diesen vorausgehende energetische Störungen als Störung bzw. Verzerrung der Schwingungsinformation messen kann.

An dieser Stelle wird noch etwas mehr Physik allerdings unvermeidlich. Auf der atomaren Ebene und ebenso auf der molekularen herrscht hochgradige Ordnung; ein bestimmter Stoff ist aus Molekülverbänden gesetzmäßig zusammengefügt, wobei klarerweise die von unterschiedlichen Molekülverbänden abgestrahlten Frequenzgemische sich von denen gleicher Struktur unterscheiden müssen. Deshalb ist es überhaupt möglich, organspezifische Frequenzmuster zu erhalten. In naher Zukunft wird die energetisch orientierte Schwingungsmedizin allein durch Abgreifen der Schwingungsfelder präzise Diagnosen über den Zustand und die Art der Erkrankung eines Organs stellen können, in genau der Weise, wie heute also Veränderungen der Blutchemie auf den Zustand bestimmter Organe rückgeschlossen wird. Es sind ja auch heute schon die aussagekräftigsten und zugleich am wenigsten verletzenden und eingreifenden Diagnoseverfahren diejenigen, die mit Ultraschall und Kernspinresonanz arbeiten, also mit reinen Schwingungen, die allerdings noch in optische Information umgesetzt werden müssen. Dies stellt eine nützliche Anbindung an die Anschauung dar, ist aber letztlich nur ein Übersetzungsakt der reinen Information in einen Bereich, in dem wir uns unmittelbar überzeugen zu lassen eher gewohnt sind.

In biologischen Systemen ist die Lage der Moleküle jedoch nicht starr festgelegt wie bei einem Kristall, sondern die Moleküle können sich in sogenannten Clusterstrukturen anordnen und wirken so als Informationsspeicher, allerdings nur, wenn die entsprechenden Frequenzen auf sie einwirken. Auf diese Weise können zum Beispiel im Pischingerschen Grundsystem[1] krankhafte Informationen gespeichert werden, durch abgelagerte Bakteriengifte etwa, die in ihrer Wirkung auf die interzelluläre Kommunikation mit einem Störsender verglichen werden können, oder durch hochkohärente Signale anderer Herkunft, die dem System neue Information aufmodulieren.

Die spezifische Information einer Schwingung ergibt sich aus ihrer Form, ihrer Amplitude, aus Wellenlänge und Frequenz, aus ihrer Drehrichtung und vielen weiteren Komponenten, die man insgesamt als Modulation bezeichnet. Durch Modulation kann einer Grund- oder Trägerwelle weitere Information aufgeprägt werden. Man unterscheidet dabei amplitudenmodulierte, frequenzmodulierte, impulsamplitudenmodulierte und weitere Arten der Modulation (siehe Abb. 4) Für die Informationsübertragung wesentlich ist noch der physikalische Begriff der Kohärenz. Damit ist gemeint, daß verschiedene Schwingungen die gleiche Wellenlänge haben. Laserlicht ist beispielsweise äußerst kohärent, es schwingt fast nur mit einer Wellenlänge. Dies führt zu einer extremen Wirkungssteigerung, was die Informations- und Energieübertragung betrifft. Aus diesem Grunde wird Laserlicht zunehmend in der Nachrichtentechnik eingesetzt (auch in der Nachrichtenübermittlung des Körpers als laserartige DNS-Signale in Form der Biophotonen oder in der therapeutischen Anwendung der Laserakupunktur) und als Laserschweißer in Industrie

---

[1] Nach Pischinger ist das (fast) autonome weiche Bindegewebe des Extrazellulärraumes, in das alle Versorgungsgefäße und Nervenenden frei münden (= das Grundsystem), Ort der Entstehung und Austragung jeder Krankheit. Es enthält das Hauptkörperwasser, und darin werden Schlacken, Toxine und Eiweiß gelagert.

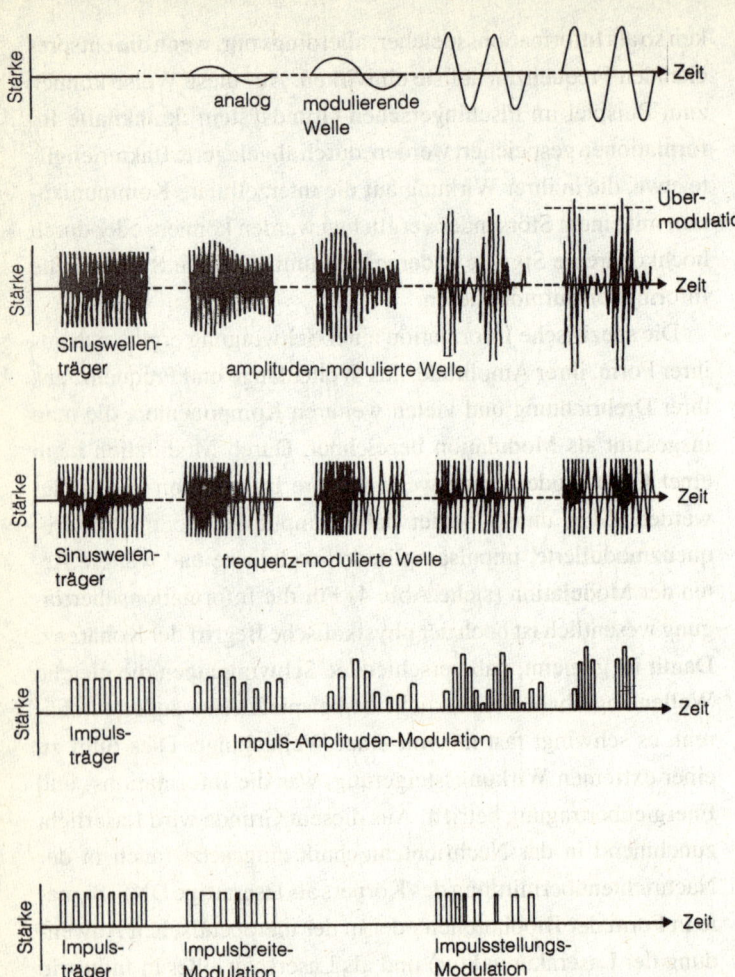

Abb. 4: Verschiedene Arten der Modulation von Wellen.

und Medizin (Netzhautadaptation mit Laserpunktschweißen der Retina, Laserskalpell in der Mikrochirurgie etc.). Man muß aber noch unterscheiden zwischen kohärenten Impulsen in Phase, die fähig sind, Information zu speichern,[1] und kohärenten Signalen nicht in Phase, mittels deren Informationen gelöscht werden. Das bedeutet natürlich, daß biologische Wirkungen von der Kohärenz eintreffender Signale abhängen. Ein hochvirulentes Virus zeichnet sich beispielsweise durch extrem hohe Kohärenz seiner krankmachenden Schwingungen aus.

Popp hat entdeckt, daß die grundlegende Modulation bei innerorganischer Informationsübertragung die von zwei aufeinander senkrecht stehenden Wellen ist, die noch dazu gegeneinander phasenversetzt sind. Um diese Informationsschwingung zu modulieren, muß also ein Signal in der gleichen Art moduliert sein, jedoch andere Information enthalten. Da diese spezielle Modulation rein zufällig extrem selten auftreten dürfte, besteht damit eine große Sicherheit gegen Informationsverfälschung. Zumindest bestand diese Sicherheit so lange, als es noch keinen »Elektrosmog« gab. Heutzutage ist diese Sicherheit deutlich reduziert durch die enorme Anzahl künstlich erzeugter Felder der verschiedensten Charakteristiken. Und die Sicherheitserfindung des Organismus, seine wichtigsten Informationen durch zwei aufeinander senkrecht stehende Wellen zu modulieren, haben die Nachrichtentechniker längst kopiert: Um bei dem gegenwärtigen Wellensalat im Äther die notwendige Trennschärfe noch herstellen zu können, bauen sie zirkular polarisierte Antennen,[2] das sind Antennen, die nach dem gleichen Grundprinzip, das der Organismus zur

---

1 Nach Fritz Popp werden gleichphasige kohärente Impulse im Körperwasser besonders gut gespeichert.
2 Die Summenkurve einer horizontal schwingenden Querwelle mit einer ihr um neunzig Grad vorauseilenden Vertikalwelle ergibt eine zirkular polarisierte Welle (siehe auch Abb. 6 nach R. W. Pohl, aus: *Biostrahlen,* S. 102).

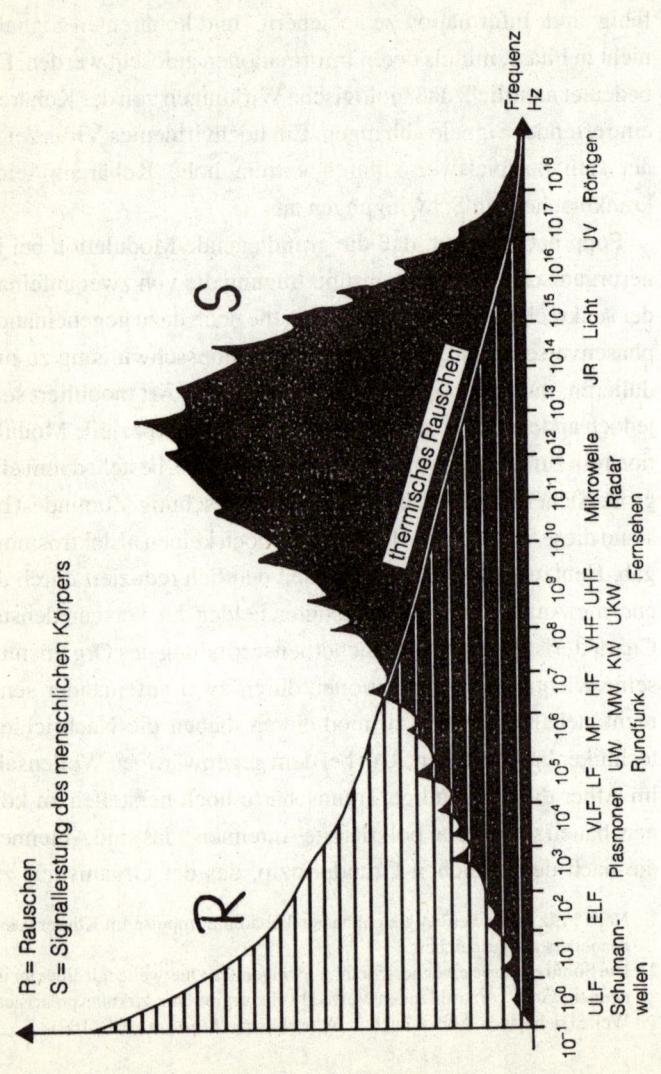

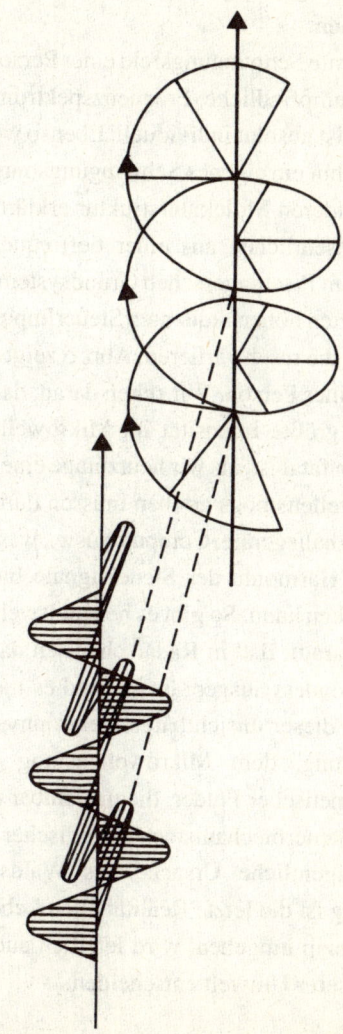

Abb. 5: Das Schwingungsfeld einer Person. Bin in den Megahertzbereich liegen die Körpersignale im thermischen Rauschen. Die größte Signalintensität liegt im Mikrowellenbereich, was insofern bedenklich ist, da sich die exzessive Zunahme der Mikrowellensmogs (Radar, Funk, TV) äußerst schädlich auf die Steuersignale des Körpers auswirken kann.

Abb. 6: Zusammensetzung zweier zueinander senkrecht schwingender Querwellen gleicher Amplitude und Frequenz; die horizontal schwingende Querwelle eilt der vertikal schwingenden mit einer Phasendifferenz von 90 Grad voraus, die Summenkurve ergibt dann eine zirkular polarisierte Welle (nach R. W. Pohl).

störungsfreien Kommunikation anwendet, in einem bestimmten Winkel aufeinander stehende Empfangsstäbe enthalten, die deshalb besonders gut im gleichen Winkel modulierte Signale empfangen können.

Das gesamte Schwingungsfeld einer Person kann heute bereits durch hochempfindliche Frequenzspektrometer aufgezeichnet werden und ist absolut individuell. Ebenso weist jedes Organ wie bereits erwähnt ein eigenes Schwingungsmuster auf, das sich aus seiner besonderen Molekularstruktur erklärt. Das Spektrum besteht im wesentlichen aus einer tieffrequenten Grundschwingung, die vom Pischingerschen Grundsystem stammt, und darauf aufmodulierten höherfrequenten Steuerimpulsen und Stoffwechselsignalen, die rasch variieren. Abb. 5 zeigt ein solches Schwingungsfeld einer Person. Wir sehen daran, daß die Zellkommunikation ihre größte Intensität im Mikrowellenbereich aufweist, was insofern fatal ist, als wir heutzutage eine exzessive Zunahme des Mikrowellensmogs erleben müssen durch Funk, Fernsehen, Radar, Haushaltsgeräte, Computer usw., was sich verheerend auf die interne Harmonie der Steuersignale biologischer Organismen auswirken kann. So gibt es beispielsweise ernstzunehmende Hinweise darauf, daß in Radarschneisen das sogenannte Waldsterben besonders ausgeprägt ist, und es mehren sich die Stimmen, die in dieser unsichtbaren elektrophysikalischen Umweltverschmutzung, dem Mikrowellensmog künstlich erzeugter elektromagnetischer Felder, die unsichtbar die internen Regulations- und Steuermechanismen biologischer Einheiten beeinflussen, die eigentliche Ursache des Waldsterbens sehen. Die Schwingung ist die letzte Realität allen Lebens, und wie wir mit diesem Prinzip umgehen, wird letztlich auch über unser Leben und das unserer Umwelt entscheiden.

MMM – Heilen mit der »Medizinischen Mikro-Magnetik«

In verschiedenen neuen, zukunftsweisenden Therapieformen wird bereits mit den Schwingungen therapiert. Dies eröffnet völlig neue Möglichkeiten der Therapie, aber auch der Diagnose. Eine dieser Therapieformen ist die MMM (Medizinische Mikro-Magnetik), die von Professor Langreder auf der Grundlage der Arbeiten von F. Morell und F. Rasche in eine effiziente Behandlungsform umgesetzt werden konnte.

Professor Langreder ordnet die Wellen in zwei große Kategorien ein, in die Schadwellen für den Körper und die harmonischen Schönwellen. Alles geht letztlich auf eine Weisheit des Hippokrates zurück, der schon vor über zweitausend Jahren erkannt hatte, daß man durch die verdünnte Form eines Giftes dessen Gegengift erhält. In Begriffen der MMM ausgedrückt, heißt das, daß jeder Molekülverband ein individuell spezifisches Schwingungs- und Magnetfeld besitzt, dessen Schadwirkung man auch umkehren kann. Durch spezifisch wirksame Magnetfeldmodulationen kann man so aus Giften, Umweltschadstoffen etc. dafür auch spezifische Heilmittel gewinnen. Die Nosoden der Homöopathie stellen die homöopathische Anwendung dieses Prinzips dar. Mit den Methoden der Bioresonanz kann man nun dieses Prinzip auch biophysikalisch verwirklichen, also durch direkte Schwingungsübertragung über Elektroden oder über mit den entsprechenden Schwingungen imprägnierte Heilmittel.

Die MMM geht von der Vorstellung aus, daß beim Kontakt des Körpers mit einem krankheitserregenden Stoff oder Gift der Körper dieses zwar ausstößt, aber nebenher doch eine Speicherung der mikromagnetischen Wellen im Gewebe und in den Zellen stattfindet. Letztere kann man auch als Schlacken bezeichnen oder als Diskordanzen. Diese Diskordanzen addieren sich in den einzelnen Organgebieten. Sie bleiben ein Leben lang mikromagnetisch bestehen und nachweisbar. Durch derartige Gedächtnisnotierungen der Störwellen in den Organkreisen des Körpers werden die Organe mehr oder weniger belastet. Die Anhäufung dieser Schadwellen bildet nach Professor Langreder die eigentliche Ursache jeder internen Erkrankung. Diese Schadwellen wandern typischerweise zuerst in den Bereich der schwächsten Körpergewebe. Das sind in der Regel bereits erblich belastete Organe oder durch spezifische Vorerkrankungen dauerhaft geschwächte Gewebe.

Typische Schadstellen der großen Mehrheit der gesamten heutigen Menschheit sind die Kiefer und der Zahnbereich. Professor Langreder drückt es so aus: »... dieses bedeutendste aller Schwachgebiete zieht als eine Art Importhafen des Organismus sämtliche Schadwellen des Organismus primär in seinen Bann.«[1] Da alle Zähne mit bestimmten Organen in Zuordnung stehen, verteilen sich die Schadwellen von dort aus sekundär auf die Körpergewebe. Dazu kommt, daß jede Schadwellenbelastung und die damit verbundene sekundäre Schwächung der Gewebe wie ein Magnet die zum jeweiligen mikromagnetischen Schwingungsbereich passenden Bakterien, Viren und andere Mikroparasiten anzieht – nach dem Motto: »Gesundheit unterstützt Gesundheit, und Krankheit unterstützt Krankheit.«

Da die geistigen und Gefühlsfunktionen ebenfalls Schad- oder Schönwellencharakter besitzen, liegt hier eine weitere Ursache für Krankheit. Der Arzt Dr. R. G. Hamer hat zu diesem Thema und zum Zusammenhang der auf der seelischen und mentalen Ebene erzeugten Schwingungsfelder mit dem Krebsgeschehen

---

1 »Die Geheimnisse der MMM-Wirkung«, *raum & zeit,* Nr. 57, S. 29.

Pionierarbeit geleistet.[1] Die Störwellen »stören« das harmonische Schwingungskonzert des Organismus, und der Körper versucht sie darum zu entfernen. Dazu hat er grundsätzlich zwei Wege: Er kann sie tatsächlich hinausbefördern, oder er kann sie unter den Teppich kehren, das heißt intrazellulär einlagern und damit »vorerst« aus dem Weg schaffen. Die erste Art ist eine kämpferische Yang-Aktion, die zweite Art eine resignative Yin-Reaktion, aus der Tumore und emotionale starre Panzer entstehen können. Zu den Yang-Aktionen zählen alle Ausscheidungsmechanismen des Körpers wie Schwitzen, Husten, Niesen, Fieber, Durchfall, Weinen, Reden, Schreien, Schimpfen, Schlagen usw., zu den Einlagerungsaktionen Essen (Streßesser, Kummerspeck), Verstopfung, Nicht-Fieber bei Infekten etc., im geistig-seelischen Bereich Zurückhalten von Tränen, Sichverkriechen, Sich-zurückziehen, Sich-nicht-Mitteilen, Nichtäußern von Aggressionen usw.

Professor Langreder nennt fünf Hauptarten der Schadstoffverarbeitung. Am Beispiel des »Raus-Yang« sind dies im Luftbereich Winde–Husten–Gerüche, im Feuer Hitze–Fieber–Rötung, im Element Wasser Urin–Schweiß–Sekret–Blut, im Festen Kot–Talg–Schuppen–Haare, im Geistigen Sprechen–Denken–Vorstellen. Darin kann man unschwer erkennen, daß die vier Elementfunktionen Luft–Feuer–Wasser–Erde beteiligt sind mit der fünften »Quintessenz« des Geistigen. Auf allen diesen Ebenen kann man mit der MMM Heilung unterstützen. Ganz nebenbei wird durch diese Methode mit erklärt, wieso die Bachblüten

---

[1] Es gibt von Dr. R. G. Hamer eine höchst interessante Übersicht (siehe Tabellen S. 98 ff.) über die Zusammenhänge permanenter Sendung bestimmter Gefühlswellen und bestimmter spezifischer Denkwellen mit dem Auftreten von Krebs und psychischen Erkrankungen. Das Buch *Vermächtnis einer Neuen Medizin,* Amici di Dirk Verlag, ist eine Pflichtlektüre für jeden, der sich mit solchen Zusammenhängen befaßt.

beispielsweise so wirksam sein können. Sie harmonisieren den Körper auf den höheren Schwingungsebenen.

Abb. 7 demonstriert im Sinne der MMM die vom Sonnenumlauf abhängige Reinigungsrhythmik unserer Organe von ihren Schadwellen. Die von Professor Langreder verbesserte Organuhr des alten China läßt bei Belasteten über Yin- und Yang-Reaktionen der zweistündlich wechselnden Organ- und Reinigungszeiten eine Art Organsprache verstehen, die jeder Arzt kennen sollte. Sie ermöglicht eine treffsichere Diagnose mit Hilfe sonst als unbedeutend erachteter Symptome, beispielsweise ob jemand auf dem Bauch schläft oder auf der linken Seite, welcher Zahn am dunkelsten verfärbt ist, ob jemand zu blauen Flecken neigt (Überlastung im Vegetativum, Milz-Pankreas-3E-Achse oder abends auftretenden Augenringen (Belastung der Nieren-Dickdarm-Achse).

Die MMM mißt zuerst einmal den relativen Yang- oder Yin-Zustand der zwölf Hauptorganbereiche, deren mikromagnetisches Spektrum den zwölf Tierkreiszeichen verwandt ist. Dazu wird die Methode der Hautwiderstandsmessung, ausgedrückt durch dessen Kehrwert, den sogenannten Leitwert, verwendet. Mittels exakt vermessener Kontaktoren – das sind Schwingungsheilmittel, die den krankhaft erhöhten oder erniedrigten Wert normalisieren können, wenn sie in Kontakt mit dem Patienten sind – können Störungen aller zwölf Systeme auch in sehr schwierigen Fällen noch geheilt werden, was ich nach Befragen von Patienten von Professor Langreder selbst bezeugen kann.

Als ideale Heilmittel für die MMM-Therapie haben sich die sogenannten Histopathika bestens bewährt, das sind alle Präparate mit den gesunden natürlichen Eigenschwingungen der zwölf Organe und ihrer Untergewebe. Man gewinnt die zwölf dieser als Basis wichtigsten Wellen – zum Beispiel der Leber, der Galle oder der Milz – mit dem MORA-Gerät oder einem vergleichbaren

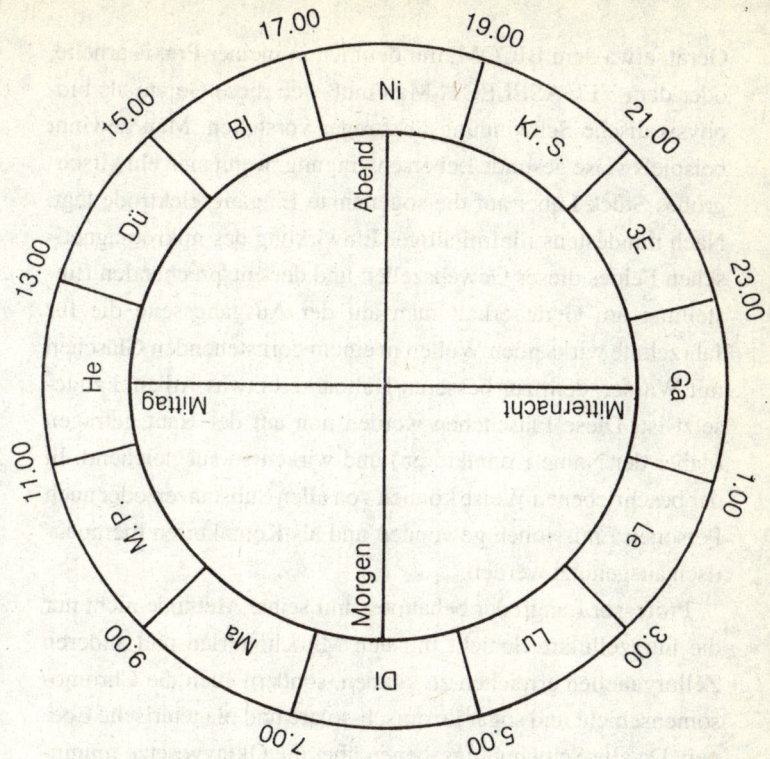

Abb. 7: Innerhalb eines vierundzwanzigstündigen Rhythmus vollzieht sich ein gleichmäßiger Umlauf der Lebensenergie auf zwölf Strombahnen, die man die Hauptmeridiane nennt. Jeder Meridian und das zu ihm gehörige Organ erhalten innerhalb des Gesamtumlaufs von vierundzwanzig Stunden zwei Stunden lang ein Maximum an Energie. Diese Zeit wird als Organmaximalzeit bezeichnet.

Gerät, etwa dem BICOM, mit dem ich in meiner Praxis arbeite, oder dem VEGASELECT. Man muß sich diese Geräte als biophysikalische Schwingungsüberträger vorstellen. Man gewinnt beispielsweise gesunde Leberschwingung, wenn man ein kirschgroßes Stück Leber auf die sogenannte Eingangselektrode legt. Nach mindestens fünfminütiger Einwirkung des mikromagnetischen Feldes dieser Gewebszellen und der entsprechenden Einstellung am Gerät erhält man auf der Ausgangsseite die für Jahrzehnte wirksamen Wellen in einem dort stehenden Gläschen mit Wasser, dem zur besseren Haltbarkeit etwas Äthanol zugesetzt ist. Diese Fläschchen werden nun auf der Haut getragen (daher der Name Kontaktoren) und wirken so ausgleichend. In der beschriebenen Weise können von allen Substanzen oder auch Personen Emissionen gewonnen und als Kontaktoren therapeutisch ausgenutzt werden.

Professor Langreder behauptet, mit seiner Methode nicht nur die intrazelluläre Schicht mit den Mitochondrien und anderen Zellorganellen erreichen zu können, sondern auch die Chromosomenschicht und sogar kosmisch-solare und planetarische Ebenen. Da alle Schwingungsebenen über die Oktavgesetze miteinander in Resonanzwirkung stehen, halte ich das grundsätzlich für möglich. Die Homöopathen behaupten ja schon lange, daß sie die ererbten Belastungen, soweit es sich nicht um organisch fixierte Defekte handelt, behandeln können. Ich finde auch die Überlegung beachtenswert, daß man durch eine Massierung von Schadeinflüssen, sei es chronischer Alkohol- oder Nikotinkonsum, seien das chronisch mißgünstige Gedanken und Empfindungen, sein Erbmaterial beeinflussen kann.

Ich möchte in diesem Zusammenhang noch einmal wiederholen, daß wir uns in der neuen Medizin wie in jeder anderen Wissenschaft unbedingt frei machen müssen von der vollständigen Verhaftung an eine materialistische Denkweise und die nichtmateriellen Ebenen berücksichtigen sollten. An erster Stelle ist hier die informationelle Ebene zu nennen, die über Schwingungen vermittelt wird. Und diese Schwingungen können geeignetes Material imprägnieren. Ich möchte auch an die revolutionären Erkenntnisse des international höchst geschätzten deutschen Wissenschaftlers Fritz Popp erinnern, der herausgefunden hat, daß die DNS Photonen emittiert und daß diese Photonen der Kommunikation der Zellen untereinander dienen. Von diesen Erkenntnissen ist es meines Erachtens gar nicht mehr so weit entfernt anzunehmen, daß Kommunikation nicht nur aus der DNS herauskommt, sondern auch hineinkommen kann, in anderen Worten, daß durch das Leben das Erbmaterial auf der informationellen Ebene beeinflußt werden kann.

Ich halte jedenfalls die Medizinische Mikro-Magnetik für eine der wesentlichsten Entwicklungen in der neuen Medizin, vergleichbar den Pioniertaten von Professor Enderlein oder von Wilhelm Reich, wobei allerdings anders als die bei Professor Langreder[1] weniger absolutes Neuland erschlossen hat, sondern in höchst kreativer und systematischer Art vorhandenes Wissen gebündelt, mit eigenen Erkenntnissen bereichert und in ein neues Heilsystem verwandelt hat. Gleichzeitig wäre die MMM nicht möglich ohne die Erfindung des MORA-Gerätes oder von Nachfolgegeräten wie des BICOM.

---

1 Ich möchte Herrn Professor Langreder an dieser Stelle auch dafür danken, daß er mich in seinem Haus so gastfreundlich aufgenommen und bewirtet hat und mich so bereitwillig in den wenigen Tagen, in denen ich in Hagen sein konnte, mit seinem System vertraut gemacht hat.

Gesund durch Öl

Abschließend zu diesem Kapitel möchte ich noch in wenigen Sätzen auf eine Heilmethode eingehen, die mir von einigen meiner Patienten verraten wurde und die man überhaupt nur unter dem Aspekt der Heil- und Schadschwingungen verstehen kann. Es handelt sich um das sogenannte Ölziehen.

Das Wissen darüber ist relativ weit verbreitet. Einem befreundeten Allgemeinarzt in München, der wie ich auch Bachblüten anwendet, wurde zum Beispiel überraschenderweise ausgerechnet von einem Pharmavertreter ein Handzettel über dieses Ölziehen auf den Tisch gelegt, als die Bachblüten zur Sprache kamen.

Beim Ölziehen geht es darum, ein hochwertiges kaltgeschlagenes Speiseöl immer wieder, etwa fünfzehn Minuten lang, durch die Zähne zu ziehen. Das Öl verändert dabei seine Konsistenz, es wird dünnflüssig-weißlich und darf in diesem Zustand auf gar keinen Fall mehr geschluckt werden, weil es nun hochgiftig geworden ist, so die Anweisung. Es muß ausgespuckt werden, und der Mund soll anschließend sorgfältig ausgespült werden. Das alles soll längere Zeit, gegebenenfalls auch mehrfach täglich, wiederholt werden bis zur Gesundung.

Diese Methode klingt vielleicht manchen ein bißchen zu simpel und zu mysteriös, als daß sie sich damit befassen wollten, wenn auch viele Praktizierende des Ölziehens beschwören wollen, daß sie ihnen bei allen möglichen Erkrankungen geholfen hat. Ich will dazu keine Stellung nehmen, sondern hier die theoretischen Argumente liefern, warum diese Methode auf alle Fälle helfen *könnte*.

Erstens ist das Sonnenblumenöl wie jedes andere organische Öl ein höchst geeignetes Substrat zur Speicherung von Schwingungsinformation und Orgonenergie[1] (siehe auch das Kapitel über die Bioenergie). Zweitens sind die Zähne nachgewiesenermaßen Repräsentanten für den Zustand der inneren Organe. Darum schauten früher die Pferdehändler den nichtgeschenkten Gäulen ins Maul. Diese Organzuordnung wurde mit modernen bioelektrischen Methoden beweiskräftig verifiziert, hier handelt es sich also um Tatsachen.

Wenn wir nun Herrn Professor Langreder Glauben schenken wollen, und seine Erfolge könnten uns dazu veranlassen, dann sind die Zähne voller Schadwellen. Erstens kommen sie ständig mit allen Nahrungsgiften von außen in Kontakt, und zweitens stehen sie in Verbindung mit allen belasteten Körpergeweben. Diese Schadwellen strahlen sie beim »Ölziehen« nur zu begierig ab in das Öl, welches sie in ständigem engem Kontakt umspült. Dadurch werden schließlich nach und nach alle Organe und Gewebe von Schadwellen gereinigt, und der Mensch braucht sie nicht über Krankheitssymptome loszuwerden. So könnte es zumindest sein.

---

[1] In der Originalmethode wird ausdrücklich Sonnenblumenöl empfohlen. Ich glaube jedoch, daß jedes naturreine hochwertige Pflanzenöl gleichermaßen geeignet ist.

Bedrohung durch unsichtbare elektromagnetische Felder und Strahlen

Schon seit Jahren warnen Wissenschaftler auf der ganzen Welt vor den Gefahren durch elektromagnetische Felder. Daß diese nicht sichtbare Bedrohung unserer Umwelt und unserer Gesundheit doch die Allgemeinheit sehr interessiert, ist beispielsweise einem Artikel des *Stern* vom März 1992 zu entnehmen. Dort wird berichtet, daß Hochspannungsleitungen, Richtfunksender von Militärstützpunkten und Radarstationen, aber auch »harmlose« Haushaltsgeräte sowie Fernseher, Computermonitore und Mikrowellenherde im Verdacht stehen, eine Vielzahl von Symptomen, angefangen von unerklärlicher Nervosität bis zu Schlaflosigkeit und Potenzstörungen, zu erzeugen, sogar Krebs wird in dieser Reihe erwähnt. Wenn auch viele Experten alles für Panikmache erklären, so reichten doch dem Lüneburger Verwaltungsgericht die derzeit wissenschaftlich gesicherten Befunde, um das vermutete Gesundheitsrisiko durch elektromagnetische Felder den Anliegern eines geplanten Funkturmes zu ersparen.[1] Sie erteilten der Absicht der Post, in einem Wohngebiet einen mobilen Funkturm zu errichten, vorerst ein klares Nein. Es sei nicht geklärt, ob die Gesundheit der Anwohner durch die Funkwellen beeinträchtigt werde, so das Magazin über die Beweggründe der Richter.

Biologen und Mediziner sind sich darüber einig, daß auch schon sehr schwache elektromagnetische Felder ausreichen, um den Informationstransport zwischen menschlichen Zellen zu ver-

---

1 *Stern*, Nr. 14/1992, S. 262 ff.

ändern. Selbst so schwache Felder wie von einem Personalcomputer, Fernseher oder einem Mikrowellenherd können diesen feinen Austausch stören. Ob nun allerdings diese Störung der interzellulären Kommunikation durch ultraschwache elektromagnetische Felder – und daß diese Möglichkeit in unserer vom »Elektrosmog« verseuchten Umwelt besteht, wurde auch vom Lüneburger Verwaltungsgericht nicht bestritten – ausreicht, um Gesundheitsschäden zu erzeugen, das ist derzeit noch eine offizielle Streitfrage.

Es gibt allerdings eine Reihe von Wissenschaftlern, die sich ganz sicher sind, daß beispielsweise Mikrowellen lebenzerstörend wirken und daß unter ihrem Einfluß der natürliche dynamische Energietransfer blockiert und damit die Abwehr der Zelle geschwächt wird, so zum Beispiel der Schweizer Dr. H. U. Hertel. Grundsätzlich geht es darum, daß durch Einwirkung unnatürlicher Prozeßverfahren die natürliche Schwingungscharakteristik der Stoffe verändert wird und so aus einem natürlichen und verträglichen Produkt ein schädliches, ja giftiges Produkt entstehen kann. Alle technisch erzeugte Strahlung ist derzeit noch auf dem falschen Weg erzeugt, sie beeinträchtigt das Leben, meint Dr. Hertel. Das gilt beispielsweise für Röntgenstrahlen, radioaktive Strahlen, Ultraschallstrahlen und Mikrowellen.

Radiästheten können nachweisen, daß unter derartiger Bestrahlung vorher rechtsdrehende Nahrungsmittel linksdrehend geworden sind. Und linksdrehende Strahlung ist charakteristisch für Krebs. Der renommierte Wissenschaftler und Arzt Dr. Seeger hat zum Beispiel festgestellt, daß jede Schädigung einer Zellwand der Anfang von Krebs sein kann. Gepulste Mikrowellen werden von Wissenschaftlern dafür benutzt, um Zellwände aufzuknacken, um an die Chromosomen heranzukommen. Ständige Leckstrahlung aus Mikrowellenherden kann also fatale Auswirkungen haben. Nach Dr. Hertel sind die Mikrowellenherde diesbezüglich nicht abgedichtet, eine damit umgehende Person kann sich dieser Gefahr nicht entziehen. Es ist auch nachgewiesen, daß Mikrowellen bei direkter Bestrahlung der Steuerungskapazität elektrische Impulse im Gehirn bremsen und daß der zerebrale Informationsfluß dadurch abnimmt. Der Mensch wird demnach gedankenträge und »mikrowellenverblödet«. Weiterhin induzieren Mikrowellen genetische Veränderungen, was ja nicht erstaunlich ist, wenn sie auch Zellmenbrane aufknacken können. Schwangere Hausfrauen gefährden somit das ungeborene Kind, wenn sie mit Mikrowellenherden umgehen. Schließlich muß man auch in Rechnung stellen, daß die in den Mikrowellenherden bestrahlte Nahrung diese unnatürlichen Impulse aufnimmt und speichert und im Körper wieder abgibt.

All dies trägt neben körperlichen Auswirkungen infolge von Resonanzphänomenen auf psychomentalem Gebiet auch dazu bei, daß Menschen, die sich so unnatürlich ernähren, mehr und mehr unnatürliche Impulse suchen und brauchen und weiter dazu beitragen, daß dieser Planet umkippt.

Es gibt noch eine Unzahl von Befunden über die todbringenden Eigenschaften der Mikrowelle, und diese Befunde stammen alle von wissenschaftlich anerkannten Instituten, von der russischen Akademie der Wissenschaft,[1] vom Krebsforschungsinstitut der Howard University in Washington,[2] von der Kansas State University in Manhattan,[3] von Universitäten in Frankreich und

---

1 V. Kim et al: *Effects of Electromagnetic Irradiation on H + Fluxes through the Erythrocyte Membran,* Institut of Biological Physics, USSR Acad. of Science, Puschino, 1987.
2 A. Feeling, S. K. Dutta: *Low Level Microwave Radiation induced in Hybrid Cells of Neuroblastoma,* Cancer Research Center, Howard University, Washington, D. C., 1987.
3 J. P. Lampert: *Biological Hazards of Microwave Radiation.* Kansas State University, Manhattan, Kansas, 1979.

der Schweiz. Untersuchungen an der ETH Lausanne bestätigen zum Beispiel, daß durch die Übertragung denaturierter Energie mittels auf unnatürliche Art prozessierter Lebensmittel in lebenden Systemen Störungen bis zum Krebs erzeugt werden können. Dazu müssen die Stoffe nicht einmal im Mikrowellenherd gekocht sein, es genügt, wenn sie darin aufgetaut werden. Eine informative Übersicht über diese Problematik findet sich bei Dr. H. U. Hertel.[1]

Die Basis dafür, daß ultraschwache elektromagnetische Felder den Organismus beeinflussen können, liegt in der Tatsache begründet, daß die zwei verdrillten Stränge der DNS als Bioantennen wirksam sind, die aber nicht nur elektromagnetische Wellen aufnehmen und abgeben, sondern einen Teil dieser Energie in Form von Anregung ihrer Atome behalten. Viele Arten von künstlich erzeugten elektromagnetischen Feldern sind nun von der Natur für diesen Prozeß nicht vorgesehen und auch nicht verträglich, während wiederum andere Feldfrequenzen, wie etwa die Schumann-Resonanz, für das menschliche Wohlergehen absolut notwendig sind.

Dr. Friedrich A. Popp hat mit besonders empfindlichen Meßgeräten die DNA im lebenden Zellkern als Hauptträger der Biostrahlung ausgemacht, aber auch nachgewiesen, daß in geringerem Ausmaß auch andere Strukturen außerhalb des Zellkerns, nämlich bestimmte Makromoleküle, in Biophotonenresonanz treten können und diese Fähigkeit offenbar von ihrem Spiralanteil abhängt.[2] Wir haben bereits auf die Bedeutung der Spirale als Universalantenne für das Leben hingewiesen. Man muß sich bei diesen Phänomenen immer wieder vor Augen halten, daß das elektromagnetische Spektrum über mindestens zwanzig Dekaden

---

1 Siehe *raum & zeit,* Nr. 50, S. 53.
2 Siehe *raum & zeit,* Nr. 53, S. 37.

reicht, daß wir mit unseren Sinnen nur einen winzigen Bruchteil wahrnehmen und daß die unsichtbaren, unhörbaren Strahlen jedoch den Körper genauso betreffen wie die sichtbaren. Umgekehrt kann der Mensch die umgebenden Felder beeinflussen. Personen mit sogenannten PSI-Fähigkeiten können beispielsweise die sie umgebenden elektrischen Felder durch Konzentration auf das Manipura-Chakra aufheben.[1]

In diesen Bereichen ist noch viel klärende Forschungsarbeit zu leisten, doch sind die derzeitigen Belege ausreichend, um eine ausufernde Verkabelung und damit einhergehende Beeinflussung durch elektromagnetische Felder unserer Umwelt nicht zuzulassen. Genausowenig sollte man sich gedankenlos einer Vielzahl von elektrischen Geräten in seiner privaten Umgebung oder am Arbeitsplatz aussetzen, besonders wenn man unter unspezifischen Krankheitssymptomen leidet wie Müdigkeit und Abgeschlagenheit, Depressionen, Kopfschmerzen, Neigung zu Allergien und vieles mehr. In solchen Fällen lohnt es sich, einen Test bei einem Arzt oder Heilpraktiker zu machen, der mit geeigneten Methoden feststellen kann, ob etwa eine Strahlenbelastung vorliegt. Dafür gibt es zum Beispiel Testampullen, die gestörte Meßpunkte ausgleichen können, wenn die Ursache elektromagnetische Felder sind.

Die Kernfrage, die wir uns heute stellen müssen – und die behauptete Schädlichkeit der Mikrowellenherde ist ja dafür nur ein Beispiel –, ob wir weiter Dinge tun können, deren Folgen wir nicht kennen, ob wir also das Recht haben, eine Technologie auf die Menschen und die Welt loszulassen, bevor wir erforscht haben, welche Konsequenzen das hat. Die Wissenschaft und auch die technisch-wissenschaftlich orientierte Medizin muß sich dar-

---

1 Hiroshi Motoyama, R. Brown: *Chakraphysiologie*, Aurum Verlag, Freiburg 1990, S. 174 ff.

um verstärkt bemühen, die Verträglichkeit all ihrer angepriesenen neuen Entwicklungen zukünftig mehr im Auge zu haben, und die bloße Machbarkeit diesem Gesichtspunkt unterordnen. Kurzfristige Erleichterungen, die mit langfristigen Schädigungen erkauft werden, sind inakzeptabel. Die Gesundheit der Umwelt und der Menschen ist ein Gut, das langfristig gepflegt werden muß und weder kurzfristig orientierter Profitsucht noch dem unbalancierten Fortschrittsglauben geopfert werden darf. Wir brauchen dazu eine neue Biotechnologie, die rechtsdrehende biologische Schwingungsinformation anwendet und liefert und deren Produkte damit imprägniert sind. Ich denke da an die Schaubergerschen Apparate zur Wasseraufbereitung, an die Zentrofanmühle für Getreide, die Orgonbox des Dr. Wilhelm Reich, an nach biologisch-energetischen Prinzipien erzeugte Heilmittel, an die orthomolekulare Medizin und eine biologisch orientierte Physik. Diese neue Art des Umgangs mit den Kräften der Natur wird sich dadurch auszeichnen, daß sie diese Kräfte nicht vergewaltigt und pervertiert, sondern ihren aufbauenden Aspekt studiert und anzuwenden lernt.

Resonanz – Verbindung durch Harmonie

Für jede Frequenz gibt es Körperstrukturen, die damit in Resonanz treten können, und umgekehrt gibt es für jede Körperstruktur die richtige Resonanzfrequenz. Wenn die Stimmgabel mit dem Kammerton a angeschlagen wird, schwingen auf der richtig gestimmten Gitarre auch nur das a eine Oktave höher mit und die harmonikal damit verbundenen Ober- und Untertöne. Wir haben an anderer Stelle bei Betrachtung der harmonikalen Struktur der kosmischen Organisation bereits gesagt, daß die Frequenz der Erdumdrehung, der Erdentag also, bei entsprechender Oktavierung in den Bereich des hörbaren Tones G fällt oder im Farbspektrum einem ins Orange spielenden hellen Rot entspricht, daß also letztlich die durch die tägliche Erdumdrehung innerhalb der umgebenden magnetischen Felder erzeugte Resonanzenergie immer wieder die DNS des Körpers energetisch anregt, die bei ebendiesen Frequenzen ein Resonanzmaximum hat. Das Biosystem wird also durch zyklische Vorgänge aktiviert, die außerhalb seiner selbst liegen. In diese Vorgänge eingebunden zu sein bedeutet, an eine Kraftquelle angeschlossen zu sein, sich vom Einfluß dieser Felder zu isolieren bedeutet, sich von regenerativen Kräften zu trennen. Dies kann bereits durch das Leben in einem Stahlbetonbau der Fall sein, der nachgewiesenermaßen viele der biologisch wirksamen Felder abschirmt.[1]

Aber nicht nur Körperstrukturen, auch Stoffwechselvorgänge

---

1 S. Mayer/Winklbauer: *Biostrahlen – Der Mensch im Strahlungsfeld von Kosmos, Erde und Umwelt*, Orac Wien 1983.

unterliegen dem Resonanzgesetz. So haben wir im Kapitel über Schwingung und Information bereits das Adey-Fenster erwähnt, womit das enge Frequenzband und ein definierter schwacher Intensitätsbereich gemeint ist, der allein in der Lage ist, über Resonanzkopplung Stoffwechselvorgänge auszulösen. Vor den Entdeckungen von Professor Ross Adey war zwar schon bekannt, daß dieser Schlüssel-Schloß-Mechanismus ganze Reaktionskaskaden steuert, jedoch wußte man dies nur für den vergleichsweise langsamen biochemischen Bereich, nicht hingegen für den biophysikalischen Wellenbereich, der nach neuesten Erkenntnissen die Steuersignale des Organismus führt.

Aus dem Physikunterricht ist weiterhin bekannt, daß beim Aufeinandertreffen verschiedener Schwingungen Auslösch- und Verstärkungsphänomene stattfinden. Wenn sich zwei in Phase schwingende Wellenbäuche addieren, entsteht Verstärkung, wenn sie um 180 Grad versetzt aufeinandertreffen, Auslöschung. Dazwischen gibt es alle Arten von Modulation der Grundwelle. Über Resonanz teilen sich alle Verstärkungs- oder Auslöschphänomene dem Organismus mit. Es schwingen also die betreffenden Strukturen mit, sie sind der materielle Resonanzboden, auf dem die schwingende Information bzw. Energie Wirkung erzeugt. Die Schwingung kann jedoch nur dann Resonanz auslösen, wenn der Resonanzboden intakt ist, wenn also die entsprechende Körperstruktur nicht durch pathologische Substrate in ihrer Eigenschwingung so verändert ist, daß sie durch die ihnen entsprechenden Frequenzen der natürlichen Kraftfelder nicht mehr angeregt werden kann. Wenn die Eigenschwingung eines Organs oder Zellzusammenhangs gestört ist, kann es nicht mehr in Resonanz treten mit seinem entsprechenden Kraftfeld. Das ist zum Beispiel der Fall bei den verschiedensten Erkrankungen, die durch Toxinrückstände im Grundsystem ausgelöst sind, die man bisher nur mit den entsprechenden Nosoden ausleiten konnte. Bisher deswegen, weil es jetzt die Bioresonanzmethode gibt, die mit der gestörten Eigenschwingung der Gewebe arbeitet, die abgegriffen und um 180 Grad phasenversetzt dazu verwandt wird, das störende Signal zu löschen und dadurch die ursprüngliche Frequenzkomposition des Gewebes wiederherzustellen. Der Resonanzboden der schwingenden Materie ist also der eine Teil, der in Ordnung sein muß, der andere sind die anregenden Felder, mit deren Schwingung der Organismus Kontakt braucht.

Wie gesagt werden einige natürliche Kraftfelder beispielsweise durch Stahlbetonbauten abgeschirmt, manche werden durch Überlagerung mit anderen künstlich erzeugten Magnetfeldern in ihrer Wirkung auf den Organismus durch Modulation so verändert, daß völlig unvorhersehbare Effekte eintreten können.

Die Resonanzenergie ist an keine bestimmten Leitungen gebunden und wird nur wirksam, wenn sie einen Gegenpol findet. Das ist so ähnlich wie, sagen wir, bei der Wirkung von Digitalis als Herzmedikament: Ein Gesunder wird davon keine Besserung seiner Herzleistung erfahren, ein Patient mit Herzinsuffizienz dagegen sehr wohl. In einer weiteren Betrachtung erklärt das Resonanzphänomen auch, warum uns die Dinge dann begegnen, wenn wir reif geworden sind für sie. Erst als die westlichen Zivilisationen wieder einen Hunger nach spiritueller Kost zu entwickeln begannen, war damit eine wesentliche Voraussetzung dafür geschaffen, daß ein lang verschütteter spiritueller Strom wieder fließen konnte. Spirituelle Energie tritt genauso in Resonanz wie andere Erscheinungsformen der Energie, sie braucht also einen Resonanzboden oder Empfänger. So wie der gewöhnliche Hunger ein Schrei des physischen Körpers nach Nahrungsenergie ist, der Hunger nach Zärtlichkeit ein Schrei des emotionalen Körpers, so schreien die verschiedenen Körper nach ihrer

Energie, nach mentaler Energie, kausaler Energie, spiritueller Energie. Die verschiedenen Körper wollen mit ihrer eigenen Energie gefüttert werden. Spiritueller Hunger läßt sich nicht mit einem Hamburger befriedigen.

Die DNS ist die in Materie organisierte Information unserer Identität. Ein Großteil dieser Information ist gesperrt. Wir benutzen für das Funktionieren unseres aktuellen Körpers nur einen Bruchteil des in der DNS gespeicherten Informationspotentials. Vielleicht ist aber dieses ungenutzte Potential eine Art Resonanzzentrum für unser Unbewußtes, mittels dessen wir in Kontakt kommen können zu allem, was auf dieser Erde existiert und existiert hat, da es ja seine Strukturen in unserem Erbmaterial hinterlassen haben muß.

Interessanterweise ist die DNS in einer doppelten Spiralform von Proteinketten entgegengesetzter Ladung aufgebaut. Diese entgegengesetzte Ladung der beiden Spiralen ist die Ursache der aktiven inneren Stabilität der DNS-Kette, die ausgerollt die unglaubliche Länge von einigen Milliarden Kilometern besitzen würde. Und diese riesige Menge an Information ist im winzigen Zellkern untergebracht.

Das Resonanzkonzept erklärt so verschiedene Disziplinen wie die Astrologie, die Radiästhesie, die Radionik oder das Synchronizitätsmodell der Ereignisse. Letztlich, wenn man es genau betrachtet, erklärt es sogar das sogenannte Karma: Unser astraler oder Begierdenkörper zieht Ereignisse an, entsprechend dem Muster seiner Aktivität und Beschaffenheit. Daran ändert unsere gute Erziehung gar nichts, höchstens insofern, daß wir aus lauter anerzogenem Anstand (und aberzogenem Instinkt) heraus gar nicht bemerken, welche mörderischen und destruktiven Regungen uns zeitweise beherrschen. Diese müssen deshalb ins Unterbewußte verbannt werden, wo sie aber nicht untätig sind. Karma ist so gesehen die unvermeidliche Folge einer Resonanzwirkung, im schlimmsten Fall einer Resonanzkatastrophe des persönlichen Unbewußten mit der äußeren Realität: Was man nicht durch die Gegenschwingung im Außen, im realen Dasein in sich neutralisiert hat, wird immer wieder nach dieser Neutralisierung schreien; das heißt, es wird einen unvermeidlichen Sog auf Ereignisse oder Personen der gleichen Schwingungscharakteristik ausüben. Durch das Außen, also die reale Begegnung, wird – das soll man aber bitte als Modell und nicht unbedingt wörtlich verstehen – die Schwingungscharakteristik der inneren Ereignisse als spiegelbildliches Therapeutikum genutzt, so ähnlich etwa wie in der Bioresonanztherapie ein krankhaftes Allergie-Engramm mit der Spiegelschwingung ebendieses Allergens ausgelöscht werden kann. Diese Löschung kann jedoch nicht auf einmal geschehen, sondern muß in angemessenen Abständen und Wiederholungen durchgeführt werden, entsprechend der Schwere des Falles. Genauso können wir Knoten im freien Fluß unserer emotionalen oder mentalen Energie oder gespeicherte destruktive Verhaltensmuster als Karma-Sender ansehen, die durch Resonanz mit gleichartig schwingenden Ereignissen und Personen anscheinend schicksalbestimmend wirken. Schicksal soll man aber nicht leichtfertig mit Karma gleichsetzen. Schicksal ist eine unvermeidliche überpersönliche Realität wie die Geburt oder der Tod, Karma hingegen ist eine persönliche, noch dazu fakultative Bedingtheit.

Die wesentliche Resonanz, die es in Gesundheit und Krankheit zu begreifen, zu nutzen bzw. zu meiden gilt, ist die, daß Gesundheit Gesundheit unterstützt und Krankheit Krankheit.

Darum müssen die Krankenhäuser nach harmonischen Gesichtspunkten erbaut und an den richtigen Orten errichtet werden, darum müssen alle Medikamente, mit denen man Menschen oder

Tiere oder Pflanzen behandelt, für diese biologisch sinnvolle und aufbauende Schwingungen enthalten, und darum muß der Arzt eine heile, das heißt ganze und Ganzheit verbreitende Persönlichkeit sein, der Resonanz anstrebt mit der überpersönlichen dreieinigen Energie, die uns alle leitet und die wir entsprechend dem Grad unserer Verbundenheit so verschieden erleben.

Vis Medicatrix Naturae – Die Bioenergie

Wir haben bisher gesagt, alles sei Schwingung und harmonikal geordnet in einem Kontinuum diskontinuierlicher Übergänge oder Oktavsprünge vom Feinen zum Groben. Materie sei geronnene Energie oder erstarrter Ton und gefangenes Licht, Licht wiederum materialisierter oder verdichteter Geist, so ähnlich wie Whisky trinkbares Sonnenlicht sein soll, wenn man etwa George Bernard Shaw glauben will. Nach dieser Anschauung, wie sie auch in der *Geheimlehre* von Madame Blavatsky überliefert ist, existiert keine wesentliche, sondern lediglich eine durch den jeweiligen Aggregatzustand bedingte Trennung zwischen Geist und Materie, so wie zwischen Wasser und Eis. Die Materie wäre damit auch spirituell bzw. Träger von Bewußtsein, eine Form des Geistes, so wie dies in alten Märchen angedeutet ist, in denen die Steine reden, und Gott materiell, nur im Grad seiner Materialität unendlich weit von uns entfernt ist, so weit, daß er uns schon wieder direkt berührte. Alles gesunde Leben erhalte immer einen Zustand höherer Ordnung aufrecht, haben wir weiter behauptet, entgegen der Entropie, dem Drang zum Chaos und zum Zerfall. Der Bereich aller Existenzen sei so die ewige Schnittstelle zwischen Harmonie und Chaos, zwischen Evolution und Involution, zwischen Ordnung und Unordnung.

Aber von welcher Energie werden diese Existenzen bewegt, welche Energie erhält und sichert ihren organischen Zusammenhalt? Denn es muß eine auf die Bedürfnisse biologischer Organismen zugeschnittene Energie sein, anders als die Energie eines

Blitzes oder eines Vulkanausbruchs, aber trotzdem eine natürliche Energie. Wir nennen diese Energie heute Bioenergie. Was aber ist die Bioenergie?

Wenn man einmal anfängt, sich mit dieser Frage zu befassen, wird man erstaunt bemerken, daß sich unsere Medizin diese Frage seit langer Zeit nicht mehr gestellt hat. Sie hat auch keinerlei begriffliches Vokabular dafür. Es ist, als stelle man eine unnötige, vielleicht sogar ungehörige Frage.

Andererseits kann sie so unnötig oder ungehörig nicht sein, denn in anderen Medizinsystemen nimmt die Energie des Organismus einen entscheidenden Platz ein. Die chinesische Medizin kennt beispielsweise die ancestrale Energie, das ist der unveränderliche ererbte Bestand von Lebensenergie, den ein Lebewesen bei der Geburt mitkommt und dessen Sitz in den Nieren angenommen wird. Sie kennt auch einen Wandlungszyklus der Energien, dessen Regeln in der Fünf-Elemente-Lehre niedergelegt sind, und Zirkulationsbahnen für die Energie, die in der Akupunktur genutzten Meridiane. Die indische Medizin kennt das Prana, eine vitale Energie, die in der Luft, im Wasser, in Lebensmitteln enthalten ist und die der Organismus braucht. Prana heißen alle Energiekräfte, die aus der Sonne fließen. Nach den vedischen Lehren ist das im Herzen verankerte Lebensprinzip in der Lage, sich mit dem Blut zu vermischen und so die Lebenskraft oder Prana in alle Bereiche des Organismus zu tragen. In Zusammenarbeit mit der Milz bzw. dem Milzchakra verteilt das Herz diese solaren Energien, um die physische Form zu beleben. Das Blut ist das Vehikel der Seele. Es nimmt die Lebenskraft oder das Prana, welches über den Atem in die Lunge kommt, von dort auf und speichert sie. Auch Paracelsus wußte von der Odladung des Blutes. Er behauptete, in vergossenem Blut sei eine solche Kraft, daß diese von nicht sichtbaren Wesen benutzt werden könne, um sichtbare Körper zu bilden. Nach dieser Theorie wurden auch in alten Zeiten Blutopfer an unsichtbare Wesenheiten dargebracht, die sich davon ernährten, um sie günstig zu stimmen. Ein ähnliches Konzept schildert Carlos Castaneda in seinen Büchern, wenn er sagt, daß die emotionale Energie der Angst diese Wesen anlockt, weil sie sich davon nähren können. Die indische Medizin kennt auch Methoden, um das Prana im Körper anzureichern, und sie hat das Konzept der Chakren, feinstofflicher Energietransformationszentren auf den verschiedenen Ebenen des Organismus, denen verschiedene Drüsen und Funktionsbereiche des Körpers zugeordnet sind. Die polynesischen Kahunas haben eine ausgefeilte Vorstellung der verschiedenen Abstufungen von Bioenergie, mit denen die verschiedenen Selbste des Menschen arbeiten, und sie benutzen diese Anschauung erfolgreich für Heilungen. Nur bei uns gibt es nichts dergleichen. Da kann doch etwas nicht stimmen.

Man muß sich diesen Mangel an Realitätsbezogenheit einmal vollständig klarmachen, denn er hat ungeheuerliche Auswirkungen. *Unsere Medizin kennt kein Prana.* Nach ihrer Auffassung hat ein Löffel weißen Zuckers mehr Energie als, sagen wir, ein Glas kühlen frischen Quellwassers. Zucker hat nämlich jede Menge Kalorien, und Quellwasser hat überhaupt keine Kalorien. Daß ein Glas Wasser voll mit Lebenskraft oder Prana aufgeladen sein kann und der raffinierte Zucker eine biologische Leiche darstellt, das kann man einem Menschen, der verlernt hat, vom Leben zu lernen, der also diesen Unterschied nicht spüren kann, oft nur schwer klarmachen. Solche Menschen ernähren sich darum auch schlecht, weil sie nicht verstanden haben, worum es geht. Es geht bei gesunder Ernährung nur in zweiter Linie um Vitamine, Mineralien, Spurenelemente usw., es geht vor allem um einen hohen Gehalt an Prana, Orgonenergie, Mana, wie man es auch nennen mag. Und das ist in jeder Konserve, in jeder Mikrowellenmahlzeit, in jeder industriell aufbereiteten Zutat, in jedem vorgekochten Essen, in allem, was knackig, frisch, selbstgekocht, ungespritzt und mit Liebe gekocht ist, reduziert. Wir werden später noch ein Konzept kennenlernen, das auch erklärt, wieso das Essen mit der atmosphärischen Ladung des Kochs, ja sogar des Raumes imprägniert wird.

Aber zurück zur Medizin. Wenn ein Patient, der an einem akuten oder chronischen Mangel an Prana leidet, heute zu einem Arzt geht und ihm sagt, er fühle sich schwach und er könne sich nicht konzentrieren, sein Gedächtnis sei ebenfalls schlecht, er sehe und höre seit einiger Zeit auch nicht mehr so gut, nichts schmecke ihm so richtig und nichts mehr mache ihm so richtig Spaß, aber vor allem sei er immer so müde, dann können wir natürlich nicht voraussagen, was passieren wird. Wir können aber mit großer Wahrscheinlichkeit voraussagen, daß folgendes nicht passieren wird: daß nämlich der Arzt sagt: »Lieber Herr oder liebe Frau Soundso, Sie haben anscheinend einen ausgeprägten Mangel an Bioenergie im Moment, und dadurch sind alle davon abhängigen Funktionen reduziert. Aber bevor ich so etwas behaupte, möchte ich gerne einmal Ihre aktuelle Energiesituation messen.« Dann zieht er sein Pendel aus der Tasche oder seinen Biotensor, Rayonex, Körblerrute oder irgendein selbstgemachtes Instrument und mißt die Boviseinheiten der Bioenergie. Er wird das sehr wahrscheinlich nicht tun, weil niemand ihm beigebracht hat, in Begriffen von Bioenergie zu denken. Er wird vielleicht den Blutdruck messen und Blutuntersuchungen veranlassen, ob das Hb niedrig ist, ein Eisenmangel besteht oder Hinweise auf eine chronische Infektion vorhanden oder vielleicht Antikörper gegen den sogenannten Epstein-Barr-Virus zu finden sind. Möglicherweise wird er eine larvierte Depression diagnostizieren oder ein sogenanntes Aufbaupräparat verordnen oder irgendeine von ihm für gut befundene roborierende Therapie. Der springende Punkt ist, daß Medikamente in der Regel nicht viel nutzen, wenn die Ursache ein Energiedefizit ist, es sei denn, sie enthielten selbst eine hohe Ladung Bioenergie. Dieser Arzt wird wahrscheinlich nicht sagen: »Kommen Sie doch fünf Minuten in meinen Bioenergie-Akkumulator, dann wird es Ihnen bestimmt viel besser gehen.« Das wird wahrscheinlich daran liegen, daß dieser Arzt keinen Bioakkumulator hat und auch nicht weiß, daß es so etwas gibt. Und man kann ihm nicht einmal einen Vorwurf machen.

Man kann allerdings den maßgeblichen Menschen einen Vorwurf machen, die verhindert haben und permanent zu verhindern versuchen, daß überalterte ausgedörrte Konzepte in der Medizin mit neuer Vitalität versehen werden. Einer der Pioniere der Energiemedizin war Dr. Wilhelm Reich. Sein dorniger Lebenslauf und sein Tod im Gefängnis sind schon fast ein Beweis dafür, daß er ein korrekter Mensch und Wissenschaftler war und daß er der Menschheit einen großen Dienst erwiesen und ihr große Erkenntnisse gebracht hat, es ist dies schon fast ein Gesetz.[1]

Eine seiner grundlegenden Erkenntnisse ist, daß das Feuer des Lebens überall brennt. Wir leben in einem Energiemeer, das alles umschließt und alles durchdringt und aus dem alles Leben tankt. Die lebensnotwendige Energie wird dem umgebenden Energiemeer entnommen, das alle Wesen umhüllt und einschließt wie der Luftozean die Vögel und der Wasserozean die Fische. Es ist der Äther der alten Philosophen, das Prana der Inder, das Orgon des Dr. Wilhelm Reich, die Odkraft eines Baron von Reichenbach, die Quelle des Animalmagnetismus von Franz A. Mesmer, die Mumia des Paracelsus. Durch alle Zeiten hindurch haben die

---

1 Valdosar, unveröffentlichte Schriften.

wirklich großen Köpfe die Existenz dieses Äthers angenommen. In der modernen Physik spricht man vom Neutrinomeer (der Nobelpreisträger Paul Dirac), vom Tachyionen-Feld (Feinberg), von der Radiant Energy, vom G-Feld und meint damit auch nur den Aristotelischen Äther. Einige der bedeutendsten Physiker, sämtlich Nobelpreisträger, haben sich für die Existenz dieses Äthers eingesetzt. Nicht zuletzt Albert Einstein, der am 5. Mai 1920 einen Vortrag an der Universität von Leiden, Holland, hielt, der von einem Berliner Verlag gedruckt und anschließend von Sir Oliver Lodge in seinem Buch *Aether and Relativity* ins Englische übersetzt wurde. Darin heißt es wörtlich: »Auf Grund der Relativitätstheorie hat der Raum physikalische Eigenschaften; in diesem Sinn gibt es daher einen Äther. Auf Grund der Relativitätstheorie ist der Raum ohne Äther undenkbar.«

Da jedoch diese Behauptung Einsteins nicht in die früher von ihm aufgestellte Theorie paßte, an die sich das Establishment gerade erst gewöhnt hatte und sie bereits zu lieben begann, wurde sie vom Establishment glattweg ignoriert. Weitere interessante Ausführungen zu diesem Thema sind dem Buch *Il Grande Grido* eines italienischen Physikers zu diesem Thema mit dem Titel »A Conspiracy in the U. S. Academic Governmental Complex on Einstein's Relativities«.

Die grundlegende Frage zur Bioenergie lautet: Wo ist die Schnittstelle zwischen belebter und unbelebter Materie? Bei näherer Betrachtung zeigt sich, daß diese Frage noch nicht ausreichend präzise formuliert ist. Wenn man nämlich davon ausgeht, daß keine wesentliche Trennung zwischen Geist und Materie besteht, so hatten die Indianer beispielsweise recht, wenn sie auch den Bäumen und Steinen ein Bewußtsein zugestanden. In unserer Kultur findet sich diese Sicht am ehesten noch in den alten Märchen, von denen einige wohl bewußt entworfen wurden, um die Überlieferung geheimen Wissens in verschleierter Form zu sichern.[1] Bewußtsein bedeutet allerdings noch nicht Bioenergie. Bioenergie ist am ehesten als eine mobile nichtindividuelle Form des Bewußtseins anzusehen im Gegensatz etwa zu der Art von statischem Bewußtsein, die in Kristallen gespeichert sein mag.

Unsere wissenschaftliche Tradition hat aufgehört, sich mit dieser Frage in einer offenen Form zu beschäftigen, spätestens seit sich Pasteur durchgesetzt hat mit seinem Postulat vom Primat der Mikrobe als einer unveränderlichen Form des Lebens. Hier zeigt sich wieder einmal, wieweit das sogenannte wissenschaftliche Denken eingeengt ist. Einer der größten Fehler dieses Denkens ist die Vernachlässigung des Zeitfaktors und das Bestehen auf unveränderlichen Tatsachen. Es ist völlig klar, daß nichts tatsächlich unveränderlich ist. Ein Mensch kann zum Engel werden oder zum Tier degenerieren, das kann jeder selbst beobachten, eine Raupe wird zum Schmetterling, ein Ei zum Huhn, und der berühmte Schleimpilz kann bei Änderungen der äußeren Umstände seine hochorganisierte Pilzform aufgeben und in einen vergleichsweise primitiven Zustand degenerieren, in dem er sich in einzelne amöboide Zellen auflöst, die sich unter besseren Umständen wieder zu der höheren Pilzorganisation zusammenfinden können. Nur die Bakterien sollen unveränderlich sein! Dann wären sie Gott. Sie sind aber nur spezielle Formen des Lebens, und es gilt wohl für sie wie für jede andere Form des Lebens, daß die weitere Entwicklung davon abhängt, wie drei bestimmende Faktoren zusammenspielen. Diese sind das Erbe, die Umwelt und die eingeborene Absicht oder der göttliche Funke des diese besondere Lebensform beherrschenden intelligenten

---

1 Wer an dieser Fragestellung interessiert ist, findet interessante, wenngleich nicht unbedingt für jedermann nachvollziehbare Auslegungen in Ulrich Jürgen Heinz: *Die Runen*, Hermann Bauer Verlag, Freiburg 1987.

Prinzips. Natürlich kann sich ein Bakterium dem Einfluß des Milieus weniger widersetzen als ein Mensch, ist also mehr milieubestimmt, doch cum grano salis gelten die gleichen Regeln: Gesundheit unterstützt Gesundheit, Krankheit unterstützt Krankheit. In kranker Umgebung wird ein Bakterium vom physiologischen Symbionten zum pathologischen Schmarotzer, es gefährdet seinen eigenen Wohltäter und verletzt das Prinzip von Geben und Nehmen, von Leben und Lebenlassen – es hat sich auf die andere Seite gestellt. Es leistet keine Dienste für den Organismus mehr, sondern versucht nur noch, seinen eigenen Bestand zu sichern und zu vermehren, auf Kosten des größeren Zusammenhangs des Organismus. Das jedenfalls ist die Ansicht von Professor Günther Enderlein. Genauso kippen die Menschen in kranker Umgebung leichter um und werden von Statthaltern des Lebensprinzips und der Kreativität zu Schmarotzern und Totengräbern der Gesellschaft.

Wenden wir uns noch einmal der Sicht des 1897 in Österreich geborenen Dr. Wilhelm Reich zu. Er ging davon aus, daß es elementare funktionelle Einheiten allen Lebens gibt, die er Bionen nannte und die an der Grenzfläche zwischen lebender und nichtlebender Materie angesiedelt sind. Es sind mikroskopisch sichtbare Vesikel funktionaler Energie, die beständig produziert werden, und sie können sich in Protozoen entwickeln oder in Kokken und Bazillen degenerieren. Diese Vesikel entsprechen den Mikrozymen Bechamps. Reich hatte die mikroskopisch kleinen Gärorganismen in den dreißiger Jahren entdeckt und erforscht. Er nannte sie Bione, da sie für ihn Grundeinheiten des Lebens darstellten. Bei Vergrößerungen von zweitausend und mehr hatte Reich unter dem Lichtmikroskop beobachtet, wie sich aus völlig steril ausgeglühten Substanzen wie etwa Ruß, Sand, Eisenfeilspänen oder Gartenerde, die unter ebenfalls völlig sterilen Kautelen in eine keimfreie Nährlösung eingebracht worden waren, nach einiger Zeit hie und da kleine bläulich schimmernde Bläschen ablösten. Diese Bläschen quollen und begannen mit dünner werdender Membran zu pulsieren und sich fortzubewegen, kurz: Sie zeigten fundamentale Anzeichen des Lebens.

Auch die entgegengesetzten Vorgänge wurden von Reich beobachtet, nämlich das Freiwerden dieser Bionen aus gekochtem und gequollenem organischem Gewebe, zum Beispiel aus Moos und Gras. Im Verlauf von Tagen formierten sich einzelne Bionen zu Bläschenhaufen, und daraus entwickelten sich die verschiedensten Arten von Einzellern wie Pantoffeltierchen, Amöben, Geißeltierchen, Glockentierchen usw. Das Ausmaß dieser Entwicklung scheint abhängig zum einen von der Vitalität der Ausgangssubstanzen und von der Qualität der Zeit, deren Einfluß wir immer wieder feststellen müssen: Gras- oder Moosaufgüsse von frischem Gras oder Moos im Frühling setzte die Lebensbionen nur langsam frei, bei absterbendem Gras und im Herbst wurden sie dagegen nach kurzer Zeit massenhaft auftretend beobachtet.

Wir könnten daraus den vorläufigen Schluß ziehen, daß die vorwärtsdrängende lebenschaffende Qualität der Zeit in den widder- und stierbeherrschten Frühjahrsmonaten die Einbindung der Bionen in organische Substanz unterstützt, die skorpionbeherrschte Herbstperiode dagegen die Freisetzung dieser Substanz und den damit zusammenhängenden organischen Tod. Das Thema des Skorpions ist ja die Auflösung organischer Bindungen, die Manipulation, der Verlust und das Opfer. Ihr entgegen steht die aufbauende kosmische Energie, von Dr. Wilhelm Reich Orgonenergie genannt, symbolisiert vom Verhältnis der Venus in ihrem kombinierten Stier-und-Waage-Aspekt zur Sonne, dessen zyklische Konjunktionen mit der Sonnenbahn am Himmel und das Pentagramm nachzeichnen, welches die ästhetischen Gesetzmäßigkeiten des Lebens als Goldenen Schnitt ebenso wie seinen wachstumsfördernden und integrativen Aspekt erfaßt. Darum auch ist das Signum belebter Strukturen das Pentakel, existieren doch die nicht flächendeckenden[1] Fünferstrukturen erst im Bereich der belebten Natur. Anfangs war sich Reich noch nicht bewußt, daß er es mit einer spezifischen biologischen Energie zu tun hatte. Aber als er weiterexperimentierte, fand er, daß er aus weißglühend erhitztem Meeressand mittels seiner speziellen Technik eine reine Kultur dieser besonderen blauen Bionen freisetzen konnte, deren Energie ein ungewöhnlich starkes biologisches Feld aufbaute. Er nannte sie in der Folge Sapa-Bionen. In einer langen Serie von Experimenten konnte er diese Energie schließlich mit der Sonnenenergie gleichsetzen, die alle lebenden Organismen aus der Atmosphäre aufnehmen. Von dieser Erkenntnis war es kein weiter Schritt mehr zum Versuch, diese Energie zu akkumulieren und für therapeutische Zwecke zu nutzen.

In diesem Zusammenhang wollen wir uns auch kurz an die Entdeckungen des international sehr renommierten deutschen Wissenschaftlers Fritz Popp erinnern, der kürzlich die Existenz der Biophotonen nachgewiesen hat, jener kleinsten Bausteine von Lichtquanten, die nur in lebenden Systemen nachweisbar sind und die damit praktisch Ausdruck einer lebenden Materie sind. Sein Fazit »Leben ist damit gleich Licht« ist exakt die gleiche Erkenntnis, die Jahrzehnte früher Wilhelm Reich gefunden hatte. Bevor wir jedoch auf die weitere Geschichte der Orgonexperimente und auf die therapeutische Anwendbarkeit der Orgonenergie kommen, mag es nützlich sein, die von Reich

---

1 Etwa im Gegensatz zum antiindividualistischen, kollektiven, flächendeckenden Sechserprinzip.

gefundenen Eigenschaften der Orgonenergie mit den Konzepten des animalischen Magnetismus oder des Od eines Freiherrn von Reichenbach zu vergleichen. Reich stellte im einzelnen folgende Eigenschaften der Orgonenergie fest:

1. Orgonenergie ist überall und stellt ein ununterbrochenes Kontinuum dar. Sie unterscheidet sich fundamental von elektromagnetischer Strahlung und durchdringt jede Substanz, wenn auch verschieden schnell.
2. Lebende Organismen sind ein integraler Bestandteil der kosmischen Orgonenergie, sie haben kraft der Tatsache, daß die Orgonenergie von einem niedrigen Level zu einem höheren fließt, ein orgonisches Potential, welches für jede Spezies spezifisch ist. Alle überflüssige Orgonenergie wird abgegeben, somit existiert also im Kosmos eine Art orgonischer Energieumsatz.[1] Die physischen Orgonfunktionen sind dabei eng verwoben mit den bioenergetischen, und es ist weder möglich noch statthaft, sie zu trennen. Nach Reich sind die bioenergetischen Orgonfunktionen innerhalb der lebenden Organismen lediglich Variationen der Funktionen von Orgonenergie in der Atmosphäre und im Universum insgesamt.
3. Orgon ist immer und überall in Bewegung. Dynamik, Bewegung, Formänderung und Funktionalität sind spezifische Eigenschaften des Orgon. Reich unterscheidet drei verschiedene Arten von Bewegung:
    a) Wellenbewegungen,
    b) Pulsationen und

---

[1] Diese Konzeption ähnelt übrigens ganz verblüffend der Ansicht von G. I. Gurdjieff, wonach eine Funktion der Menschheit wie auch jeder anderen Spezies ist, eine bestimmte Art der Energie zu produzieren, die andernorts im Universum benötigt wird.

c) eine West-Ost-Drift der atmosphärischen Orgonschichten.[1]
4. Orgonerregung wird mit Lichtgeschwindigkeit übertragen, aber Licht selbst ist eine lokalisierte Erscheinung, eine Äußerungsform orgonischen Leuchtens. Orgon leuchtet aus sich selbst. Das kann in einem vollständig abgedunkelten Raum beobachtet werden, wo es als bläuliches Grau erscheint, oder in einem Hochdruckvakuum, wo sich die Farbe als tiefes Violett oder Blau darstellt.
5. Die Orgonenergie existiert in verschiedenen Formen und Zuständen, aber immer beweglich und dynamisch, in unterschiedlicher Geschwindigkeit, jedoch niemals statisch-mechanisch.
6. Eine Anhäufung von Orgonenergie in einem orgonotischen System widerspricht der uneingeschränkten Geltung des Zweiten Hauptsatzes der Thermodynamik. Es gibt nicht nur einen ständigen Verlust an Wärmeenergie in Richtung Kältetod des Universums, sondern auch den umgekehrten Prozeß des Energieaufbaus.

Der Fluß der Orgonenergie von einem System niederer Ordnung zu einem höherer Ordnung stellt also einen grundlegenden Lehrsatz der Thermodynamik in Frage, nämlich den Satz von der zunehmenden Entropie des Universums. Schon allein aus diesem Grund »mußte« die Orthodoxie Reich verdammen, einmal ganz abgesehen von seinen provokanten Thesen über die Rolle unter-

---

[1] Dies ist in der Tat eine verblüffende Übereinstimmung mit der West-Ost-Drift, der die Atmosphäre und die Menschen belebenden Atmospherics, jener 10-Hz-Schwingung, die sich im Resonanzfeld zwischen der Erdoberfläche und der Ionosphäre bildet. Siehe auch das Kapitel »Von der Biochemie zur Biophysik, S. 87 ff.«

drückter Sexualität in der Stabilisierung faschistischer Systeme oder über die Funktion des Orgasmus.

Für Reich stellte sich die Frage, ob man die Orgonenergie für therapeutische Zwecke akkumulieren könne, und er machte sich an die Konstruktion eines Akkumulators. Dabei nutzte er aus, daß organisches Material die Orgonenergie anzieht und metallisches sie zwar anfänglich auch absorbiert, aber dann gleich wieder abgibt. Sein Orgonakkumulator bestand aus mehreren Schichten abwechselnd organischen und anorganischen Materials, mit dem organischen außen und dem anorganischen innen, so daß sich im Innenraum Orgon ansammelte. Mit diesem Orgonakkumulator behandelte Reich in den letzten Jahren fortgeschrittene Fälle von Krebs mit beeindruckenden Resultaten, wie er sagte: »Was die Orgontherapie des Krebses betrifft, so haben wir gegenwärtig den Punkt erreicht, wo die Sache verdient, aus dem experimentellen Stadium herausgenommen und auf breiter praktischer Basis angewandt zu werden.«[1] Warum das nicht der Fall war, dafür gibt es eine Reihe von Gründen, mit denen wir uns hier nicht befassen können. Einer davon ist das sogenannte ORANUR-Experiment, das die immunisierende Kraft des Orgon gegen radioaktive Strahlung beweisen sollte.

Doch gehen wir zurück zur Bioenergie, als deren nächstes Äquivalent wir bisher die Bionen, die Elemente der Orgonenergie, gefunden haben. Die heftigen Angriffe, denen Reich ausgesetzt war, finden ihr Pendant in einer der heftigsten Kontroversen in der medizinischen und wissenschaftlichen Welt des ausgehenden 19. Jahrhunderts, nämlich im Streit der erregten Gemüter, welche durch die Behauptung eines gewissen Franz Anton Mesmer, Dr. med. et. phil. (1734–1815), ausgelöst hatte, er könne

---

1 Aubrey T. Westlake: *The Pattern of Health,* Element Books, Longmead 1985, S. 43 f.

mittels eines magnetischen Fluidums, das er animalischen Magnetismus nannte, viele sonst unheilbare Krankheiten heilen. Außerdem könne dieser animalische Magnetismus Gegenständen mitgeteilt und in materiellen Objekten gespeichert werden, die auf diese Art ebenfalls zu Heilzwecken benutzt werden könnten. Einer seiner Schüler, Charles d'Eslon, formulierte folgende Eigenschaften des animalen Magnetismus:

1. Der animalische Magnetismus ist ein universales kontinuierliches Fluidum, das in der Natur in absoluter Fülle vorherrscht, und der Träger und Vermittler aller gegenseitigen Einflüsse zwischen den interstellaren Körpern wie zwischen der Erde und den animalischen Körpern.
2. Dieses Fluidum ist von subtilster Natur, es dehnt sich aus und fließt zurück wie Ebbe und Flut, und es nimmt alle Arten von Bewegung auf, pflanzt sie fort und unterhält sie.
3. Der menschliche Körper hat Polarität und andere dem Magneten analoge Eigenschaften.
4. Der Einfluß und die Wirkung des animalischen Magnetismus kann von einem Körper zum anderen übertragen werden, gleich, ob belebtes oder unbeseeltes Objekt.
5. Der animalische Magnetismus wirkt auch über große Entfernungen ohne körperlichen Kontakt.
6. Er wird verstärkt und reflektiert durch Spiegel, übertragen, verbreitet und vermehrt durch Ton und Schall und kann angesammelt, konzentriert und transportiert werden.

Das alles erinnert uns natürlich an die Hunalehre und ihre Konzeption der Akafäden und des Mana, welches alle den Sinnen zugängliche Objekte miteinander verbindet und die belebende Energie selbst wie auch das Medium darstellt, über welches die

Wirkungen, zum Beispiel Gedankenformen, reisen. Doch die Zeit war derart, daß trotz der zweifellos vorhandenen großen Erfolge Mesmers eine Kommission schließlich zu dem Schluß kam, »die Einbildungskraft täte alles, der animalische Magnetismus nichts«. Damit war wieder einmal dem orthodoxen Bedürfnis Genüge getan, in ihr System nicht Einzuordnendes auszusondern. Anhänger Mesmers, darunter Medizinprofessoren, mußten in der Folge jahrzehntelang Schmähungen durch ihre »Kollegen« hinnehmen, und als dann das Chloroform erfunden wurde, bedeutete dies auch das Aus für eine äußerst vielversprechende Anwendung des Mesmerismus: Dr. James Esdaile (1808–1859), Chefarzt des englischen »Mesmeric Hospital« in Hooghly bei Kalkutta in Indien, hatte berichten können, daß er eine Anzahl größerer Operationen lediglich in mesmerisch induzierter Anästhesie durchgeführt hatte. Von der Regierung unterstützt, hatte er im Laufe der Jahre über sechshundert große chirurgische Operationen mit nur 5,5 Prozent Todesfällen ausgeführt, darunter Exstirpationen großer Tumore, Amputationen usw.[1] Sein Erfolg schützte natürlich auch ihn letztendlich nicht vor Spott und Hohn.

Mesmer war ein Reizthema für das wissenschaftliche Establishment geworden. Von Vorurteilen gepeinigt, lagen dessen Nerven bloß, sobald es um irgendeine Art von »unwissenschaftlicher« Materie ging, um magnetische Fluide, um vitale Kräfte, um animalischen Magnetismus und dergleichen. Das alles wurde als in die Kinderstube des Denkens gehörend empfunden, und mit großer Emotionalität wurde denn auch beschlossen, die wissenschaftliche Auseinandersetzung darüber als überflüssig zu erachten. Mesmer war ganz sicher kein Thema mehr für einen Wissenschaftler, der auf sich hielt.

---

1 Willy Schrödter, *Heilmagnetismus*, Aurum Verlag, Freiburg 1987.

Vor diesem Hintergrund muß man die traurige Geschichte eines weiteren großen Mannes der Medizin und der Wissenschaft sehen. Wie so viele seinesgleichen erhielt er zu Lebzeiten nicht nur keine Anerkennung für seine bahnbrechenden Erkenntnisse – die allerdings den Rahmen der üblichen Erklärungs- und Erkenntnismethoden weit überstiegen –, sondern er mußte es sich auch noch gefallen lassen, dafür von minderbegabten Köpfen verhöhnt zu werden. Die Rede ist von dem Wiener Industriellen und Naturwissenschaftler Carl Ludwig Freiherr von Reichenbach (1788–1869), der das Unglück hatte, mit seinen durch äußerst gewissenhafte experimentelle Arbeit gewonnenen Erkenntnissen über eine bisher unbekannte Energieform auf eine Atmosphäre völlig irrationaler Ablehnung und Feindseligkeit allem gegenüber zu stoßen, was nur im entferntesten nach Mesmerismus schmeckte. Und dessen machte sich sein Od oder die von ihm entdeckte Odkraft zweifellos schuldig. Wir können in ihr unschwer frappierende Übereinstimmungen mit dem animalischen Magnetismus Mesmers entdecken, auch mit dem Orgon Reichs.

Anders als Mesmer, der seine natürliche Begabung ausgebaut hatte und aus dieser Erfahrung sowie aus eher philosophischen Gründen zur Annahme einer ursprünglichen vitalen Kraft gekommen war, hatte sich Reichenbach, der ein angesehener Chemiker war und das Paraffin (1830) sowie das Kreosot (1832) entdeckte, auf wissenschaftlich einwandfreie Weise darangemacht, die genaue Natur dieser Energie zu ergründen. Ihm wurde, was seine experimentelle Arbeit zum Nachweis und zum Ergründen der Natur der Odkraft betrifft, von unvoreingenommenen Wissenschaftlern viel Lob erteilt. So schreibt etwa Dr. Aubrey T. Westlake: »Ich vermag nicht zu sehen, wie irgend jemand, nachdem er sich sorgfältig mit den detailliert beschriebenen Experimenten vertraut gemacht hat, noch irgendeinen Zweifel haben kann an der tatsächlichen Existenz der Odkraft oder daran, daß es sich dabei um eine Kraft außerhalb der bekannten chemischen, elektrischen und magnetischen Kräfte handelt.«[1] Der Mediziner Gustav Riedlin meint: »Wer in seinen Schriften liest, wie er mit etwa 150 Personen aller Stände ungefähr 12 000 Versuche verschiedenster Art und unter zwingenden Bedingungen gemacht hat, der wird, wenn er diese Arbeiten als Ganzes auf sich wirken läßt – das Dasein des Odes als so gut bewiesen ansehen, wie man eine Sache überhaupt beweisen kann.«[2]

In seiner Definition vereinigte Reichenbach unter dem Begriff »Od« alle physikalischen Phänomene, die im Lauf seiner Forschungen auftraten und die nicht unter die bislang bekannten Kräfte eingeordnet werden konnten, und auch die Vis occulta, welche sie produzierte. Es bliebe künftiger Forschung überlassen, ob und zu welchem Ausmaß diese Phänomene sich unter die bekannten bereits erwähnten Kräfte aufteilen oder sich ihnen zuordnen ließen. Aber in jedem Fall würden wir nicht auf das Wort »Od« verzichten können oder auf einen vergleichbaren Ausdruck, auf den man sich einigen mag. Solch ein Begriff werde immer nötig sein, um eine Menge von Phänomenen zu beschreiben, die angemessen und exakt nur in einer eigenen Klasse erfaßt werden könnten.

Reichenbach konnte zu seiner eigenen Zufriedenheit und der jedes unvoreingenommenen Beobachters beweisen, daß es sich bei der Odkraft um eine von Hitze, Elektrizität oder Magnetismus völlig verschiedene Kraft handelt. Od allein kann ohne Magnetismus vorkommen, Magnetismus jedoch hat immer Odkraft bei sich. Fließendes Wasser entwickelt Od, stehendes Gewässer

---

1 Westlake: *The Pattern of Health,* a. a. O., S. 33.
2 Ebenda, S. 94.

nicht. Für Reichenbach war es eine neue selbständige Energieform, freilich mit altem Stammbaum, den wir zu rekonstruieren versuchen, indem wir die verschiedenen Namen, mit denen sie über die Zeiten hinweg belegt wurde, als ihre Synonyme begreifen. Nach Paracelsus ist es die Mumia, welches Wort die übertragbare Heilkraft der Natur beschreibt, eine Art magnetischer Einfluß, durch den jeder, der Zugang zu dieser Kraft hat, andere heilen kann. Die universalste Mumia ist das Wasser, in seiner Heilkraft als heißer oder kalter Wickel allen Völkern bekannt. Nach der Lehre Paracelsus' beeinflussen zum Beispiel die Sterne und andere Körper, besonders auch Magneten,[1] den Menschen über eine subtile Emanation oder ein subtiles Fluidum, welches alles durchdringt. Es scheint sich wieder um eine nahezu identische Beschreibung derselben Kraft zu handeln, die bei den frühen mittelalterlichen Ärzten als Vis Medicatrix Naturae bekannt war, an die schon Hippokrates geglaubt hat und welche die Alchemisten in ihrem Stein der Weisen substantiell kristallisieren wollten bzw. zu kristallisieren wußten.

Die heilende Kraft der Natur benutzen zu können, das ist in der Tat ein Anspruch und ein Können, von dem die gegenwärtige Schulmedizin sehr weit entfernt ist. Doch müssen wir meiner Meinung nach zum Wohle aller die Erkenntnisse der Wissenschaften und die Fortschritte der Technik wieder mehr und mehr in den Dienst dieser Kraft stellen und mit ihr arbeiten – und nicht versuchen, ohne sie und außerhalb ihrer Zuständigkeit Medizin zu treiben. Dabei wird sich ganz selbstverständlich ein besseres Verständnis der Natur ergeben und damit auch des Menschen und seiner Krankheiten. Denn die Arbeit mit dieser Kraft funktioniert nur, wenn man ihre Gesetze beachtet und sich ihr mit der ange-

---

1 Das Wort »magnetisch« hatte bei den Alchemisten und okkulten Heilern früherer Zeit einen anderen Sinn als heute, es meinte sympathetisch.

messenen Ehrfurcht nähert, was in keiner Weise exakte Beobachtung ausschließt.

Carl Ludwig Freiherr von Reichenbach fand folgende Charakteristika dieser Kraft:

1. Das Od ist eine universale Eigenschaft der Materie in variabler und ungleichmäßiger Verteilung sowohl im Raum als auch in der Zeit.
2. Es durchdringt und füllt die Struktur des Universums aus. Es ist untrennbar mit jeder Erscheinung in der Natur verbunden und kann nicht eliminiert oder davon isoliert werden.
3. Es durchdringt und durchfließt mühelos alles.
4. Es fließt in konzentrierter Form von spezifischen Quellen wie Hitze, Schall, Reibung, Elektrizität, Licht, dem Mond, solarer und stellarer Strahlung, chemischen Reaktionen, organischer vitaler Aktivität von Pflanzen, Tieren und besonders dem Menschen.
5. Es besitzt Polarität. Es gibt sowohl positives als auch negatives Od. Positives Od gibt eine Empfindung von Wärme und Unbehaglichkeit, negatives Od wirkt kühl und angenehm.
6. Es fließt durch Leiter: Metalle, Glas, Harz, Seide und Wasser sind sämtlich perfekte Leiter dafür.
7. Es wird über Entfernungen ausgestrahlt, und diese Strahlen durchdringen Tücher, Bettlaken, Bretter und Wände.
8. Substanzen können mit Od aufgeladen werden, oder Od kann von einem Stoff auf einen anderen übertragen werden. Dies geschieht über Kontakt und erfordert eine gewisse Zeit.
9. Es leuchtet, entweder als helles Glühen oder wie eine Flamme, und zeigt dabei am negativen Pol Blau und Gelbrot auf der positiven Seite. Dieses flammende Od kann dazu gebracht werden, in jede beliebige Richtung zu fließen.

10. Der Mensch ist ein Odträger, hat Polarität, und ein Leuchten geht von ihm aus, die sogenannte Aura, welche den physischen Körper umgibt. In den 24 Stunden eines Tages fluktuiert die Odkraft periodisch, es tritt eine regelmäßige Zunahme und Abnahme der Lebenskraft im menschlichen Körper auf.

Freiherr von Reichenbach war, wie gesagt, ein Wissenschaftler von hohen Graden, von dessen außergewöhnlicher wissenschaftlicher Sorgfalt und Genauigkeit wird von jenen, die sich mit seiner Arbeit befaßt haben, immer wieder berichtet. Daß seine Erkenntnisse von der zyklischen Fluktuation des Od im menschlichen Körper genau der Konzeption der östlichen Akupunkturlehre entsprechen, wonach die Lebenskraft im Zwei-Stunden-Rhythmus durch die verschiedenen Organsysteme zirkuliert, diskreditiert ihn in unseren Augen nicht unbedingt. Es ist jedoch immerhin bemerkenswert, daß wir soviel mehr bereit sind, solche Konzepte zu importieren, als sie in unserem eigenen kulturellen Erbe zu finden. Die bereits erwähnte Möglichkeit, mit der mesmerischen Induktion schmerzlose Operationen ohne Anästhesie auszuführen, ist ein weiteres Beispiel dafür und verdient zweifellos, geprüft zu werden. Es kann ja sein, daß sich die Wirkungen nicht bestätigen lassen, was ich persönlich allerdings nicht glaube, aber man müßte sich erst einmal damit befassen, um dann seine begründeten Schlüsse ziehen zu können. Unsere Wissenschaft tut das aber nicht.

Ich möchte auf keinen Fall falsch verstanden werden: Ich begrüße es außerordentlich, daß eine Zeit der internationalen und über die Zeiten hinwegreichenden Kommunikation eingetreten ist und daß sich unsere Medizin für andere Systeme interessiert, sei es das Ayurveda, Akupunktur oder tibetische Medizin. Das alte Wissen befruchtet das neue, der Osten den Westen, der Süden tauscht sich mit dem Norden aus, und das alles wissenschaftlich genau wie touristisch, in beide Richtungen, und esoterisch-banal ebenso wie praktisch bedeutsam. Nur eines werde ich nie verstehen, wie es möglich sein kann und warum es nötig sein sollte, daß man sich deshalb von der eigenen Herkunft abwendet, sich von seinen Wurzeln trennt und dabei glaubt, auf diese Weise Fortschritte machen zu können. Die Wurzeln unserer Wissenschaft liegen in der Alchemie und in der Astrologie, die Wurzel der Medizin im Priestertum, im Schamanentum und im Königtum. Aus der Beobachtung der Sterne wurden die notwendigen Hilfsmittel der Mathematik und der Physik geboren, aus der Alchemie die Chemie, und die Heilkunst war eine Domäne jener, die mit übernatürlichen Kräften Kontakt aufnehmen konnten. Die Säkularisation der Medizin hat damit Schluß gemacht. Sie hat neben unbestreitbaren Vorteilen, die vor allem in einer Systematisierung des Wissens und der Möglichkeit gesehen werden können, seither Berufung, Fähigkeit und Intelligenz in größerem Ausmaß als zuvor durch Gedächtnis und Fleiß ersetzen zu können, auch Nachteile gebracht. Diese sehe ich vor allem darin, daß der Respekt vor den schönen Kräften verlorengegangen ist und daß die höhere Qualität des Seins einer Person nicht mehr länger als Erklärung dafür gelten durfte, daß auch die Qualität des Wissens einer solchen Person höher sein müßte. Denn man hatte beschlossen, anzunehmen, daß alles, was mit dem Durchschnittsverstand nicht begriffen werden kann, deswegen auch nicht wahr sein könne.

Die Erkenntnisse der Alchemisten, die ein ganzheitliches Weltbild voraussetzen, konnten natürlich auf diese Art niemals geschätzt werden. Ihre Art, die Dinge auf das Prinzipielle zu reduzieren, um die Seele einer Substanz oder eines Heilmittels zu erhalten, konnte einem Denken nicht mehr attraktiv erscheinen, das bereits begonnen hatte, sich im verlockenden Feld der Einzelheiten zu verlieren. Jedenfalls gaben sich in der Folge Heerscharen von Wissenschaftlern damit zufrieden, immer neue Einzelheiten zu entdecken und immer weniger allgemeine Gesetze zu kennen. Die Alten wollten das Gegenteil, vielleicht ist heute die Zeit gekommen, diese Bemühungen zu vereinen.

Das Od jedenfalls hat mehr mit der Materia Prima der Alchemisten gemein als mit irgendwelchen Konzepten der neueren Medizin. Es ist die ganzmachende heilende Kraft, von der die gegenwärtige Medizin so wenig weiß und so wenig durchdrungen ist. Diese Kraft kann nicht nur uns und unsere Patienten heilen, sondern die Medizin selbst wiederbeleben. Dazu allerdings müßte sie sich dafür empfänglich machen.

Der Arzt Dr. Carl Huter (1861–1912) hat diese Kraft als Helioda beschrieben. Lassen wir ihn zum Abschluß dieses Kapitels zu Wort kommen: »Ich habe nachgewiesen, daß das Wesen der Lebens-, Empfindungs- und Strahlkraft die Liebe ist und daß sie als Schöpferin aller Dinge betrachtet werden muß, denn bei meinen Strahlexperimenten verlängerten und verstärkten sich die Heliodalstrahlübertragungen mit liebenden Gedanken, sie verkürzten sich bei Schwächung dieser und verschwanden bei Indifferenz und Lieblosigkeit. Es scheint also, als ob die Lebensstrahlen von einer verborgenen großen Allkraft ihre Nahrung ziehen, und zwar durch die Liebe, und als wenn diese Allkraft ohne Liebe keine Kraft abgeben will oder kann. Es ist bei mir zur Überzeugung geworden, daß diese verborgene Allkraft selbst die unerschöpfliche Liebe und Güte ist und als Träger aller Dinge, alles Lebens und Seins im letzten Grunde von Ewigkeit her war.«[1]

---

1 Willy Schrödter: *Heilmagnetismus,* a. a. O.

Die energetische Qualität der Nahrung

Unsere Nahrung ist in einer Art und Weise ihrer natürlichen Kraft beraubt, daß sie für viele ursprünglich vorgesehene Zwecke untauglich geworden ist. Wenn auch heute neben dem kalorischen Brennwert schon mehr und mehr ihr Vitamin- und Mineralstoffgehalt beachtet wird, so ist damit doch erst ein Anfang in der Würdigung ihrer energetischen Qualitäten gemacht. Frische, gesunde, vollwertige Nahrung steckt voller Prana oder Lebensenergie. Dieses pulsierende Prana aber fehlt dem besten chemisch erzeugten Multivitaminpräparat. Nahrung ist oder, richtiger gesagt, war der natürliche Speicherplatz für die Orgonenergie, für das, was das biologische Leben erhält und was jedes Leben am allernotwendigsten braucht. Heute ist sie eher eine Batterie für die gegensätzliche Kraft; das heißt, viele ursprünglich wertvolle Nahrungsmittel sind »umgedreht«, im wahrsten Wortsinn pervertiert. Sie vermitteln linksdrehende Schwingungen und schwächen die Lebenskraft, sie sind reine Mumien, schamlos aufgemotzte Leichen ehemaliger Nahrung, und wir sollten uns weigern, Totes zu essen.

In dem genau dokumentierten und spannenden Sachbuch *Iß und stirb* ist zu lesen: »Ein Zoodirektor teilte kürzlich mit, man verfütterte seit geraumer Zeit an die wertvollen Tiere im Zoo nicht mehr das auf dem Markt erhältliche Fleisch. Der Gehalt an Pestiziden, Schwermetallen, Zusatzstoffen und vor allem Pharmaka gefährde das Leben der Tiere. Daher werde eigenes Fleisch produziert.«[1]

---

1 E. Kapfelsberger, U. Pollmer: *Iß und stirb*, dtv, München 1986.

Durch Methoden wie die Kirlianfotografie kann das Energiefeld der Nahrung sichtbar gemacht werden, wir sprechen also nur von durchaus objektivierbaren Sachverhalten. Das Kirlianfeld können wir als eine Art Aura betrachten, und an dieser Aura haben die verschiedenen Energielevels der Nahrung Anteil. Diese Energielevels wiederum können mit radiästhetischen Methoden gemessen werden. Spätestens hier werden mir einige Leser nicht mehr folgen, dessen bin ich mir völlig bewußt, doch ich möchte sie auf das Kapitel über die Erdstrahlung verweisen, in dem ich die Möglichkeiten und Begrenzungen der Radiästhesie besprechen werde, bevor sie ihr endgültiges Urteil fällen. Hier nur soviel: Es handelt sich bei der Radiästhesie um eine unbestreitbar zu nachprüfbaren Ergebnissen führende Methode, die derzeit durch keine andere mir bekannte Methode zu ersetzen ist. Die Radiästhesie muß allerdings stets unter der Zensur des kritischen Verstandes bleiben, sonst unterminiert sie schließlich die Intelligenz des Benutzers. Unter dieser Zensur allerdings haben sie so ernstzunehmende Menschen auch naturwissenschaftlich ansprechender Statur betrieben wie Goethe oder auch die Physiker Einstein und Bohr, die sich sehr für die Radiästhesie interessierten.

Wir sind, was wir essen. In der indischen Philosophie heißt das: Das Gegessene wird zum Esser. Es kommt hierbei allerdings nicht bloß darauf an, ob man viel oder wenig Fleisch ißt, ob man Fleisch generell meiden soll oder hauptsächlich Schweinefleisch usw., auch wenn dies alles nützliche Überlegungen sind. Ganz allgemein läßt sich sagen, daß wir heutzutage in Westeuropa viel zuviel Fleisch und viel zuwenig pflanzliche Nahrung essen. Die Quantität des Fleisches und der Nahrung überhaupt ist jedoch nur der eine Punkt. Viel wichtiger ist unter bestimmten Aspekten, die mit der Durchsetzungsfähigkeit des positiven Wesenskernes im

Menschen zusammenhängen, die Qualität dieser Nahrung. Auch von Ernährungsexperten werden jedoch fast ausschließlich die körperlichen Folgen der tierischen Eiweißmast in den Vordergrund gestellt: Übergewicht, hoher Blutdruck, hohe Blutfette, hohe Harnsäurewerte etc. Wer etwas mehr versteht, erwähnt noch die durch den Fleischexzeß hervorgerufene Beeinflussung des Stoffwechsels in den sauren Bereich, und nur ganz wenige wissen darüber hinaus noch Bescheid über die Auswirkungen der Eiweißspeicherung auf die Symbionten des menschlichen Organismus. Auch darüber soll hier jedoch nicht gesprochen werden.

In den meisten mir zugänglichen Veröffentlichungen darüber, wie es sich auf die körperlich-geistig-seelische Wesenseinheit des Menschen auswirkt, wenn dieser einen übermäßigen Anteil von Fleisch und tierischem Fett aufnimmt, vermisse ich die Überlegung, daß dieses Fleisch durch die gesamte Lebenssituation der Tiere von nicht lebensförderlichen Schwingungen imprägniert ist. Und diese Imprägnierung erweckt nach Einverleiben der so gespeicherten Informationen in unseren Organismus über das mittlerweile bekannte Resonanzphänomen alle Tendenzen in uns zum Leben, die ähnliche Schwingungscharakteristik aufweisen, seien es Bewegungen, Gedanken, Laute, Emotionen etc. Das Fleisch dieser Tiere ist gesättigt mit den Ausstrahlungen eines naturwidrigen Lebens, vergeblicher Auflehnung, Hoffnungslosigkeit, Freudlosigkeit, Resignation, Apathie und Entsetzen, ganz zu schweigen einmal von Hormonen, Antibiotika, Tranquilizern und allem, was sonst noch zu »zeitgemäßem« Tierfutter zu gehören hat.

In diesem Zusammenhang mag es von Interesse sein, daß das sogenannte hyperkinetische Syndrom der Kinder in nahezu allen Fällen auf Nahrungsmittelempfindlichkeiten zurückgeführt werden kann, und ganz oben in der Liste auslösender »Nahrungsmittel« stehen die künstlichen sogenannten E-Stoffe. Wenn wir das hyperkinetische Verhalten als körperlichen Ausdruck einer energetischen Yang-Aufladung (Hitze-, Druck-, chemische Verfahren) der Nahrung mit biologisch sinnloser Schwingungsinformation bei deren technischer Aufschließung ansehen, wie sie durch die chemischen Prozesse der Herstellung und künstlichen Haltbarmachung von »Lebensmitteln« heute in weiten Bereichen gegeben ist, sehen wir, wie sich aus den Wirkungen die Ursachen erschließen lassen. Das hyperkinetische Kind will mit allen Mitteln diese biologisch unsinnigen Yang-Schwingungen loswerden.

Die gleiche Überlegung gilt für die durch chemische Medikamente ausgelösten Allergien und Unverträglichkeiten. Allgemein läßt sich sagen, daß die Information, die sie abstrahlen, keinesfalls der Information entspricht, die im menschlichen Organismus im Laufe seiner in Millionen Jahren zu messenden Evolution gespeichert worden ist. Sie können niemals Information im Sinne des Ursprungs liefern und bestenfalls Krücken sein, das heißt Symptome lindern, aber keine Heilung herbeiführen, wie wir das ja auch in unserer täglichen Praxis erfahren. Als Medikamente sollten deshalb in einer neuen Medizin nur solche Stoffe akzeptiert werden, die normale Partner des menschlichen Stoffwechsels sind, und das bedeutet, daß sie biologisch, also vom Lebensprinzip beseelt sein müssen. Das können sie nur dann sein, wenn Ausgangsstoff und Herstellungsprozeß die wesentlichen natürlichen Informationen der Heil- und Lebensmittel immer mehr herausarbeiten, anstatt sie zu verändern.

Die ambitioniertesten und erfolgreichsten Versuche in dieser Richtung haben in der Vergangenheit die Alchemisten durchgeführt, in jüngerer Zeit vertreten durch Alexander von Bernus.[1]

---

1 Die Firma Soluna stellt nach seinen Vorschriften Heilmittel her.

Echtes Aurum potabile ist zum Beispiel reine Goldenergie und konzentrierteste Goldinformation ohne Anwesenheit von materiellem Gold. Das universelle Lösungsmittel, der Stein der Weisen, ist die pure Lebensenergie. Schwingung muß Information tragen, um biologisch wirksam werden zu können. Heilmittel müssen biologisch besonders hochwertige Information tragen, denn der kranke Organismus wird durch die richtige Energie und die richtige Information wieder gesund und durch die falsche oder verstümmelte Information krank gemacht. Die zeitgenössische orthomolekulare Medizin geht von der Überzeugung aus, daß dem Körper als Medikamente nur solche Stoffe angeboten werden sollten, die selbst oder deren Reaktionsprodukte natürliche Partner des menschlichen Stoffwechsels sind. Meiner Ansicht nach liegt darin die Zukunft für die Chemie in der Medizin.

Die Erkenntnisse aus der Kinesiologie und eigentlich jeder Disziplin, die mit der Resonanz positiver Schwingungen arbeitet, helfen uns zu erkennen, was in der Totalität unseres Organismus stattfindet, wenn wir mit biologisch widersinniger Schwingungscharakteristik beladene Produkte zu uns nehmen. Mit einem einfachen Muskeltest kann man sofort feststellen, ob das entsprechende Produkt verträglich ist. Jeder noch gesunde Organismus reagiert darauf augenblicklich mit einer Senkung seines Energielevels. Menschen mit Yang-Reaktionstendenz und einer bereits eingeschränkten Reservekapazität für Schadwellen versuchen mit einer heroischen Anstrengung, diese Schadwellen auszuscheiden, was sich in Niesen, tränenden Augen, laufender Nase, Hautefforeszenzen, Erbrechen, Durchfall, innerer Unruhe und allgemein in jeder Art von Allergie ausdrücken kann. Die nicht überraschende weltweite Zunahme der Allergien stellt eine unübersehbare Dokumentation der traurigen Tatsache dar, daß die Reservespeicherkapazität der meisten Menschen für Schadwellen jeder Art durch permanente Zufuhr solcher Diskordanzen in sichtbarer und unsichtbarer Form vom Mikrowellensmog bis zum materiellen Smog, von unverdaulicher geistig-seelischer Nahrung bis zu McBurgern, bereits den kritischen Punkt erreicht hat.

Daß solche Gedanken kein Unfug sind, beweisen die Ergebnisse der Körperarbeit, die zweifelsfrei bestätigen, daß negative Schwingungen von Gedanken und Emotionen materiellen Niederschlag im Muskel-, Binde- und Stützgewebe finden. Das positive Komplement zu dieser Anschauung ist der Glaube, zum Beispiel der indianischen Krieger und anderer mit der Natur direkt kommunizierender Menschen, man könne sich die Kraft eines im Kampf erlegten Bären dadurch einverleiben, daß man sein frisches Herz esse. Wer über solche Überlegungen lacht, der sollte einmal einen Hundezüchter fragen, ob mit Haferflocken oder mit Fleisch aufgezogene Schäferhunde schärfer seien, oder sich überlegen, ob er noch nie einen Menschen getroffen hat, der mit seiner Ausstrahlung, und damit ist nicht nur etwaiger Körpergeruch gemeint, einen ganzen Raum verpesten konnte.

Die Atome und Elektronen speichern alles. Jedes Huhn, das im engen Käfig voller Qualen und unter unnatürlichen Umständen aufgewachsen ist, speichert diese unnatürlichen Umstände als Schwingungen und gibt sie dem weiter, der es ißt, und nach der gleichen Logik konnte eben der Indianer, der dem gerade erlegten Büffel das Herz herausschnitt und es roh aß, von der wilden Energie und dem Mut dieses Tieres profitieren.

Jede Bewegung erzeugt ein Feld, sei es nun die Bewegung des Gemütes, des Geistes oder des Körpers. Dieses Feld wird durch fortgesetzte Bekräftigung und Verstärkung quasi permanent und unterstützt dann in seinem Einflußbereich die Ausbildung gleichartig schwingender Organisationseinheiten. Das ist das allgemeine Prinzip für die Erschaffung eines Golem, das Prinzip der

Imaginationstherapie, die so erfolgreich gegen Krebs eingesetzt werden kann, oder das Prinzip des positiven Denkens. Alles Geschaffene ist von der energetischen Charakteristik dieser Zeugungsfelder durchdrungen. Auf diesem Prinzip beruht letztlich auch die Astrologie, und darauf gründen die alten Bauernregeln. Der Arzt Dr. R. G. Hamer hat eine Übersicht erstellt (siehe Tabellen S. 98 ff.), wie die permanente instinktmäßige Aktivierung immer der gleichen Vorstellungsmuster voraussagbar in bestimmten Organen Schäden bis zum Krebs hervorruft.[1]

In eine energetisch gesunde Ernährung müssen natürlich auch unsere Überlegungen über die Polarität einfließen. Es handelt sich hier vor allem um die Polarität sauer–basisch, die dem Yang-Yin-Paar entspricht. Allgemein gilt hier, entsprechend der Yang-Tendenz zur Transzendierung der Materie, daß für das biologische Leben basisch dem Leben und sauer dem Tod entspricht. Das sind natürlich Extremformulierungen, denn wir brauchen beide Anteile in uns, doch ist immerhin auffällig, daß die aggressiven westlichen Zivilisationen, deren Einfluß auf das Weltgeschehen den globalen Tod erst vorstellbar gemacht und in Ansätzen bereits vorbereitet hat, sich gegenüber den östlichen Zivilisationen (chinesisch, indisch, malaiisch usw.) durch eine Ernährung unterscheiden, die extrem säurebildend und damit auch aggressivitätsfördernd ist.

Zum Beispiel fördert zuviel Fett in der Nahrung – und wer auch nur mit peripherem Interesse die Cholesterindebatte in der Medizin verfolgt, weiß, daß wir (fast) alle viel zu fett essen – die Übersäuerung des Organismus. Außerdem kommt es dadurch zu besseren Bedingungen für den Calciummangel.

Nahmen wir eine weitere Eigenart unserer westlichen Ernäh-

---

[1] Dr. R. G. Hamer: *Vermächtnis einer Neuen Medizin,* Amici di Dirk Verlag, Köln 1987.

rung, nämlich die Zuckersucht. Es gibt im wesentlichen drei Arten von Zucker: die Monosaccharide im gewöhnlichen weißen Zucker, die Disaccharide im Rohrzucker, Milchzucker und Malzzucker und die Polysaccharide, die sich beispielsweise in den Kohlehydraten der Getreide eingebunden finden. Die beiden ersten Zucker, am meisten das Monosaccharid, führen zu schnellem Anstieg freier Glukose im Blut, was wiederum zu schneller Verbrennung, einem Yang-Prozeß mit begleitender Säurebildung, führt. An anderer Stelle haben wir das mit einem Strohfeuereffekt verglichen.[1] Diesen Stohfeuereffekt kann man vermeiden, wenn man die schnell resorbierbaren Mono- und Disaccharide durch die Polysaccharide ersetzt, zum Beispiel die im Getreide in komplexen Kohlehydratstrukturen eingebunden sind.

Weißer Zucker, Auszugsmehle sowie raffinierte und gehärtete Fette sind sogenannte Basenräuber, also Säurebildner; das heißt, sie führen dem Organismus zwar selbst keine anorganische Säure zu, wirken aber trotzdem säuernd, weil ihre Basenelemente durch den Herstellungsprozeß ausgeschieden oder verändert wurden. Deshalb ist der Körper gezwungen, diese aus seinem eigenen Bestand zu ersetzen. In diese Kategorie gehören auch alle Weißmehlprodukte (Weißbrot, Zwieback, Gebäck, Teigwaren, Grieß) und so beliebte Genußmittel wie Schokolade, Kaffee, schwarzer Tee und Alkohol.

Direkte Säurespender in der Nahrung sind Fleisch, Fisch, Geflügel, Eier, Käse, Hülsenfrüchte, Spargel, Artischocken, Rosenkohl, Erdnüsse, Getreide; gekochte Tomaten und Rosenkohl sind besonders säureüberschüssig. Von Interesse ist auch die Kombination verschiedener Nahrungsmittel. Hierbei ist darauf zu achten, daß zum Beispiel nicht gleichzeitig solche Stoffe

---

[1] Kinadeter, Möhring, Poppe: *Bausteine für ein positives Mikroklima,* Delphin Verlag, München 1987.

aufgenommen werden, die auch außerhalb des Darmes bei einer Körpertemperatur von 37 Grad zu gären anfangen, denn Gärung führt zur Säuerung. Eine derartige unvernünftige Kombination findet sich beispielsweise bei Milchprodukten mit Obst und Zucker, wie sie in den beliebten Fruchtjoghurts vorliegen. Nach einem Experten für Ernährung sind »im Fruchtjoghurt alle Fehler einträchtig vereint, die man machen kann«.[1] Eine ebenfalls sehr ungünstige Kombination stellt Vollkornbrot und Zucker dar, das gärt und gibt die reinste Schnapsfabrik im Bauch. Viele, die sich gesund ernähren, und deshalb auf Vollkornbrot umsteigen wollten, haben diesen Entschluß wegen daraufhin einsetzender entsetzlicher Blähungen bald bereut. Bei Umstellung auf Vollkornprodukte sollte man also während etwa einer Woche alle Arten von Zuckerstoffen streng meiden.

Basenspender und Basenbildner sind die meisten Obst- und Gemüsesorten, frischgepreßte Obstsäfte, Kartoffeln, Soja, Knoblauch, frische Nüsse, Staubrohrzucker, der leicht basenüberschüssig ist, Eigelb und frische rohe Milch. Basische Teesorten sind Salbei, Thymian, Löwenzahn, Brennessel, Huflattich, Schafgarbe, Zinnkraut, Kamille, Pfefferminz, Weißdorn; saure Teesorten dagegen sind Malven- Hagebutten- und Apfeltee.

Da Nahrungsmittel Polaritäten zugehören, kann man mit der Ernährung konstitutionsbedingte Mängel ausgleichen. Wer zum Beispiel vom Typ her mehr zu Yin neigt, also ein eher passiver, stiller Typus ist, braucht mehr Yang-Nahrung als ein ohnehin schon überaktiver extremer Yang-Typ, der sich durch Yin-Nahrung ausgleichen kann. Nach den östlichen Lehren wirken beispielsweise auch kalte Duschen (Yin) alkalisierend auf das Blut, heiße Bäder (Yang) dagegen säuernd.

---

1 Zitiert nach *raum & zeit,* Nr. 54, S. 30 f., Martin Günter.

Ein guter Hinweis darauf, ob ein Lebensmittel mehr yin- oder mehr yangpolarisiert ist, läßt sich aus dem Verhältnis seines Natrium- zu seinem Kaliumanteil ableiten, da diese Werte immer häufiger auf den Packungen angegeben sind oder sonst relativ leicht aus Tabellen entnommen werden können: Pflanzen enthalten generell mehr Kalium, Fleisch, Geflügel, Fisch und Eier dagegen mehr Natrium. Es läßt sich also die Terminologie von Yin und Yang in diejenige von Kalium- und Natriumsalz überführen. Als ideale Proportion für den Menschen gilt ein mittleres Verhältnis K:Na von 5:1 in der Nahrung. Als Regel läßt sich aufstellen, daß Nahrungsmittel mit einem hohen K:Na-Wert und solche mit einer großen K-Na-Differenz Yin sind im Vergleich zu Nahrungsmitteln mit niedrigem K:Na-Wert und kleinen K-Na-Differenzen. Es hat sich auch gezeigt, daß man die entsprechenden Yin- und Yang-Charakteristiken spektroskopisch bestimmen kann: Yang sind Elemente, die langwellige Strahlung aussenden, etwa H, Na, C, Li, wohingegen Yin-Elemente wie O, N, P, K kurzwellige Strahlungen aussenden.

In der Ernährung müssen wir auch unterscheiden zwischen Basenlieferanten und Basenbildnern und genauso zwischen Säurelieferanten und Säurebildnern. Das hängt damit zusammen, daß verschiedene saure Nahrungsmittel nach dem Verdauungsvorgang basenbildend sind und umgekehrt. Organische Säuren wie Essigsäure oder Milchsäure schmecken zwar sauer, tragen aber alkalische Elemente und wirken letztlich im Stoffwechsel alkalisch,[1] wohingegen anorganische Säuren wie Phosphorsäure und die aus dem Eiweißabbau stammenden Aminosäuren den Körper

---

[1] Sie unterliegen einem anderen Verbrennungsprozeß im Körper als die anorganischen Säuren, bei dem die freiwerdende Kohlensäure über Haut und Lungen abgeraucht wird und die zurückbleibenden Basen frei werden und Säuren im Organismus neutralisieren können.

nur nach Verbindung mit basisch wirkenden Elementen in Form der Harnsalze den Körper verlassen können.

Aus dem Gesagten ergibt sich, daß man zum Beispiel schon sehr viel tut, wenn man das Kochsalz (NaCl) – das auch bezüglich Bluthochdruck und wegen seiner minderwertigen Vorbeugungsqualität gegen die in vielen Gegenden noch immer endemische Jodmangelstruma nur eingeschränkt empfehlenswert ist – durch das in seiner Zusammensetzung dem menschlichen Blut am ehesten entsprechende Meersalz (kaliumreich) ersetzt. Wir kommen schließlich aus dem Meer, und wenn wir krank sind, können wir immer Kraft gewinnen, wenn wir uns an unsere Wurzeln erinnern und uns mit ihnen wieder verbinden.

Was die Lebensenergie betrifft, die in Nahrungsmitteln gespeichert ist, so gibt es Berichte, wonach im Mittelalter Gefangene bei Wasser und Brot oft jahrelang in Dunkelhaft gefangengehalten wurden und überlebt hatten. Jenseits aller anderen Überlegungen wäre es heute überhaupt nicht möglich bei der minderwertigen Qualität des Brotes und des Wassers, Menschen lediglich mit diesen beiden Nahrungsmitteln länger als höchstens einige Monate am Leben zu erhalten. Welche Biokraft, welches Prana, muß damals noch in dem Getreide und im Wasser gespeichert gewesen sein, und wie minderwertig ist dazu im Vergleich unsere heutige Nahrung! Wasser hat ja nach unserer heutigen reduktionistischen Anschauung keine Kalorien, also keine für den Brennstoffwechsel des Körpers wesentlichen »Zutaten«. Der daraus gezogene Schluß, daß Wasser keine für den Organismus verwertbare Energie enthalte, ist jedoch hochgradig schwachsinnig, wie jeder schon bemerkt haben mag, der sich nach einem Schluck frischen Wassers erfrischt und von neuen Lebensgeistern erfüllt gefunden hat. Nach Untersuchungen von Rhetta Jacobson Baumgartner aus New Mexico, USA, hat das Wasser einer energiereichen Quelle an der Stelle seines Austritts ein elektrisches Potential von zirka 60 000 Volt, das durchschnittliche Stadtwasser dagegen ein um 83 Prozent (!) reduziertes Energiepotential von nur noch 10 000 Volt,[1] und bei den Nahrungsmitteln dürfte es auf keinen Fall besser aussehen. Frisches Quellwasser ist ein Lebenselixier, und daß es den biologischen Organismen keine Energie liefern soll, ist eine Verhöhnung der Erfahrung und des gesunden Menschenverstandes. Darüber hinaus beweist dies die völlig am Leben vorbeigehende Einstellung einer Wissenschaft, die solches behaupten wollte. Erst wenn wir damit aufhören, jeden Bachlauf zu begradigen, und anfangen, die Wasserrohre innen mit einer gewendelten Schauberger-Führung auszustatten, welche eine verlustfreie Energieleitung des Wassers ermöglicht, haben wir wieder eine Chance, gesundes Wasser zu trinken. An Aktionen wie diesen wird es sich nämlich zeigen, ob wir wieder organisch zu denken und zu erfinden gelernt haben oder ob wir die Begradigungen und betonierten Einfassungen, in die wir das Wasser gezwängt haben, auch in unserem Denkapparat nicht loswerden wollen.

Ordnung braucht Unordnung, sonst gibt es kein Leben. Saturn braucht den Mond als chaotisches Element, Merkur die Venus als Anbindung an die organische Natur und Mars den Jupiter, damit seine Vorstöße in die richtige Richtung gehen. Wasser, das wertvollste Elixier des Lebens, kann nur richtig bewegt die Bioenergie mit sich tragen. Und das gleiche gilt für den Fluß der Gedanken. Wo da keine Mäander zu finden sind, wo es keinen Freiraum gibt für Unbestimmtes, wo die Spirale des Lebens sich nicht zeigt, da ist auch kein Leben. Und wo sich die Schlange nicht aufhält, da ist auch der Adler nicht zu finden.

---

1 Siehe *raum & zeit*, Nr. 57, S. 36 ff.

Wasser – das unbekannte Element

Unser schöner, immer noch fruchtbarer blauer Planet besteht wie der menschliche Körper zu zwei Dritteln aus Wasser. Im Wasser entsteht alles Leben, und ohne Wasser ist es dem Tode geweiht. Nur im feuchten Milieu ist Zeugung möglich, und nur das Feuchte erlaubt gleichzeitig Formveränderung, also verändernde Bewegung unter Wahrung des Zusammenhangs. Ohne Feuchte würde alles beim geringsten Versuch, seine Form zu verändern, zersplittern. Manch einem ist vielleicht der eindrucksvolle Versuch mit der Rose bekannt, die in flüssigen Stickstoff getaucht wird und dann in tausend Scherben zersplittert werden kann: Durch die extreme Temperaturerniedrigung wurden die Eigenschaften des Feuchten, welche im Wasser so typisch zur Wirkung gelangen, aufgehoben, und die innere organische Bindungskraft ging deshalb verloren. Trockenheit ist Yang, Individualität und biologischer Tod, Feuchtigkeit ist Yin, Kollektiv und Formlosigkeit, und das Leben ist beides und mehr.

Wasser als unsere Lebensgrundlage hat einige ganz außergewöhnliche Eigenschaften. Gerade diese ungewöhnlichen Eigenschaften sind es, die eine Entwicklung und Erhaltung von Leben auf unserem Planeten überhaupt ermöglichen.

So bedarf allein schon die Tatsache, daß Wasser flüssig ist, einer Erklärung. Sie beruht auf einer besonderen Wechselwirkung der Wassermoleküle untereinander. Normalerweise müßte Wasser eigentlich bei minus 46 Grad seinen Siedepunkt haben. Daß es erst bei zirka hundert Grad siedet, hängt unter anderem mit dem sogenannten Dipolcharakter der Wassermoleküle zusammen, der für eine besondere Art von Anziehung der Wassermoleküle untereinander sorgt, so daß Wasser nicht so leicht kocht. Die Wassermoleküle ordnen sich in Gruppen an, die sich immer wieder auflösen und neu bilden und in ständiger Dynamik neue Konfigurationen aufbauen. Diesem Wechselspiel liegt jedoch eine Systematik zugrunde, so daß man von einer Wasserstruktur sprechen kann.

Die Wechselwirkung von festen, flüssigen oder gasförmigen Stoffen mit Wasser ist in hohem Maße von dieser Wasserstruktur abhängig. Da sich alle Lebensprozesse auf der Grundlage gelöster Stoffe im Wasser abspielen, sogenannter kolloidaler Lösungen (zum Beispiel Blut oder Extrakte von Pflanzen), ist der Einfluß dieser Wechselwirkung auf die Bildung und die Stabilität solcher Kolloidalzustände von besonderer biologischer Bedeutung. So ist bei Stoffwechselstörungen sehr oft der kolloidale Zustand gestört, und aus dem Blut oder der Lmyphe scheiden sich feste Stoffe ab und behindern die Zirkulation. Ein weiterer Teil dieser Bedeutung liegt in der Fähigkeit des Wassers begründet, Informationen aufzunehmen und weiterzugeben. Es ist wahrscheinlich, daß die Informationsaufnahme, -speicherung und -weitergabe mit einer Veränderung ebendieser Anordnung von Wassermolekülen in bestimmten Clustern verbunden ist. Die Anordnung dieser Cluster wiederum hängt mit der Ladungseigenschaft der Dipolmoleküle des Wassers zusammen. Elektrische und magnetische Felder verschiedenster Art, denen wir in unserer technisierten Umwelt in so hohem Maße ausgesetzt sind, können deshalb die Stabilität und Variabilität dieser Strukturen in unvoraussehbarer Weise verändern. Diese Eigenschaft des Wassers ist also für lebendige Organismen äußerst wichtig. Einerseits kann so mit dem Kreislauf von Blut und Lymphe Information im Körper selbst vermittelt werden, andererseits werden auch externe Informationen über das Wasser auf diese Art in den Organismus eingeschleust. Das Gehirn, das zu 98 Prozent aus Wasser besteht, ist naturgemäß besonders empfänglich für die im Wasser gespeicherte Information.

Die Tatsache, daß man den Informationsgehalt einer beliebigen Substanz in Wasser speichern kann, ist auch die Voraussetzung der Herstellung von Heilmitteln. So wie ein bedeutender Mensch seine Umgebung kraft seiner Ausstrahlung imprägniert, so können auch die Schwingungsinformationen von Heilmitteln auf Wasser übertragen werden.

Alle diese Erkenntnisse führen von der mechanistischen zur organischen Betrachtung des Wassers, denn genau wie alle anderen Stoffe auch hat man das Wasser bisher nur in mechanistischer Manier untersucht, chemisch analysiert, physikalisch damit experimentiert, Siedepunkt und Gefrierpunkt bestimmt, Verdampfungskälte festgestellt usw. Niemand scheint sich ausreichend Gedanken darüber gemacht zu haben, was es biologisch und bioenergetisch bedeutet, daß der erwachsene menschliche Körper im Durchschnitt zwischen fünfzig und sechzig Liter Wasser enthält und daß das Wasser an nahezu allen Stoffwechselprozessen mit beteiligt ist. Es bedeutet klarerweise, daß die Qualität dieses Wassers mit entscheidend für den Gesundheitszustand des gesamten Organismus ist. Und mit Qualität ist bioenergetische Qualität gemeint, also Eignung für seine Aufgaben in biologischen Organismen.

Was sind denn nun diese Aufgaben? sollten wir uns vielleicht einmal fragen. Und auch hierbei wollen wir die bekannteren Antworten einmal hintanstellen, also daß Wasser ein Transportmittel ist, Wärme speichert, Struktur bilden hilft und dergleichen mehr.

Wasser ist für den Organismus zuallererst einmal ein Reinigungsmittel, und das nicht nur äußerlich, sondern auch innerlich. Es durchspült den ganzen Organismus und transportiert seine Schlacken ab. Es ist darüber hinaus ein Informationsspeicher, und es ist ein Bioenergiespeicher. Wäre es kein Informationsspeicher, so wäre die Homöopathie nicht möglich, und wäre es nicht ein Speicher von Bioenergie, so würde sich das Leben, das sich immer als ökonomisch erweist, nicht gerade im Wasser entwikkeln, braucht es doch gerade am Anfang besonders viel Energie. Diese Bioenergie kann man nun zwar nicht in Kalorien messen, dennoch ist sie eine Realität und kann von jedem bemerkt werden, der noch fähig ist, den Unterschied zwischen frischem, belebendem Quellwasser und schalem, abgestandenem Wasser zu erschmecken. Es gibt, kurz und klar gesagt, totes und lebendiges Wasser, mit allen Abstufungen dazwischen.

Totes Wasser ist linksdrehend und hat keine regenerative Kraft. In der unveränderten Natur kommt totes Wasser nur ganz selten vor. Das Leben schafft sich selbst die Voraussetzungen, daß belebendes, energiereiches Wasser entsteht. In den Kaskaden und natürlichen Wirbeln, die von den Bergen und Hügeln talwärts fließendes Wasser erzeugen, entstehen verschieden schnell fließende Schichten, die aneinanderreibend Unterdrücke und Vakuumzonen erzeugen, die zur Einlagerung von energiereichen Mikrowirbeln in die Molekularstruktur des Wassers führen, welche zu einem beträchtlichen Ausmaß stabil bleiben. Die künstliche Begradigung vieler Bäche und Flußläufe hat unser Wasser energetisch verarmen lassen und führt dazu, daß selbst das natürliche Wasser zunehmend seine regenerative rechtsdrehende Eigenschaft verliert.

Auch das in der Medizin verwendete Wasser, das als Trägerlösung für die Ampullenpräparate und Infusionslösungen dient, ist energetisch verarmt und kann somit nur einen Teil seiner

Funktion erfüllen, den als Lösungsmittel und Informationsträger, nicht jedoch seine Funktion als Bioenergieträger. Würde man durch geeignete Methoden den Energiegehalt dieser Trägerflüssigkeit für infundierte oder intravenös injizierte Medikamente erhöhen, könnten ganz andere therapeutische Effekte als bisher gewohnt erreicht werden. Geeignete Methoden könnten sein die energetische Anreicherung des Wassers durch Verwirbelungsmethoden, wie sie von Viktor Schauberger inauguriert worden sind oder von seinen Epigonen wie Hachenay, oder es könnten die Effekte einer Aufladung der Trägerflüssigkeit mittels Orgonbox oder Orgonplatte geprüft werden, auch die magnetische Aufladung, die Aufladung mittels Pyramidenenergie, mittels Farb-, Ton- oder Lichtbestrahlung usw. In allen genannten Methoden liegen Möglichkeiten für energetisch verarmte Organismen, über die Zufuhr bioenergetisch hochwertigen Wassers den Organismus so weit zu stärken, daß seine Selbstheilungskräfte wieder erfolgreicher wirken können.

Im Zusammenhang mit unserem kleinen Exkurs über rechtsdrehende und linksdrehende Plätze ist die Rolle des Wassers sehr bedeutsam. Es gibt A-Wasser und B-Wasser sowie das biologisch neutrale HN-Wasser, das 99 Prozent der Gesamtwassermenge ausmacht. Nur ein Prozent ist also biologisch aktiv, und dieses eine Prozent zerfällt in A-Wasser und B-Wasser. Das A-Wasser hemmt Stoffwechselvorgänge und tötet Bakterien, während das B-Wasser voller biologischer Lebenskraft steckt. In einem dieser herzlichen Experimente, wie sie unsere Wissenschaft wohl nicht aufgeben will, wurden Goldfische in ein Glas mit Normalwasser ohne weitere Zusätze und andere in ein Glas mit B-Wasser gesteckt. Die Fische im N-Wasser verendeten nach zweieinhalb Stunden, die im B-Wasser hielten 62 Tage durch.[1] Interessant ist

---

1 Mayer, Winklbaur: *Biostrahlen,* Orac Pietsch, Wien 1983, S. 117 ff.

für uns nun, daß dieses B-Wasser auch die Polarisationsebene des Lichtes drehen kann. Es ist optisch aktiv. In welche Richtung es das Licht dreht, fällt uns nach dem bisher Gesagten bestimmt nicht schwer zu erraten: B-Wasser = Bio-Wasser = rechtsdrehend!

Dieses B-Wasser hat nun auch eine andere molekulare Konfiguration als neutrales Wasser. Im B-Wasser sind die H_2O-Moleküle in langen Reihen wie in Polymeren angeordnet, während das normale Wasser aus einzelnen Molekülen oder lockeren Molekülverbänden besteht. Die lebenerhaltende und -unterstützende Eigenschaft des B-Wassers ist also an die innere Molekülorganisation gebunden, an das, was wir andernorts Zustände höherer Komplexität oder Energien höherer Ordnung genannt haben.[1] Diesem molekularen Ordnungszustand des B-Wassers sehr nahe kommt die Struktur des gefrorenen Wassers. Auch das im Körper gebundene Wasser ist in dieser Struktur angeordnet, wobei das Paradox entsteht, daß bei der Körpertemperatur von 37 Grad das Körperwasser in eisähnlicher Struktur vorliegt. Nimmt also der Organismus normales Wasser zu sich, so muß er Energie aufwenden, um es in die körpergerechte Polymerstruktur überzuführen. Das erinnert uns sehr an die Geschichte mit den rechtsdrehenden Vitaminen und der L(+)-Milchsäure. Umgekehrt kann diese Energie frei werden, wenn Eis schmilzt. Daß dies wirklich so ist, dafür gibt es Belege aus dem Erfahrungsschatz der Naturvölker und zunehmend auch durch wissenschaftliche Experimente. In dem informativen Buch von Mayer und Winklbaur wird das Volk der Lappen erwähnt, das seine Rentierherden an die Schmelzwasserquellen des hohen Nordens führt, weil das Fell der Tiere dann doppelt so dicht und lang wächst, als wenn sie mit Normalwasser getränkt würden. In unseren Breiten wissen die Bergbauern, daß

---

1 Kinadeter, Möhring, Poppe: *Bausteine für ein positives Mikroklima,* Delphin Verlag, München 1987.

das Gras auf jenen Almregionen üppiger wächst, die vom Schmelzwasser der Berge versorgt werden. Russische Wissenschaftler haben diese Beobachtungen objektiv geprüft: In Versuchsreihen mit Keimlingen wuchsen jene, die mit Schmelzwasser begossen wurden, doppelt so hoch als die mit normalem Wasser versorgten, auch wenn sie nur zwei Stunden vor der Aussaat in Schmelzwasser gelegt wurden. Das Schmelzwasser behält seine lebensaktivierende Eigenschaft ungefähr drei Stunden bei.

Dissipative Strukturen

Machen wir nun einen kleinen Exkurs, der jedoch keine Abschweifung bedeutet, und betrachten wir einmal die Theorie der dissipativen Strukturen, die 1977 dem belgischen Physiker und Chemiker Ilya Prigogine den Nobelpreis für Chemie einbrachten. Diese Theorie war ein Durchbruch, vergleichbar dem von Einstein mit der Einführung seiner damals aktuellen Relativitätstheorie. Die Richtung dieses Durchbruchs war vom mechanischen zum organischen Universum, sie hat also so gesehen etwas mit unserer Betrachtung des Wassers zu tun.

Was war nun der revolutionäre Gehalt dieser Theorie? Es war zum einen die Vorstellung, daß lebende biologische Systeme als offene Systeme anzusehen sind, die Energie umwandeln und dadurch in einen kontinuierlichen Energieaustauschprozeß mit der Umgebung eingebunden sind. Prigogine selbst vergleicht dies mit einer Stadt, die Energie aus der Umgebung aufnimmt (Nahrung, Rohstoffe), diese verändert und wieder abgibt (Export, Abfall). In geschlossenen Systemen findet diese Art von Energiewandlung nicht statt. Die Form und Struktur solcher dissipativen

Systeme wird durch kontinuierlichen Energieaufwand erhalten (dissipativ bedeutet energieverbrauchend). Alle Lebewesen können als solche dissipativen Strukturen angesehen werden: Je komplexer sie organisiert sind, desto mehr Energie ist für die Aufrechterhaltung dieser ständigen Veränderungsimpulsen ausgesetzten Strukturen nötig. Diese Muster befinden sich in ständiger Bewegung, welche durch den Energiefluß durch das System und innerhalb seiner erhalten wird. Wenn der Energiefluß zu einem stärkeren Schwanken im dynamischen Gleichgewichtszustand der dissipativen Strukturen führt, so beunruhigen diese ab einer gewissen Stärke das System, rütteln es auf und schütteln es geradezu in eine neue Struktur. Diese ist auf einer höheren Stufe der Komplexität angesiedelt, entspricht also einer Energie höherer Ordnung oder Ordnung höherer Energie, wie ich es in meinem Beitrag zum Wesen von Gesundheit in dem Buch *Bausteine für ein positives Mikroklima* ausgedrückt habe. Das vielleicht Befremdliche an dieser Theorie mag auf den ersten Blick sein, daß eine neue Ordnung durch Unruhe geschaffen werden soll, doch war es etwa in der Menschheitsgeschichte jemals anders?

Prigogines Theorie hat jedenfalls sehr schnell auf alle möglichen Bereiche Anwendung gefunden: von der Anwendung in der Verkehrsplanung bis zu einem anderen Verständnis möglicher Vorgänge im Gehirn bei plötzlichen Veränderungen in der psychologischen Entwicklung eines Menschen, Entwicklungssprüngen, dem plötzlichen Freiwerden von Ängsten und dergleichen mehr. Das Gehirn scheint nämlich ein Paradefall einer dissipativen Struktur zu sein: Erinnerungen, Verhaltensmuster, Konzepte usw. stellen im Gehirn gespeicherte Strukturen dar, deren Stabilität die alltäglichen Fluktuationen des Energiestromes absorbiert. Wenn die Unruhe oder die Erschütterung aber ein sehr hohes Maß erreicht oder wenn durch absolute Erschöpfung die den Status quo erhaltende Energie zu schwach wird, ist eine Veränderung alter Muster am wahrscheinlichsten, es kommt zu einer Neuorganisation. *Der kreative Prozeß verlangt Chaos.* Die sogenannte Methode der Gehirnwäsche hat immer diese Methoden angewandt, bei denen durch Aufbauen eines enormen psychologischen, sozialen und/oder körperlichen (Leidens-)Druckes oder durch Erschöpfung ein kritisches Belastungsmoment erzeugt wurde, das zum gewünschten Zusammenbruch von Verhaltens- und Glaubensstrukturen führen konnte. Auch spirituelle Lehrer haben immer wieder damit gearbeitet, freilich mit einer anderen Zielsetzung und einer anderen Energie.

Diese Beispiele zeigen auch, daß nicht automatisch höherwertige Strukturen erzeugt werden müssen, sondern daß dies davon abhängt, unter welchen Bedingungen dieser (forcierte) Zusammenbruch geschieht. Man könnte es vielleicht pauschal so zusammenfassen: Gesundheit erzeugt dabei Gesundheit, und Krankheit erzeugt Krankheit! In anderen Worten: Von welcher Art von Energie man in diesem Prozeß umgeben ist oder welche Art von Energie man anzapfen kann, linksdrehende oder rechtsdrehende, um in unserer Terminologie zu bleiben, das scheint den Ausgang wesentlich zu bestimmen.

Prigogines Theorie erklärt irreversible Prozesse in der Natur, die Entwicklung höherer Lebens- und Bewußtseinsformen, und sie überbrückt die Kluft zwischen dem belebten und dem unbelebten Universum. Aber sie erklärt auch eine völlig neue Art der Behandlung psychomentaler Krankheiten. Wenn man fixe Verhaltensmuster als das Ergebnis der unveränderlichen Anordnung bestimmter Informationselemente in den für das Verhalten zuständigen Strukturen ansieht und wenn man weiterhin annimmt, daß diese Informationen, seien sie nun assoziativ-emotionale oder -mentale Inhalte, durch dissipative Strukturen vermittelt werden, dann braucht es eine spezifische Erschütterung, um spezifische Cluster wieder aufzubrechen. So mag die barbarische Elektroschocktherapie durchaus auf diesem Weg gewirkt haben, denn sie hat ja nachweislich gewirkt, doch wer weiß, welche nützlichen Inhalte zusammen mit den unerwünschten dabei dem Gehirn noch abhanden gekommen sein mögen.

Eine wesentlich elegantere Methode, um Verhaltensweisen zu ändern, die weder dem individuellen noch dem gesellschaftlichen Glück dienen, stellt ein Verfahren dar, das aus der Kinesiologie entwickelt worden ist und mittels dessen auch hartnäckige Phobien und Zwänge recht schnell aufgelöst werden können. Es handelt sich um die von R. J. Callahan vorgestellte Methode des Beklopfens terminaler Endpunkte des Magen- und/oder Milz-Pankreas-Meridians.[1] Meines Wissens gibt es bislang keine Theorie darüber, aufgrund welcher physiologischer Grundlagen diese Methode funktionieren könnte, wenngleich der Erfolg selbst sie bestätigt. Durch dieses sehr einfache und auch von medizinischen Laien recht schnell erlernbare Verfahren können in wenigen Minuten irreale Ängste gelöscht werden, die selbst jahrelanger Psychotherapie getrotzt haben.

Ich habe eine überraschende Bekräftigung für den Wert dieses einfachen Verfahrens von einem Freund erhalten, dem ich ein Buch darüber zu lesen gegeben hatte und der mir dann mitteilte, daß er mit dieser Methode in einem eigentlich spielerischen Versuch einer Bekannten eine recht lästige Krötenphobie »weggezaubert« habe. Dieses Verfahren funktioniert folgendermaßen:

1. Der Indikatormuskel wird »im Klaren« getestet. Normalerweise testet er dabei stark.

---

[1] R. J. Callahan: *Leben ohne Phobie,* VAK Verlag, Freiburg 1987.

2. Nun wird er getestet, während die phobische Person an ihre spezifische Angst denkt. Nun sollte der Muskel schwach testen, falls nicht eine sogenannte »Umkehrung« vorliegt.
3. Als nächstes wird über bestimmte Punkte des Magen-, in selteneren Fällen auch des Milz-Pankreas-Meridians die energetische Verbindung zu diesen Meridianen mit der freien Hand der getesteten Person hergestellt. Nun sollte sie stark testen.
4. Dann wird der Therapeut auf die Endpunkte des Magenmeridians (falls die Testung den energetischen Zusammenhang der Phobie damit gezeigt hat) bzw. des Milz-Pankreas-Meridians in rascher Folge eine Reihe von Schlägen mit den locker gekrümmten Fingern seiner Hand ausüben, während die Testperson an ihre Phobie denkt. In einem Großteil der Fälle kann damit die Phobie gelöscht werden.

Das klingt fast zu phantastisch, um glaubhaft zu sein. Doch ich habe eine Erklärung, die uns immerhin eine Möglichkeit gibt, zu verstehen, wieso ein unausgebildeter Laie in fünf Minuten dort Erfolge erreichen kann, wo ausgebildete Psychotherapeuten jahrelang erfolglos gearbeitet haben. Diese Erklärung hat mit den dissipativen Strukturen zu tun und mit den Zusammenhängen von Erinnerungen, Emotionen, ja schließlich aller Lebensäußerungen mit bestimmten Meridianen.

Wir wissen zum Beispiel, daß die Meridiane beim lebenden Menschen Leitungsbahnen für Bioenergie und Bioinformation sind, die blockiert sein können und deren Energiefluß durch Akupunktur reduziert und verstärkt werden kann. Mittlerweile wissen wir auch, daß dieser Energiefluß nicht nur durch die traditionellen Akupunkturnadeln, sondern auch durch Stromimpulse, Laserimpulse und Schallimpulse beeinflußt werden kann.

Einer der Pioniere der Kinesiologie, John Diamond, behandelte Schmerzen, Herzrhythmusstörungen und viele andere Symptome, indem er therapeutische Musik über Tonwandler in die entsprechenden Meridiane leitete.[1] Mit reiner Energie werden die Meridiane über die Methode der Moxibustion versorgt, indem man nämlich durch Verbrennung von Substanzen, die in Metallschälchen auf bestimmte Akupunkturpunkte gestellt werden, Wärmeenergie in die Akupunkturbahnen leitet. Durch die Auswahl des Materials der Schälchen und der Räucherungen kann man auch die gewünschte förderliche Information innerhalb gewisser Grenzen bestimmen.

Wesentlich gezielter wird dieser Aspekt des Zuführens heilungsfördernder Information in die Akupunkturkanäle in einer neuraltherapeutisch gefärbten Anwendung benutzt: man spritzt das ausgewählte Medikament in geringer Menge subkutan oder intrakutan an ausgewählte Punkte des betroffenen Meridians, zum Beispiel an den Tonisierungspunkt und den Zustimmungspunkt, und erreicht dadurch, daß die heilende Information ohne Umwege ans Ziel gelangt. Bei dieser Anwendung steht also der informative Heilungsaspekt vor dem energetischen, wovon schon im Kapitel »Von der Biochemie zur Biophysik ...« die Rede war. Was uns bei dieser kurzen Übersicht für das spezielle Thema hier interessiert, ist jedoch vor allem die Tatsache, daß die Meridiane als Leitungsbahnen für ganz verschiedenartige Schwingungsqualitäten wirken können. Wenn nun ein Mensch durch Imagination ein bestimmtes komplexes Muster von Vorstellungen, Emotionen und Gedanken bewußt aktiviert, dessen Verbindung mit einem bestimmten Meridian vorher durch Testung gesichert wurde, so müßte es nach der Theorie der dissipativen Strukturen

---

[1] John Diamond: *Lebensenergie in der Musik,* Verlag Bruno Martin, Südergellersen 1983, Seite 106 ff.

möglich sein, durch energetische Vibrationen, die zielgerichtet auf die phobische Verhaltensstruktur einwirkten, diese Strukturen zu erschüttern und aufzulösen. Und nichts anderes findet denn auch statt bei der kinesiologischen Methode, die hier kurz vorgestellt wurde. Der geniale Trick scheint zu sein, daß das krankhafte Verhaltensmuster als energetische Struktur begriffen wird, die, an materielle Realitäten gebunden, eben an die dissipativen Clusterstrukturen beispielsweise von Dipolmolekülen der Gehirnsubstanz, durch Erschütterung ebendieser Strukturen zerstört wird, etwa so, wie die mächtigsten Hochhäuser bei einem Erdbeben einstürzen können. Es geht also darum, dieses Erdbeben zu schaffen, und das geschieht durch das Meridianklopfen. Hierbei pflanzt sich die Erschütterung entlang des Meridians fort und erschüttert das zwanghafte Handlungsmuster, welches über die meridiangekoppelten Emotionen damit in Verbindung steht und welches durch Vorstellung aktiviert ist.

Diese Methode stellt für mich in mehrfacher Hinsicht einen Paradefall für das dar, was die neue Medizin vor der bisher geübten auszeichnet. Es ist dies zum einen die energetische Betrachtungsweise eines sonst als psychologische Marotte klassifizierten Fehlverhaltens, wodurch eine bestimmte Form moralischer Aburteilung, wie subtil und unbewußt sie sich auch einschleichen möchte, von vornherein wenig Chancen bekommt. Der Patient ist dabei nicht schuldig, und er ist Mitarbeiter. Diese Mitarbeit in ganz wesentlicher Funktion ist ein weiterer Punkt. In der neuen Medizin muß, wer geheilt werden will, aktiv mitarbeiten, in diesem Fall durch die Vorstellungsbilder, die er heraufbeschwört, und auch vorher im Testdurchgang, bei dem ihm durch seine eigene Körperreaktion unmißverständlich klargemacht wird, daß ein bestimmter Meridian und welcher Meridian durch die Phobie geschwächt wird. Er ist also nicht auf die Interpretation eines Experten angewiesen, sondern wird durch die Information, die ihm sein eigener Körper unmißverständlich gibt, unmittelbar überzeugt. Drittens ist die Methode einfach und wirksam und benötigt keine aufwendigen diagnostischen oder therapeutischen Geräte. Sie kann jederzeit und überall praktiziert werden. Und schließlich ist es eine ungefährliche und nicht belastende Methode, die deshalb mit sowenig Energieaufwand funktionieren kann, weil sie die energetische Struktur und Organisation der Krankheit und des von ihr getroffenen Organismus kennt und ausnutzt. Sie arbeitet mit der Natur und nicht gegen sie.

Ganz besonders bemerkenswert ist jedoch auch, daß hier mit dem biologisch allgemeingültigen Gesetz des kleinen Reizes gearbeitet wird, nach dem, wie das die Chaosphysik mittlerweile nachgewiesen hat, bei nichtlinearen Systemen an entscheidenden Doppel- oder Dreifachkreuzungspunkten der selbstregenerativen Systemorganisation durch kleinste Außenreize der Umschlag von einem Ordnungszustand in den anderen ausgelöst werden kann. Ein minimaler Reiz kann dabei nach dem Schneeballprinzip außerordentlich nachhaltige Veränderungen auslösen. Dieses Gesetz der kleinen Reize kann in seiner Bedeutung für nichtlineare Systeme, und alle biologischen Systeme sind nichtlinear, gar nicht hoch genug eingeschätzt werden, denn es erklärt, warum beispielsweise die Kneippkuren wirken können oder die Homöopathie – oder eine feine, kleine, leise Bemerkung, die man wie nebenbei fallenläßt und die wie ein gefiederter Pfeil mit Widerhaken im Herz des Problems steckenbleibt, während alle lauteren und groberen Methoden nur die Gegenregulation auf den Plan rufen und sich durch ihre eigene Massivität selbst um die Wirkung bringen.

Wir haben dieses Gesetz an anderer Stelle bereits als Arndt-Schulzesche Regel kennengelernt, als wir es im Zusammenhang mit dem Adey-Fenster erwähnt haben, jenem schmalen Korridor, durch den bestimmte Frequenzkompositionen nur dann auf den Organismus einwirken können, wenn sie eine definierte *sehr schwache* Intensität aufweisen. Das ist gerade für viele unserer gestandenen Schulmediziner schwer zu begreifen, die einem geradezu magischen Dosis-Wirkungs-Glauben frönen und oft ihr einziges Heil in der Erhöhung einer ohnehin schon einen Schock für den geschwächten Organismus darstellenden Dosis sehen, wenn ein Antibiotikum, Zytostatikum oder Antiphlogistikum nicht richtig greifen will.

Der verletzte Neptun

Wir wollen nach diesem kurzen Exkurs jedoch noch einmal auf die erstaunlichen Eigenschaften des Wassers zurückkommen, von dem unser Leben abhängt und das wir bisher nur unter eher klassischen Aspekten betrachtet haben. Die neue Medizin zeichnet sich aber nach unserer eigenen Definition durch die Betonung von Energie und Information aus.

Wenn der Lebensinstinkt im Menschen getrübt ist, hängt dies astrologisch oft mit einem verletzten oder schwach gestellten Neptun zusammen. Dieser Planet wird nach dem Gott der Ozeane benannt, der für das Nichterfaßbare und für die Formauflösung genauso steht wie für das universale Mitgefühl, für Nebulosität, Drogen, für das Künstliche in der Welt und den falschen Schein, aber auch für Spiritualität und mystische Erfahrungen. Für die neue Medizin ist der Neptun bedeutsam, insofern er Gott und zugeordneter Planet der Weltmeere ist[1] und nach dem hermeti-

---

1 Neptun ist auch für die Chemie zuständig und kann in Verständnis seiner höheren Ebenen eine natürliche orthomolekulare Chemie bedeuten.

schen Prinzip der Analogie von Makrokosmos und Mikrokosmos damit auch zuständig ist für das Wasser auf diesem Planeten, auch für das Körperwasser und dessen Zustand.

Die vergifteten Meere, das verseuchte Grundwasser sowie die Flüsse und Seen sind Ausdruck dessen, daß das Neptunprinzip global derzeit noch auf seiner niedrigsten Ebene, der des Künstlichen, verstanden wird und nicht in seiner höchsten Ausdrucksform des universalen Mitgefühls und des Zusammenhangs allen Lebens. Wenn unser Körperwasser verschlackt ist, bedeutet das notwendigerweise auch, daß unser sonst untrüglicher Instinkt für das Zuträgliche gefährdet ist, weil das Neptunprinzip verletzt ist. Konkret äußert sich das darin, daß zum Beispiel gerade die Nahrungs- bzw. Genußmittel, die dem Organismus am wenigsten bekommen, von diesem am dringendsten verlangt werden. So ist es geradezu ein Erkennungszeichen der verkappten Nahrungsmittelallergien, daß die daran Leidenden gerade den Stoff, der ihre Allergie unterhält, am gierigsten verlangen: Die zwanghafte Schokoladenesserin hat ihre Schokoladenallergie, der Kaffeetrinker seine Kaffeeallergie, der Pommesfan seine Pommesallergie usw.

Der Erfinder der MMM, der Medizinischen Mikro-Magnetik, Professor Langreder, geht so weit, zu behaupten, daß jede Sucht erst dann ausgeheilt sei, wenn jede Schwingung des Suchtallergens aus dem Körper entfernt sei. Dies ist zum Beispiel mit der vom ihm entwickelten MMM möglich, aber auch mit dem in unserer Praxis benutzten Verfahren der Bioresonanztherapie.

Wenn die Meere und Flüsse wieder sauber sind, wenn das Trinkwasser wieder trinkbar ist, dann sind wir einen guten Schritt weiter gekommen. Wir können uns dann mit jedem Schluck an dem gewaltigen energetischen Potential gesunden Wassers aufladen. Wie groß dieses Potential natürlicherweise ist, hat Viktor

Schauberger mit seinen Wasserfadenversuchen nachgewiesen, in denen er die Energien des bewegten Wassers dadurch nachwies, daß er in seiner Versuchsanordnung Funkenentladungen direkt aus dem Wasser von bis zu mehrmals 20 000 Volt etwa fünfzehnmal pro Sekunde abnehmen konnte.

Noch ein weiterer Vergleich, von dem am Ende des vorigen Kapitels schon kurz die Rede war, macht uns die armselige Qualität des heutigen Durchschnittswassers aus der Leitung deutlich: Das elektrische Potential des Wassers einer natürlichen Quelle beträgt durchschnittlich 60 000 Volt an der Stelle ihres Austritts, das eines durchschnittlichen Stadtwassers nur knapp über 10 000 Volt. Das ist ein Energieverlust von über 83 Prozent! Wenn man sich klarmacht, daß heute ein Großteil aller Patienten über mangelnde Energie klagen, haben wir als eine Ursache dafür die minderwertige Wasserqualität zu sehen. Eine weitere Ursache sind die übrigen Nahrungsmittel, die in einer Weise denaturiert sind, daß sie vielleicht als Kalorienquelle, jedoch kaum noch als Bioenergiequelle in Frage kommen. Daß die Bioqualität des Wassers und der Nahrungsmittel früher ungleich höher war, geht auch aus den bereits erwähnten mittelalterlichen Quellen hervor, nach denen Gefangene mehrere Jahre allein bei Wasser und Brot und noch dazu in Dunkelhaft überleben konnten. Wir müssen wieder erreichen, daß Wasser und Brot, unsere traditionellen Grundnahrungsmittel, nicht nur Kalorien-, sondern auch Bioenergielieferanten werden.

Schließen wir dieses Kapitel mit einem Zitat des großen Naturbeobachters und Erfinders Viktor Schauberger: »Die natürliche Wasserbewegung in naturbelassenen Wasserläufen geht niemals expansiv vor sich. Das Wasser wird vielmehr durch die geschwungene oder schlängelnde Flußrichtung und durch die Mäanderbildung von außen, also von den Ufern weg, nach innen bewegt und eingerollt. Das Wasser reinigt sich dadurch selbsttätig. Die Einrollung im Sinne einer Raumspirale ermöglicht das Einholen von Sauerstoff und Kohlensäure aus der Luft. Das Wasser atmet wie alle Pflanzen, Tiere und Menschen. Das mitgeführte Geschiebe wird durch diese Bewegungsart zerrieben und dient dem Fluß als Wegzehrung, wie auch die beatmeten Nährstoffe im Körper erst das Leben ermöglichen. Beim richtig bewegten Wasser haben wir es mit einem Lebensvorgang zu tun, der bisher unbeobachtet und unerforscht war. Nicht bewegtes Wasser ist tot und ist letztlich für das Leben giftig.«[1]

1 *raum & zeit*, Nr. 57, S. 36 ff.

Huna – Magie oder Wissenschaft vom Selbst

Wir befinden uns heute in einer Zeit des Umbruchs, in der viele überkommene Vorstellungen, Werte und als gesichert betrachtetes Wissen sich auflösen und den Weg für Neues freigeben. Gleichzeitig wird das Geheimwissen der alten Kulturen freigegeben und ist heute für jeden zugänglich, der sich die Mühe macht, danach zu forschen, und den richtigen Ansatz findet. Viele der Rituale und Bräuche, die in schamanistischen Heilprozeduren angewandt werden, sind von der Psychologie aufgegriffen worden, zum Beispiel Methoden der psychischen Katharsis, ritualisierter Befreiung von Obsessionen, der Traumführung und ähnliches mehr. Somit können wir heute eher von einer Bereitschaft ausgehen, mit Respekt an das überlieferte Wissensgut alter Heilsysteme heranzugehen und nicht bloß überheblich etwas abzutun, dessen Grundlagen mit unserer Vorstellung vom Bau der Welt oft nicht vereinbar sind.

Anders als unsere Kultur haben viele dieser alten Heilsysteme eine Konzeption vom Menschen, die höhere Ebenen mit einschließt und auch in die Behandlung mit einfließen läßt. Genau dies ist der Punkt, an dem unsere offizielle Wissenschaft sich verabschiedet und, um ihre Konzepte zu retten, von Aberglauben spricht, von suggestiven Effekten, von Magie usw. Der Grundtenor ist jedoch, unerklärliche Heilungen als Betrügereien zu brandmarken. Sicherlich gibt es in diesem Bereich viel Raum für Scharlatanerie, so auch bei den philippinischen Traumaturgen, doch auch zu viele beglaubigte Erfolge, als daß wir uns leisten könnten, das Kind mit dem Bade auszuschütten. Wir sind heute andererseits vielleicht auch schon etwas besser vorbereitet, übermaterielle Realitäten als Ursache für (Heil-)Wirkungen auf dem physischen Niveau anzuerkennen, als noch vor wenigen Jahrzehnten, da wir nun das Wissen von den morphogenetischen Feldern zur Verfügung haben, da wir die wissenschaftlich nicht zu bezweifelnden Ergebnisse der Experimente von Dr. Hiroshi Motoyama kennen, da wir auch die positiven Behandlungsergebnisse mit homöopathischen Hochpotenzen nicht länger leugnen können, oder die experimentell verifizierten Fähigkeiten vieler Menschen für Telepathie, Telekinese und dergleichen.

Eines dieser alten Heilsysteme, eingebettet in eine eigene Philosophie des Menschen, ist das System der Kahunas, der traditionellen Medizinmänner und -frauen auf Hawaii. Die Hunalehre, von den Kahunas auf den hawaiischen Inseln von ihren Vorfahren ererbt, ist in ihrem Bestand und ihrer Terminologie gewissen magischen Bräuchen der Berberstämme der nordarabischen Wüsten verblüffend ähnlich, und sie geht ihrer eigenen Tradition zufolge zurück auf zwölf Stämme, die vor Urzeiten aus ihrem angestammten Gebiet auszuwandern sich entschlossen hatten, da ihre weisen Männer eine globale Katastrophe kommen sahen. Diese Hunalehre also liefert uns einen lange vermißten Gesichtspunkt, der imstande ist, sogenannte magische Praktiken zu vereinen mit den Konzepten, die unter anderem aus den Erfahrungen der Radionik mit der Übertragung von Energie und Heilinformation über nicht elektromagnetisch arbeitende Apparaturen erwachsen sind. Wer sich für die Hunaphilosophie interessiert, der sei an die Bücher von Max Freedom Long verwiesen, die mittlerweile auch in deutscher Übersetzung vorliegen. Die beste mir bekannte Zusammenfassung über die »Vis Medicatrix Naturae«, die heilende Energie in der Natur, und ihre Beziehung zu den verschiedenen Formulierungen, die dafür gefunden wurden, sei es das Orgon von Reich oder das Mana der Kahunas, findet sich in Dr. Aubrey Westlakes Buch *The Pattern of Health*.[1] Ich möchte mich an dieser Stelle für die wertvollen Hinweise bedanken, die ich für meine eigenen Gedankengänge daraus bezogen habe, und möchte es jedem wärmstens empfehlen, der sich für die hier behandelte Thematik interessiert. Doch nun zurück zu den Kahunas.

Die Kahunas gehen von einer Dreiteilung des Menschen aus und setzen darüber hinaus voraus, daß alle Realität, also auch die sogenannten energetischen Phänomene, auf einer materiellen Substanz beruhen müsse, wenn diese auch feiner als die mit den üblichen Sinnen faßbare ist.

Die Hunalehre wurde von Max Freedom Long in einer mühsamen, jahrzehntelangen geduldigen und ausdauernden Suche wiederentdeckt, nachdem er als junger Lehrer 1917 nach Hawaii gekommen war und dort auf eine sehr persönlich betroffene Art und Weise mit der magischen Kunst und Wissenschaft der Kahunas in Kontakt gekommen war.

Traditionell waren die Kahunas in der Lage, vier Arten unmöglicher Dinge zu vollbringen, unmöglich zumindest vom Standpunkt unserer modernen Wissenschaft aus gesehen: Erstens konnten sie, wenn sie wollten, barfuß und komplett unversehrt über gerade so weit abgekühlte Lava gehen, daß die Kruste eben das Gewicht eines Menschen hielt. Sie konnten zweitens mit großer Genauigkeit die Zukunft voraussagen und diese Zukunft auch verändern, wenn das erwünscht schien, und in der Tat war das nach Longs Bericht eine ihrer Haupttätigkeiten, denn sie heilten sowohl den Körper als auch den »Geldbeutel« und be-

---

1 Aubrey T. Westlake: *The Pattern of Health*, Element Books, Longmead 1985.

hoben soziale wie ökonomische Schwierigkeiten. Drittens konnten sie Sofortheilungen bewirken, in anderen Worten Wunder. Ihre Konzeption von Wunderwirken beinhaltete eine Beschleunigung der Zeit bzw. ein Ausschalten des Zeitelementes. Und viertens waren sie imstande, die Winde und das Wetter zu kontrollieren und auch die menschenfressenden Haie an den Küsten der hawaiischen Inseln.

All diese Behauptungen wurden Max Freedom Long demonstriert, mit Ausnahme der Geschichte mit den Haien, um zu beweisen, daß es sich um reproduzierbare Phänomene handelte. Sie vermochten auch gewöhnliche Heilungen zu bewirken, die sie »Lomi-lomi« nannten und deren Prozedur in einer Kombination von Bädern, Massagen, Suggestion, Manipulation und dem Auflegen der Hände bestand. Ebenso konnten sie erfolgreich mit Verrückten und geistigen Störungen umgehen. Vor allem aber waren sie in der Lage, extrasensorische Phänomene zu demonstrieren, und hatten auch eine Theorie, die das alles erklärte. Long betont in seinen Berichten, daß eine Sache dieses pseudoreligiöse System der Hunaphilosophie einzigartig mache und es von allen modernen Systemen einschließlich der Religion und der Psychologie abhebe, und das sei die simple Tatsache, daß es funktioniere.

Long hatte eine sture Art, aber obwohl er sorgfältigste und engagierte Nachforschungen anstellte, schaffte er es zunächst trotz jahrelanger Bemühungen nicht, an das Geheimnis heranzukommen. Schließlich, nach ergebnisloser Suche, besuchte er den Kurator des Honolulu-Museums, Dr. Brigham, der zu diesem Zeitpunkt bereits weit in den Achtzigern war und der lange Zeit auf Hawaii zugebracht hatte. Zu seiner Überraschung eröffnete ihm dieser, daß er vierzig Jahre seines Lebens damit zugebracht hatte, die Kahunas zu studieren, um die Antwort auf die gleichen

Fragen zu finden, die auch Max Freedom Long beschäftigten. Er sagte zu ihm: »Sie heilen wirklich, und sie töten wirklich, und sie sehen tatsächlich in die Zukunft und ändern diese für ihre Kunden. Viele von ihnen sind Betrüger, aber einige sich echt. Ich kann beweisen, daß keine einzige der gängigen Erklärungen über die Kahunamagie wasserdicht ist. Es ist weder Suggestion noch irgend etwas dergleichen dabei im Spiel, das die Psychologie schon kennt. Sie arbeiten mit etwas, was wir erst entdecken müssen, und das ist etwas unschätzbar Wertvolles. Wir müssen es einfach herausfinden. Es wird die Welt verändern, wenn wir es finden. Es wird das gesamte Konzept von Wissenschaft verändern, und es wird Ordnung in widersprüchliche religiöse Konzepte bringen.«

Obwohl man denken könnte, es sei absurd, daß Dr. Brigham die Kahunas bei der Arbeit hatte sehen können, daß er ihr Freund geworden war, daß er unter ihrer Supervision über Lava gelaufen war und trotzdem nicht die leiseste Ahnung hatte entwickeln können, wie ihre Magie funktionierte – es war so. Und so blieb es auch. Denn obwohl Dr. Brigham während der vier Lebensjahre, die ihm noch verblieben waren, alles, was er wußte, an Max Freedom Long weitergab und obwohl dieser noch weitere sechs Jahre auf Hawaii blieb, kam er doch keinen Schritt in seiner Suche weiter und kehrte schließlich im Bewußtsein seiner Niederlage nach Kalifornien zurück.

Aber eines Nachts kam ihm der Schlüssel zu, und das waren die Wortstämme, die Wurzeln bestimmter Wörter, die eine geheime Bedeutung hatten. Von da an vermochte er nach und nach das Hunasystem so weit zu entschlüsseln, daß er damit arbeiten konnte. Er publizierte seine Ergebnisse, war dann lange Zeit damit beschäftigt, den Rücklauf zu redigieren und aufzuarbeiten, denn viele seiner Leser hatten selbständig begonnen, mit dieser

Sache zu experimentieren, und veröffentlichte schließlich in der letzten und vollständigen Revision seiner Arbeit die zehn Elemente der Kahunapsychologie und -philosophie. Seine zusammengefaßten Ergebnisse sind diese:

1. Der Mensch ist eine dreifache Dreieinheit in einem Körper. Er ist nicht ein Geist, sondern drei, und befindet sich in evolutionärer Entwicklung. Im einzelnen sind es:

a) *das untere Selbst oder das Unbewußte,* der Sitz der Emotionen und des Gedächtnisses;

b) *das mittlere Selbst oder das Bewußte,* das kein Gedächtnis besitzt, aber volle Verstandeskraft;

c) *das höhere Selbst oder das Überbewußte,* Aumaka, was soviel heißt wie älterer elterlicher und absolut vertrauenswürdiger Geist, der göttliche Funken im Menschen.

Diese drei Arten von Bewußtsein formen eine evolutionäre Entwicklungsreihe vom rein Animalischen zum Göttlichen.

2. Es gibt drei Arten der vitalen Kraft oder des Mana, das von diesen drei Bewußtheiten benutzt wird:

a) *niedriges Mana,* das vom unteren Selbst benutzt wird und das über Fäden subtiler schattenhafter Substanz fließen kann, über die Akafäden; es kann chemische Substanzen mit sich tragen, und es kann Gedankenformen transportieren; es kann auch gespeichert werden;

b) *mittleres Mana,* das vom bewußten Geist/Verstand benutzt wird in allen seinen Denk- und Willensaktivitäten; als Wille gebraucht, wirkt es als hypnotische Kraft, vorausgesetzt, daß eine Gedankenform in das Bewußtsein eines Kandidaten eingepflanzt ist; es kann aber nicht über die Akafäden wandern;

c) *hohes Mana,* das vom höheren Selbst gebraucht wird für verschiedene Zwecke, unter anderem für sogenannte Wunder.

3. Es gibt drei schattenhafte Körper, in denen die drei Geister des Menschen wohnen:
    a) *den niedrigen Schattenkörper;* er ist von solcher Natur, daß er an allem klebt, was wir berühren oder sehen und hören; wenn er vom Kontakt zurückgezogen wird, zieht er einen unsichtbaren langen Faden und hält dadurch eine semipermanente Verbindung aufrecht, die Akafäden; er ist ein idealer Leiter für das niedere Mana und kann als Speicher dafür benutzt werden; wenn er voll mit niedrigem Mana aufgeladen ist, kann er so fest werden, daß er physische Objekte beeinflussen und sogar bewegen kann;
    b) *den mittleren Schattenkörper* des bewußten oder mittleren Selbst;
    c) *den höheren Schattenkörper* des hohen Selbst.
4. Das zehnte Element ist der *physische Körper,* der vom niederen und mittleren Selbst während des Lebens benutzt wird und mit dem das hohe Selbst locker verbunden ist, wahrscheinlich durch Akafäden vom niederen Körper.

Natürlich ist es kein so ungewöhnliches Konzept, daß der Mensch ein Geist in einem Körper sei, der sich darin in der materiellen Welt manifestiert, die wiederum von formativen Kräften geschaffen ist. Im Grunde genommen ist das gar nicht so weit von unserer eigenen biblisch überlieferten Konzeption weg. Doch bei den Kahunas sieht es schon noch ein bißchen anders aus. Sie glauben, daß alle Dinge und jede Substanz entsprechende Akakörper haben, welche Duplikate der Objekte sind, die sie repräsentieren, wobei die Akakörper als erstes geschaffen wurden und die physischen Körper in der Folge. Sie glauben auch, daß eine bestimmte Menge an Bewußtsein und an Mana in allen Dingen eingebunden ist und daß sie ohne dies überhaupt nicht existieren würden und ihre Gestalt nicht erhalten könnten. Das unschätzbare Geheimnis der Hunalehre bestand im Wissen darum, wie die drei im Menschen verbundenen Geistwesen aufeinander einwirkten und wie sie die verschiedenen Manas, die Akakörper und deren Substanz benutzten. Und was immer Max Freedom Long zunächst davon gehalten haben mochte, er war gezwungen, zuzugeben, daß alles, was sich aus den Konzeptionen der Hunalehre in der Praxis ergab, funktionierte, in der Tat so zuverlässig funktionierte wie die Anwendung von Newtons Gravitationsgesetzen in unserer mechanischen Physik.

Was uns im Zusammenhang mit der Theorie der Kahunas besonders interessieren könnte, ist, daß diese eine Menge bis dahin unzusammenhängender Fakten integriert und zugleich auch eine Erklärung für das Phänomen des Rutengehens, des Pendelns und der medizinischen Radiästhesie liefert. Nicht nur das, sie erklärt ebenso Kontaktheilungen und Fernheilungen, ja sogar Wunder, und auch mindere Phänomene wie Psychometrie,[1] Hypnose, extrasensorische Phänomene wie Hellsehen, Telepathie usw., einmal ganz abgesehen davon, daß sie Licht in das Dunkel vieler ansonsten unerklärlicher Geschehnisse gerade auch der christlichen Überlieferung zu bringen imstande ist.

Wie dem auch sei, wir sehen derzeit keine andere Theorie, die so umfassend viele Phänomene erklären könnte, die in der neuen Medizin bereits als selbstverständlich eingesetzt werden, ohne daß man über eine genaue Erklärung verfügen würde. Ich denke da zum Beispiel an die gesamte bioelektronische Funktionsdiagnostik und die auf den gleichen Prinzipien beruhende Therapie, vom VEGA-Test zum MORA- bzw. zum BICOM-Gerät. Eine

---

1 Die Kahunas behaupten, daß der niedere Schattenkörper, wenn er mit niedrigem Mana vollkommen aufgeladen ist, so fest wird, daß er physische Objekte bewegen kann.

der Grundannahmen dieser neuen Therapien und Geräte ist ja, daß in den geschlossenen Therapie- bzw. Diagnosekreis von Mensch und bioelektronischem Funktionsgerät irritierende oder ausgleichende und heilende Substanzen eingebracht werden und daß deren Wirkung unmittelbar am Ausgleich vorher gestörter Akupunkturpunkte beispielsweise gemessen werden kann.

Der springende Punkt hierbei ist, daß auf irgendeine Weise ja die Wirkungen der Medikamente zum Körper des Patienten gelangen müssen. Die Hunalehre erklärt das mit der Fähigkeit des niederen Mana, chemische oder andere Stoffe zu transportieren. Was nach gegenwärtiger wissenschaftlicher Annahme mit dem Einfluß der Schwingungen der entsprechenden Substanzen auf den Menschen erklärt wird, das sehen also die Kahunas als Zirkulieren von niederem Mana, das mit der Information entsprechender Stoffe imprägniert ist. Es spricht meiner Ansicht nach eher für die Konzeption der Kahunas, daß für all diese Therapieformen, die wir uns als biophysikalische Verfahren zusammenzufassen angewöhnt haben, ein geschlossener Therapiekreis (um nicht das Wort Stromkreis dafür einzusetzen, denn es fließt ja kein Strom, sondern wahrscheinlich eben das niedere Mana) notwendig ist. Das müßte ja für reine Schwingungsübertragung nicht unbedingt sein, erreichen uns doch die Schwingungen von Licht und Ton beispielsweise, auch ohne daß wir in einen solchen Schaltkreis eingebunden sind.

Und ein Zweites kommt hinzu: Die Hunakonzeption beinhaltet auch, daß Gedankenformen vom niederen Mana transportiert werden. Das erklärt, warum der Tester beispielsweise sein eigenes Ergebnis durch Zweifel, Skepsis und dergleichen verfälschen kann, ebenso natürlich durch Wunschdenken im anderen Extrem – besonders wenn diese Einstellungen unbewußt sind, geschieht doch die Übertragung der Gedankenformen mit dem niederen Mana, also mit genau dem Energiestoff, der nach der Hunalehre vom niederen Selbst oder vom Unbewußten benutzt wird. Gleichzeitig wird damit auch erklärt, warum emotionale Inhalte und Erinnerungen sich erstens gegenseitig so beeinflussen und zweitens sich auf die Körperenergie so auswirken bzw. deren organbezogene Akupunkturmeßpunkte verändern können: weil das niedere Mana der Energiestoff ist, den das niedere Selbst oder das Unbewußte für seine Arbeit verwendet, und gleichzeitig auch der Stoff, der die Erinnerungen, Gedankenformen und Emotionen transportiert bzw. aufbewahrt. Wir verstehen jetzt auch, warum emotionale Ausbrüche so erschöpfend sein können, nämlich weil sie die vitale Energie des Körpers, das niedere Mana, verbrauchen.

Die Kunst der Suggestion beruht nach den Worten von Max Freedom Long darauf, auf jemanden etwas von seinem eigenen niederen Mana zu übertragen und über den gleichen Weg die Gedankenform der Suggestion fließen zu lassen. Wenn der Heiler oder Arzt einmal mit dem Patienten Kontakt gehabt hat, bleibt er über einen Akafaden mit ihm verbunden, und er kann mit seinem Willen sein niederes Selbst veranlassen, diesem Bioenergie, positive Gedankenformen, ja sogar die angezapften Heilkräfte von Pflanzen, Metallen usw. zu senden (siehe auch das Kapitel »Heiler und Heilen«).

Gewöhnlich dauert es jedoch eine viertel bis eine halbe Minute, bis die Akaverbindung hergestellt ist und der darauf folgende Fluß von Mana zu seinem Ziel gelangt. Aus der Nichtbeachtung dieser kleinen Zeitverzögerung erklärten sich wohl einige bis dahin unvereinbare Beobachtungen. Wahrscheinlich ist der gleiche Mechanismus auch in der Ferndiagnose von Krankheiten aus einem Blutstropfen, einem Haarbüschel oder einem anderen Körpermaterial involviert, in Fernheilungen und auch im Phänomen des Pendelns und des Rutengehens, natürlich genauso umgekehrt im Senden von Heilinformation.

Mit dieser Anschauung der Kahunas werden auch einige Erfahrungen erklärt, die wahrscheinlich in der einen oder anderen Form jeder der Leser schon gehabt haben mag: daß nämlich ab einem bestimmten Grad psychischer und körperlicher Erschöpfung – wenn man beispielsweise eine ganze Nacht »durchgemacht« hat, vielleicht in hitziger Debatte mit Freunden oder wie auch immer – ein hellerer Zustand eintritt, der damit erklärt werden kann, daß das niedere Mana verbraucht ist und der Mensch in diesem Zustand die nächste Energiequelle anzapft. Das mittlere Mana transportiert keine Erinnerungen und psychologische Befrachtung, bedeutet also auch eine bestimmte Befreiung von der Vergangenheit in diesem Moment.

Wahrscheinlich beruht auf dem gleichen Mechanismus die Wirksamkeit von Schlafentzug in der Behandlung von Depressionen, da im Schlaf der Körper das verbrauchte niedere Mana wieder regeneriert. Wenn aber diese Energie verbraucht ist, kann sich der Zugang zur nächsthöheren Stufe ergeben, zum mittleren Mana, dem keine Komplexe eingeprägt sind. Und wenn auch dies verbraucht ist, geht es zum höheren Mana, der energetischen Substanz des höheren Selbst. Dies ist aber eine äußerst gefährliche Aktion, falls jemand versuchen sollte, diesen Zugang ohne kompetente spirituelle Führung einfach dadurch zu erreichen, daß er über die körperlichen Signale der Erschöpfung sie nicht achtend hinweggeht. Dieser ungeleitete Versuch muß oft mit der Einbuße der körperlichen und geistigen Gesundheit bezahlt werden. Wie ich aus absolut kompetenter Quelle erfahren habe, gibt es elegantere Methoden, um die Harmonisierung von Körper und Geist des Menschen zu erreichen. Eine davon ist beispielsweise das Ausüben der Kampfkünste wie Karate und Kung-Fu in der rechten Weise, das heißt mehr unter dem Aspekt der Harmonisierung von Körper und Geist als unter dem des Wettkampfes.

Ein früher Pionier der energetischen Medizin, Dr. Eeman, hatte folgendes Experiment gemacht: Er »schaltete mehrere Personen in Serie« in seinen polaren Entspannungskreis und ließ eine davon konzentriert an eine bestimmte Idee denken. In kurzer Zeit dachten alle anderen im Kreis an dieselbe Idee. Das ist wiederum eine Bestätigung der Hunathese, daß Suggestionen oder allgemeine Gedankenformen über das niedere Mana wandern können. Eine weitere Erkenntnis aus den über einen Zeitraum von dreißig Jahren sich erstreckenden Experimenten von Dr. Eeman war, daß die Heilerfolge besser waren, wenn mehrere Personen in den Kreis eingeschaltet waren. Seine Vision war kooperatives Heilen, und die Ergebnisse, die er erzielte, könnten uns auch in diese Idee verliebt machen, die so gut zu dem Teamgeist paßt, der die neue Medizin kennzeichnet. Hier noch ein kurzes Zitat aus seinem Hauptwerk *Cooperative Healing: the healing properties of human radiations:* »Nach einer kurzen Weile trat ein Gefühl fortschreitender Entspannung ein, von Wärme und Wohlbefinden – und dann eine Schläfrigkeit, wie sie normalerweise auch dem Schlaf vorausgeht, die etwa dreißig Minuten gedauert hat. Alle Mitglieder des Kreises erwachten dann gleichzeitig in einem größeren Wohlbefinden als nach einer Nacht erholsamen Schlafes und mit einem Gefühl, daß jeder von ihnen einen großen Gewinn davongetragen hatte.«[1]

Auf einen Punkt der Hunaphilosophie muß vielleicht noch

---

1 Es bleibt allerdings zu prüfen, ob die Vorstellung, daß auf diese Art und Weise die Gesunden ohne Schaden für sich selbst den Kranken helfen können, in dieser Form aufrechterhalten werden kann; wie im Kapitel »Heiler und Heilen« diskutiert wird, ist es bei einer bestimmten Form von Kontaktheilen unvermeidlich, daß der Heiler zu einem bestimmten Grad mit der Krankheit des Patienten imprägniert wird.

hingewiesen werden. Sie machten eine deutliche Unterscheidung zwischen normalen Heilungen und spirituellem Heilen, wobei der Unterschied unter anderem darin liegt, daß im einen Fall niederes Mana und im anderen Fall hohes Mana benutzt wird, einmal ganz abgesehen von der völlig verschiedenen Qualität der Heilungen. Manche Kahunas konnten beide Arten anwenden, und wenn der Heiler mit dem hohen Mana zu arbeiten vorhatte, konzentrierte er über das niedere Selbst dessen Energien (das niedere Mana) auf das höhere Selbst, das nun dessen Vibrationsfrequenz beschleunigte und es auf die Oszillationszahl des hohen Mana hinauftransformierte. Dann konnte es zurückgeleitet werden und die Effekte hervorrufen, die wir als Wunder bezeichnen. Echte spirituelle Heilungen kommen ausschließlich durch das hohe Mana zustande.

Obwohl das Konzept der Kahunas zweifellos auch ohne speziellen Bezug dazu faszinierend ist, nicht zuletzt deswegen, weil es funktioniert, hat unser Interesse daran doch konkrete Gründe. Der wichtigste ist sicherlich, daß darin eine über Jahrtausende (sic!) in der Praxis erprobte Konzeption der Bioenergie festgelegt ist, die in unserer Medizin vollständig fehlt, zumindest in der Spielart, die sich die klassische nennt. Was an Konzepten in unserem Kulturkreis erarbeitet wurde, kam von Außenseitern, von Giganten wie Paracelsus, von seinen Schülern wie dem Alchemisten van Helmont, von Pionieren wie Reichenbach, Mesmer und Reich, kam ohne Ausnahme von hochkarätigen Forschern und Praktikern, die nur das Pech gehabt hatten, nicht in Übereinstimmung mit der geltenden Lehre zu sein. Daran hat sich bis heute zwar nur wenig geändert, aber dieses wenige könnte genügen.

Wie wir bereits gesagt haben, muß eine neue Medizin, speziell eine energetisch orientierte Medizin, die Bioenergie kennen und unterstützen können, und dazu muß sie ein begründetes Konzept ihrer Erscheinungsformen, ihrer Funktionen und Fähigkeiten sowie ihres Ursprungs haben. Daraus ergeben sich dann die Anwendungen: wie man sie erzeugen, abziehen, überleiten, einsetzen, imprägnieren usw. kann. Wenn man alle Ergebnisse der abendländischen Medizin zu diesem Thema zusammenzufassen versucht, wird man wie Dr. Westlake erleben, daß es wenig Material zu diesem Thema gibt. Die einzigen, die zu diesem Thema Stellung genommen hatten, waren in der Tat die alten Meister. Man könnte sogar spekulieren, daß der Stein der Weisen nichts anderes sei als kristallisiertes höheres Mana.

Doch bleiben wir noch ein wenig bei den Kahunas und der Hunalehre. Ein zentraler Punkt dabei scheint zu sein, daß das hohe Selbst vom niederen Selbst angerufen werden muß und daß der andere Weg über das mittlere Selbst nicht funktioniert. Wir erinnern uns, daß das mittlere Selbst die Verstandesfunktion beherbergt. Eine Bitte, ein Gebet, ein inbrünstiges Flehen durfte also nicht vom Verstand ausgelöst werden. Die christliche Kirche hat ein ähnliches Konzept, wenn sie darauf besteht, daß ein inbrünstiges Gebet eher erhört werde als ein lauwarmes, ist doch emotionale Intensität eine Aktivität des niederen Selbst. Das niedere Selbst muß aber erst für die Kooperation gewonnen werden. Es ist einfachen handfesten Argumenten sehr zugänglich, kann sich aber stur weigern zu kooperieren, wenn es nicht überzeugt worden ist. Es verhält sich wie ein kleines Kind, das man nicht durch sophistische Argumente überzeugen kann, aber durch seiner Fassungskraft angemessene Demonstrationen.

Durch Gebete an das höhere Selbst, die über Akafäden vom niederen Selbst vermittelt wurden, konnte das höhere Selbst dazu veranlaßt werden, bei Sofortheilungen mitzuwirken. Nach den Kahunas wurden diese vom höheren Selbst ausgeführt, wobei allerdings eine Bedingung unbedingt erfüllt sein mußte, und das war, daß die Person, die geheilt werden wollte, von jedem Zweifel und jeglichem Bewußtsein von Sünde und Schuldgefühlen völlig frei sein mußte. Wenn dies nicht gegeben oder herzustellen war, konnten auch die Kahunas nichts tun. Das biblische Wort »Dein Glaube hat dir geholfen« würde in diesen Termini also ein Freisein von Schuld und dem Bewußtsein der Sünde implizieren, denn sonst wäre das niedere Selbst veranlaßt, Strafe zu erwarten, und würde in diesem Sinne, da es ja auch der Sitz des Unbewußten ist, seine Projektionen von gerechter Strafe, verdienter Sühneleistung usw. an das höhere Selbst senden, welches aus diesem Material die Zukunft dieses Menschen gestalten müßte. Wir sehen hier, daß unsere psychologischen Erkenntnisse darüber, wie wichtig es ist, das Unbewußte von negativen Selbstbildern zu klären,[1] bevor es zu echter Heilung kommen kann, bei den Kahunas eher einen noch dominanteren Stellenwert einnehmen. Es wird also klar, welch immense Bedeutung es für die Gesundheit haben kann, wenn ein Mensch sich seine eigene echte oder vorgebliche Schuld nicht verzeihen oder diese nicht loslassen will.

Auch darüber, wie die persönliche Zukunft entstand, hatten die Kahunas also eine klare und praktisch verwertbare Vorstellung. Nach ihrer Ansicht erschuf das höhere Selbst diese Zukunft ständig entsprechend der Pläne, Anweisungen, Hoffnungen und Befürchtungen seines niederen Selbst, zu dem auch das Unbewußte gehörte. Daraus ergibt sich aber auch die umgekehrte Möglichkeit: Unter bestimmten Voraussetzungen kann unser höheres Selbst unsere Zukunft neu gestalten, falls wir uns absolut klar darüber sind, was wir wollen, uns eindeutig dafür entschie-

---

1 Siehe Kinadeter, Möhrung, Poppe: *Bausteine für ein positives Mikroklima,* München 1987, S. 15. ff.

den haben und darüber hinaus genug niederes Mana ansammeln und es im »Gebet« an das höhere Selbst schicken können.

Dieses »Gebet« muß nicht unbedingt bewußt gesprochen werden, wenn nur das mittlere Selbst und das untere Selbst in Harmonie sind. Es kann natürlich eine große Hilfe sein, wenn ein korrektes Ritual regelmäßig und bewußt mit dieser Absicht und zu diesem Zweck ausgeführt wird.

Das ist sicherlich ein faszinierendes Thema, doch bevor es notwendig ist, die Zukunft zu ändern, ist es für die meisten von uns erst einmal angebracht, die Gegenwart zu sanieren. Zu diesem Zweck wird heute von vielen Menschen zunehmend auch in der Medizin das Hilfsmittel des Pendelns eingesetzt, ohne daß bis jetzt eine plausible Theorie vorgelegt worden wäre, auf welchem Weg die mit dieser Methode gewonnenen Kenntnisse denen zukommen, die damit arbeiten. Dr. Aubrey Westlake hat meines Wissens als erster die Verbindung der Radiästhesie und des dazugehörigen Zweigs der Radionik mit der Konzeption der Kahunas hergestellt. Ich selbst favorisiere exakt die gleiche Ansicht: Das niedere Selbst ist die Instanz, welche die gewünschte Information über den Indikator des Pendels oder der Rute dem Radiästhesisten mitteilt. Um korrekte Resultate zu erhalten, muß aber das niedere Selbst trainiert sein, »eigenständig« und unverfälscht seine Eindrücke dem mittleren Selbst zur Interpretation vorzulegen. Es selbst kann nur die Daten sammeln, ihm fehlt die Verstandeskraft, um daraus Schlüsse zu ziehen. Da das niedere Selbst nur zu begierig ist, dem mittleren Selbst zu Willen zu sein und ihm alle seine Wünsche zu erfüllen, ja dies in der Tat der Sinn seiner Existenz ist, kann es nur zu oft geschehen, daß ihm das niedere Selbst »geschönte« Daten vermittelt, um es zu erfreuen, oder Daten vorenthält, wenn es Anlaß hat, zu glauben, diese könnten ihm nicht gefallen usw. Das niedere Selbst muß deshalb trainiert werden, selbständig zu sein. Es muß ihm beigebracht werden, daß es korrekte Daten liefern und sie nicht danach auswählen soll, ob sie dem höheren Selbst »angenehm« oder »unangenehm« sein könnten.

Doch über die Rolle des niederen Selbst beim Pendeln und Rutengehen werden wir noch etwas mehr im Kapitel über die Erdstrahlung erfahren. Hier wurde zunächst das Hunakonzept vom Menschen als einer Dreieinheit von drei Geistwesen im Menschen, jedes ein eigenes Selbst, vorgestellt. Dies und die Anschauung der Kahunas von der Interaktion dieser drei Selbste und den Energien, die sie dabei gebrauchen, geben uns manche Hinweise, wie Heilung auch zustande kommen könnte. Niemand verlangt, daß wir jetzt bedingungslos dieses mindestens fünf- bis sechstausend Jahre alte Konzept übernehmen,[1] doch hindert uns niemand, wenn wir es nicht selbst tun, die Anregungen aufzugreifen und mit Berichten aus unserem Kulturkreis zu vergleichen. Besonders die Existenz der Energie, des Mana, müßte ja, wenn es eine so zentrale Rolle spielt für die Vitalität des Körpers und für die Kommunikation von Bewußtem mit Unbewußtem und Überbewußtem, also letztlich für die körperliche und geistige Gesundheit des Menschen, dem einen oder anderen der wirklich großen Ärzte schon aufgefallen sein. Im Kapitel über die Erdstrahlung werden wir einige Hinweise finden, daß dies tatsächlich so ist und durch die Zeiten die großen Ärzte und Forscher immer wieder dem Geheimnis dieser Energie auf die Spur zu kommen suchten.

---

1 Die Ursprünge lassen sich zurückverfolgen bis nach Ägypten. In der Tradition ist die Rede von zwölf Stämmen am Ostufer des Mittelmeeres, von denen ein Teil vor langer, langer Zeit nach Polynesien aufgebrochen war.

Heiler und Heilen

Nach unserer im Eingangskapitel dargelegten Ansicht wird in der Medizin der neuen Zeit der Arzt als Heiler wieder eine ungleich größere Rolle spielen, als dies in der vergehenden Epoche der Fall war. Tatsächlich ist das bereits jetzt auszumachen. Der orthodoxe Mediziner nimmt diese Fakten jedoch überhaupt nicht zur Kenntnis, weil sein gesamter Lebensablauf und seine offiziellen Informationsquellen ihn mit diesen Phänomenen nicht berühren. Viele Gespräche mit orthodoxen Medizinern haben mir gezeigt, daß sie sich in einem kaum vorstellbaren Ausmaß selbst in Unkenntnis belassen über das überall wie aus Frühlingsknospen aufbrechende junge Grün einer neuen Medizin.

Es gibt wirklich so viel Neues und neuentdecktes Altes, Einfaches und äußerst Wirksames, das kennenzulernen sich lohnen würde. Da wären zum Beispiel zu nennen die Methode der Kinesiologie mit all ihren Ablegern, die gesamte biologische Funktionsdiagnostik und Therapie, die Methode der Bioresonanz nach ihrem Pionier Morell, dann die spagyrische Blutkristallanalyse nach Jürgen Heinz mit der Möglichkeit der Herstellung höchst individueller Heilmittel, die Methode der Medizinischen Mikro-Magnetik (MMM) nach Professor Langreder, die Polaritätstherapie nach Dr. Randolph Stone, die symbiotischen Therapieansätze nach Professor Enderlein, die energetischen Therapien nach Reich, die medizinische Umsetzung der Erkenntnisse von Prof. Calligaris, die neuen Formen der Laser-, Farb- und Tonakupunktur, um nur einige zu nennen. Und als eine eigene

Zunft existiert ebendie in sich durchaus heterogene Schar der Heiler, die alles, was die vorher genannten Therapien können, auch können, und wahrscheinlich noch mehr.

Wir haben eingangs gesagt, die neue Medizin würde wieder mehr mit den Fähigkeiten des Menschen arbeiten, was Diagnose betrifft wie Therapie, und weniger auf aufwendige und gar nicht immer unschädliche technische Geräte angewiesen sein. Mir scheint, daß der Heiler diese Ankündigung in der allerperfektesten Form einlöst. Der astrologischer Argumentation zugängliche Leser mag sich dies mit dem im Horoskop des neuen Zeitalters am Medium Coeli stehenden Skorpion und seinem Herrn Pluto erklären lassen,[1] der traditionell zu magischer Kraft und Heilung befähigt. Der Skeptiker mag auf eine solche Erklärung verzichten, wird aber gleichwohl zugeben müssen, wenn er sich nur aufmerksam informiert, daß Heiler und Heilen wieder einen hohen und weiter zunehmenden Stellenwert in der Medizin dieser Ära einnehmen. Das war ja nicht immer so. Bis vor gar nicht langer Zeit hätte der allgemeine Konsens, daß sogenannte Heiler – ob aus der Ferne oder durch Kontakt – nur eine besondere Form von Scharlatanen seien, eine weitergehende, ja öffentliche Verbreitung dieser Gilde gar nicht zugelassen. Heute gibt es in jedem Esoterikblatt angebotene Seminare für Heiler jeder Couleur, von Geistheilern, Karmaverbrennern zu ganz »normalen« Handauflegern, was zwar für sich noch keine Qualitätsgarantie ist, aber doch eine zunehmende Popularität dieser Therapieform bezeugt. Was um alles in der Welt ist bloß in die Menschen gefahren, daß sich solcher Unsinn so ausbreiten kann? mögen sich manche fragen.

---

1 Wenn der Frühlingspunkt in seiner Präzession in das Zeichen Wassermann wandert, wandert der Deszendent in Löwe, das Imum Coeli in Stier und Medium Coeli in Skorpion.

Vielleicht ist es jedoch kein Unsinn, wenn es auch sicher nicht berechtigt ist, hier alles mit der gleichen Elle zu messen. Es mag durchaus Scharlatanerie in diesem Bereich geben, und doch sind immer mehr Menschen bereit, Heilungen nicht von vornherein und prinzipiell als unmöglich abzutun. Die Heilung muß wohl einer zutiefst menschlichen Sehnsucht und auch Erfahrung entsprechen. Der Heiland, Salvador, der Erlöser ist ein reales Bedürfnis jeder menschlichen Gesellschaft und als Notwendigkeit auch eine Realität. Das Auftreten von Heilern ist eine Antwort auf ein Bedürfnis, das Auftreten vieler Heiler eine Antwort auf ein großes Bedürfnis. Heilung durch Berührung ist schließlich auch die älteste und natürlichste Form der Vermittlung von Gesundheit und Heilkraft überhaupt, und es mag eher als Kuriosum angesehen werden, daß dies in der orthodoxen Medizin sowenig angewandt und vermittelt wird. Es gibt allerdings spärliche Hinweise, daß sich die Wissenschaft dieses Themas annimmt. So haben sorgfältige Studien über das Enzym Trypsin gezeigt, daß seine Aktivität dadurch verändert werden kann, daß man es zwischen die Pole eines starken magnetischen Feldes stellt oder zwischen die Handflächen eines Heilers.[1] Die Arbeiten von Dr. Hiroshi Motoyama, auf die wir später noch eingehen wollen, sind ein weiterer bedeutender Schritt in diese Richtung.

Die Heilung durch den Glauben oder eine nicht näher zu definierende Kraft jedenfalls muß als Realität angenommen werden, will man die Kirche nicht der Lüge bezichtigen. Wir beziehen uns hier nicht auf die in der Bibel angeführten Heilungen Jesu, sondern auf die Wunderheilungen von Lourdes. Man kann der Kirche ja vieles nachsagen, aber bestimmt nicht, daß sie in

---

[1] Sister Justa-Smith: *The influence of enzyme growth by the »laying on of hands«,* Academy of Parapsychology and Medicine, Dimensions of Healing Symposium Proceedings, Los Altos, Kalifornien, 1972.

der Anerkennung von »Wundern« zu großzügig sei, wohl wissend, daß bei einer offiziellen abgesegneten und sich dann als falsch herausstellenden Zusprechung auch der Glaube an die Authentizität der Wunder Jesu leiden würde. Diese katholische Kirche also, die sehr zögerlich auf alle Ansinnen reagiert, ein »Wunder« offiziell anzuerkennen, mußte im Zeitraum von 1939 bis 1949 nach Prüfung aller Unterlagen in Lourdes fünfzehn authentische Wunderheilungen anerkennen.

Wir brauchen aber für solche Beispiele nicht unbedingt die Annalen der Kirche zu bemühen. Beispiele von außergewöhnlichen Heilungen gibt es genug. Im Jahre 1959 brachte der englische sozialistische – also keineswegs wundergläubige – *Daily Herald* eine Serie über eine damals erst dreijährige Heilerin, die durch bloße Berührung Schmerzen lindern konnte. Es handelte sich um die auf der Kanalinsel Guernsey lebende verkrüppelte Linda Martell, über deren zahlreiche Heilungen inzwischen eine Monographie erschienen ist.[1] Beispiele gibt es aus allen Ländern zu allen Zeiten. Die wirklich außergewöhnlichen Heilungen vermitteln dabei die eindringliche Botschaft vom Hereinwirken einer andersdimensionalen Energie in unsere gewöhnliche Welt.

Als Ernst Schäfer auf seiner Tibet-Expedition 1938/39 den König Reting Hutuktu mit Begleitpersonen mehrere Male und mit einwandfreier Kameraausrüstung aufnahm, war der König auf den Fotos immer unscharf getroffen, die anderen Personen jedoch gestochen klar zu sehen. Ein Fachmann kam damals zu dem Schluß: »Was sie da gefilmt haben, ist das typische Phänomen des Heiligenscheins, das von der ganzen Gestalt des Königs ausging.« Dies ist aus dem äußerst informativen Buch *Heilmagnetismus* von Willy Schrödter zitiert.[2] Im direkten Anschluß

---

1 Charles Gravers: *The legend of Linda Martell*, London 1986.
2 Willy Schrödter: *Heilmagnetismus*, Aurum Verlag, Freiburg 1987, S. 147.

daran zitiert derselbe Autor den englischen Yogalehrer und Schriftsteller Major Sir Francis Yeatsbrown (1886–1944) mit der Beobachtung, daß die Haut eines Gurus im Dunkeln zu leuchten begann. Ich erwähne diese beiden Punkte aus folgendem Grund: Ein Heiler unserer Zeit, den persönlich kennengelernt zu haben mir eine Ehre ist, der Biochemiker Professor Otto Neunhöffer, richtete die Aufmerksamkeit seiner Schüler stets auf die Farbe der Haut. Er sagte, man könne am Leuchten der Haut bzw. dort, wo sie stumpf sei, die gestörten Stellen erkennen. Bei einiger Übung kann man tatsächlich diese Hautareale leicht orten: Es ist, als schlucke die Haut dort Licht, sie ist eigentümlich matt und stumpf. Dort fing er gewöhnlich mit seiner Behandlung an. Nach unserer Meinung handelt es sich um eine Verminderung der Lebensenergie, des leuchtenden Orgon an dieser Stelle, dessen Fluß durch den Körper aus irgendeinem Grund blockiert ist.

Was den Heiligenschein angeht, so wissen wir, daß es nach Ansicht der Kahunas verschiedene Stufen der Lebensenergie gibt: das niedere, das hohe und das mittlere Mana. Spirituelle Heilungen finden durch das hohe Mana statt. Ein sogenannter Heiligenschein dürfte Ausdruck der Strahlkraft des hohen Mana sein, der Energie, mit der die höheren Zentren des Menschen arbeiten. Dies ist auch nicht mit den Anteilen der unteren Persönlichkeit befrachtet, denn Transportvehikel für die Gedankenformen, Emotionen, Heilschwingungen oder andere semimaterielle Äußerungen von Stoffen oder Personen ist allein das niedere Mana, das am ehesten der Orgonenergie entspricht, die von Reich als Sonnenenergie-Äquivalent erkannt worden war. Dies wurde später unter anderer Terminologie von Fritz Popp bestätigt. Popp spricht von den Biophotonen als kennzeichnenden Äußerungen biologischer Systeme. Nach alten Lehren ist der sogenannte Heiligenschein ein Ausdruck des erweckten Scheitelchakras, das als Energieansaugtrichter und Transformator der höchsten zugänglichen Energieform angesehen wird.

Man muß also wohl einen Unterschied machen zwischen der hochschwingenden Energie des Scheitelchakras, dessen Ausdruck der sogenannte Heiligenschein ist, und einer gesunden Basisversorgung des Organismus mit Vitalkraft, Orgon oder Sonnenprana. Letzteres kann der Organismus aus Nahrung und Luft entziehen, es kann auch durch bestimmte Atemtechniken im Körper vermehrt angereichert werden und ist insgesamt für die Aura, soweit sie vom Vitalkörper herrührt, verantwortlich. Dieses »gewöhnliche« Mana scheint der Stoff zu sein, mit dem der Äther- oder Vitalkörper arbeitet, jenes ätherische Doppel, das alle Funktionen des physischen Körpers steuert und das die Haut auch mit dem gesunden Leuchten versorgt, dessen Fehlen bei genauer und geschulter Beobachtung Hinweise auf gestörte Stellen gibt.

Wenn mit dem hohen Mana geheilt wird, so tritt auf seiten des Heilers keinerlei Erschöpfung ein, nach Heilung mit dem niederen Mana oder Od allerdings sehr wohl. Von brasilianischen Heilern wird berichtet, daß sie nach anstrengenden derartigen Heilsitzungen ohne weiteres in der Lage waren, eine Flasche Schnaps zu trinken, um ihre Lebensgeister wieder zu stärken, ohne betrunken zu werden, wobei das Wort »Lebensgeister«, das wir oft so dahingesagt benutzen, auch eine unserem Kulturkreis geläufige Konzeption verrät, daß die Lebensenergie mit einem Geistwesen zu tun hat. Nach der Hunalehre ist es das niedere Selbst, welches diese Energie für den Menschen produziert bzw. aus anderen Quellen aufnimmt. Im Falle spiritueller Heilung stellt sie diese dem höheren Selbst zur Verfügung, welches dieses niedere Mana auf seine hohe Frequenz hochtransformiert. Ich glaube jedoch, daß ein Mensch mit einem erweckten Scheitelchakra die Energie dieser Ebene direkt anzapfen kann.

Professor Neunhöffer favorisiert die Theorie der Schwingungsübertragung und sieht die Erklärung für die Heilphänomene darin, daß der Heiler durch Einstimmung auf das gestörte Schwingungsbild des Kranken diesem durch einen unbewußten oder überbewußten Abstimmungsmechanismus genau die Schwingungen übermittelt, die ihm fehlen oder die er zu seiner Gesundung braucht. Immer wieder finden wir also diese beiden Erklärungsmodelle: das der Schwingung mit all seinen Implikationen wie Modulation von Wellen, Interferenz, Resonanz usw. sowie das der Lebensenergie. Ersteres klingt wohl in den Ohren unserer Zeit ein bißchen »wissenschaftlicher« als das Modell mit dem Od, Orgon oder Mana.

Meiner Meinung nach handelt es sich jedoch hierbei um nichts anderes als die Auswirkung der unvermeidlichen Polarität, und so können wir auch die Lebensenergie in den zwei Äußerungsformen von Materie oder Welle entdecken, völlig analog dem Teilchen-Welle-Dualismus des Lichts. Erwiesenermaßen handelt es sich ja dabei auch um die Manifestation der Lichtenergie. Wir sollten uns also daran nicht stören, sondern daraus eher ableiten, daß die Kahunas mit ihrer Konzeption, die Alchemisten wie Paracelsus sowie van Helmont und Männer wie Mesmer, Reichenbach, Reich und viele, viele andere die eine Seite der Realität beleuchten und die Anhänger der Schwingungsthese eben die andere Seite. Erst beide zusammen ergeben die ganze Wahrheit.

Der Arzt Dr. Ernst Hartmann bezieht sich auf Mesmer und Reichenbach, behauptet aber deshalb nicht, zu wissen, was genau passiere, wenn er seine Patienten be*hand*le. Bei Kopfschmerzen etwa hat sich nach seiner Erfahrung folgendes Vorgehen als äußerst wirksam erwiesen: »Man setzt den Patienten auf einen Hocker und stellt sich hinter ihn; sein Oberkörper ist leicht nach rückwärts geneigt, der Kopf ebenfalls leicht in den Nacken gelegt, das Hinterhaupt soll möglichst in der Magengrube des Behandlers liegen. Wichtig ist bei der ganzen Haltung, daß der Patient völlig entspannt an den Behandler angelehnt ruht. Nun legt man linke und rechte Hand so um das Vorderhaupt, daß außer dem Daumen die vier anderen Finger mit sanftem Druck auf der Stirn ruhen, wobei sich die Fingerspitzen nicht berühren sollen. Die Handflächen mit Daumen- und Kleinfingerballen bedecken die Schläfengegend, während die Daumen abgespreizt nach oben liegen, und zwar in Richtung Epiphyse. In dieser Stellung verharrt man 10 bis 15 Sekunden. Dann streicht man mit mäßigem Druckzug von der Mitte der Stirn her nach den Schläfen. Man macht ungefähr 5 bis 6 Striche in 10 Sekunden. Dann wieder Grundhaltung für 10 Sekunden, dann wieder Streichungen. Die ganze Prozedur dauert nicht länger als 2 Minuten, dann sind fast ohne Ausnahme die Kopfschmerzen völlig beseitigt, gleichgültig, wo sie sitzen und welche Ätiologie sie haben.«[1]

Laut Dr. Hartmann sei es auch völlig gleichgültig, ob der Patient an die Wirksamkeit der Prozedur glaube oder nicht. Weiter teilt er mit, daß direkt nach der Behandlung ein Typenunterschied an den Patienten zu registrieren sei. Ein Teil sitze nach der Behandlung regungslos mit geschlossenen Augen und leicht benommen, was sich jedoch nach wenigen Minuten verliere. Andere hätten überraschend durchblutete Gesichter, manche sogar Schweißausbrüche, und wieder andere hätten einen völlig veränderten Gesichtsausdruck, erschienen jünger, hätten glänzende Augen und behaupteten, jetzt einen völlig klaren und hellen Kopf zu haben. Nach seinen Erfahrungen hätten etwa fünfzig bis sechzig Prozent der Patienten von diesem Augenblick

---

1 Dr. Ernst Hartmann in *Erfahrungsheilkunde,* Heft 4, 1955.

an keine Kopfschmerzen mehr, selbst wenn sie jahrelang davon geplagt gewesen seien und Unmengen von Tabletten täglich eingenommen hätten. Weitere zwanzig bis dreißig Prozent würden nach einer zweiten oder dritten Behandlung im Abstand von zwei bis drei Tagen ebenfalls beschwerdefrei. Bei dem Rest, der immer wieder rückfällig werde, fände man dann Sehstörungen, chronische Zahnherde oder Herde an den Nebenhöhlen, geopathische Belastungen, unverträglichen Schmuck wie Ohrringe, Halsketten etc.

Eine weitere Beobachtung von Dr. Hartmann ist ebenfalls sehr interessant, wonach von der linken und rechten Hand des Behandlers völlig verschiedene Wirkungen ausgehen. So könne es passieren, daß man schon nach wenigen Minuten mit der rechten Hand über der Epiphyse den alten Zustand wieder erzeuge oder verstärke, während die linke sofort wieder eine Normalisierung und Beseitigung herbeiführe.[1]

Dr. Hartmann weist hier also auf das Phänomen der Polarität hin. Der Sympathotoniker als Entzündungstyp induziert auch bei seinem Patienten eine energetische Yang-Bereitschaft, der Vagotoniker als Krampftyp eine Krampfbereitschaft, zumindest in dem Maße, in dem mit polarisierter Energie gearbeitet wird,[2] einer eher niederen Form des Heilens. Dies sind Punkte, die heutzutage kaum mehr beachtet werden, jedoch für alle Therapien, die mit Berührung arbeiten, von großer Bedeutung sind. Gerade bei den verschiedenen Formen der Massage müßten eigentlich der Masseur und der Patient vom energetischen Ge-

---

[1] Nach Professor Otto Neunhöffer geht vom Organismus des Menschen unter anderem eine extrem langwellige Strahlung von 6 bis 12 Hz aus, die bevorzugt von den Handtellern abgestrahlt wird. Zur Verminderung von Kopfschmerzen führt man deshalb beide Hände in einem Abstand von wenigen Zentimetern am Kopf und an den Schläfen auf und ab.
[2] Nach Reichenbach und anderen Autoren ist das Od polarisiert.

gentyp sein.¹ Weiter sind bei einer Massage die Mondphasen zu beachten, wie mir sehr eindringlich von Frau Hanni Paunger versichert wurde, die zusammen mit einem guten Bekannten von mir aus früheren Zeiten² ein Buch über den richtigen Zeitpunkt veröffentlicht hat. So könne beispielsweise von einer Massage, die spannungsableitend wirken soll, bei zunehmendem Mond nicht das gleiche erwartet werden wie bei abnehmendem Mond.

Was wir anhand der Ausführungen von Dr. Hartmann festhalten wollen, ist, daß bei einer bestimmten Art des Heilens anscheinend nicht nur die Heilwirkung, sondern eine Eigenart der heilenden Person selbst mit auf den Patienten übergeht. Wir dürfen diesen Vorgang durchaus auch umgekehrt ablaufend annehmen, daß nämlich der Heiler von den Menschen, die er behandelt, etwas annimmt, daß ihm etwas von dessen Krankheit und Leiden, sei es emotional, mental oder körperlich, sei es als negative Bioenergie in Form der von Reich so genannten T-Bionen, übertragen wird. Das Geben ist immer mit dem Nehmen verbunden.

Auch Professor Otto Neunhöffer schreibt in seinem Buch *Impuls- und Lithotherapie:* »Der Heiler übernimmt bisweilen, besonders bei der Schmerzbekämpfung, einen Teil der Fehlinformation, die bei dem Behandelten vorgelegen hat. Er hat dann z. B. an derselben Stelle eine mäßige Schmerzempfindung.«[3]

Ich persönlich gehe sogar so weit, zu behaupten, daß das unserer Wissenschaft so bekannte »Burned-out Syndrome«[4] der

---

1 Abhilfe bei Typunverträglichkeit ist mit den nach einer Idee von Dr. Hartmann entwickelten Polyxanen zu leisten.
2 Hanni Paunger, Tom Poppe: *Vom richtigen Zeitpunkt,* Hugendubel, München 1991.
3 Otto Neunhöffer: *Impuls- und Lithotherapie,* Euro Verlag, Falshöft, Nieby 1990.
4 Eine typische Kombination von Gleichgültigkeit, Antriebslosigkeit und der Unfähigkeit, weiter Mitgefühl zu empfinden gegenüber Leiden und Krankheit.

helfenden Berufe, dem sie relativ hilflos gegenübersteht und das bekanntlich ehemals besonders engagierte und mitfühlende Vertreter der helfenden Berufe befällt, direkt mit dem unbalancierten Input negativer Energieformen zusammenhängt. Wer jahrelang negative Energie aufnimmt, ohne zu wissen, wie er sich schützen, reinigen und regenerieren kann, ist in dieser Hinsicht sicher besonders gefährdet.

Es scheint so zu sein, daß auf einer bestimmten Stufe des Heilens, auf der Unterstufe, wenn man so will, es auf die Übertragung von Lebenskraft ankommt. Dies ist bis zu einem gewissen Grad handwerksmäßig zu erlernen und nach dem Grundsatz »Übung macht den Meister« auch auszubauen, da alle Menschen diese Kraft zur Verfügung haben. Insofern ist jeder Mensch ein Heiler. Ein geborener Heiler wie Grigori Jefimowitsch Rasputin (1864 oder 1865–1916) beispielsweise hat allerdings eine enorme Vitalität, also einen anlagemäßig vorhandenen Überschuß an dieser Kraft zur Verfügung, die der Starez der Chlysti-Sekte, obwohl er oft vom frühen Morgen bis zum späten Abend meist unentgeltlich Kranke behandelte, obendrein noch orgiastisch entladen mußte.[1] Bekannt geworden ist Rasputin besonders dadurch, daß er am 18. Juli 1907 beim letzten Zaren aus der Dynastie Romanow, dem an Hämophilie leidenden Nikolaus Aleksandrowitch II., eine für die gewöhnlichen Ärzte unstillbare Blutung auf der Stelle durch Handauflegen heilte. Damit war sein Einfluß auf die Zarenfamilie gesichert, was schließlich auch seinen eigenen Untergang herbeiführte.

Was Rasputin betrifft, fühle ich mich allerdings nicht in der Lage, zu behaupten, daß er »nur« mit dem gewöhnlichen Od geheilt habe. Schließlich war er ein (sekten)kirchliches Ober-

---

1 Willy Schrödter: *Heilmagnetismus,* Aurum Verlag, Freiburg 1987.

haupt. Es darf angenommen werden, daß er ein tiefgläubiger Mensch war und sich bestimmten Exerzitien unterzogen hat, um spirituelle Kräfte zu entwickeln. Gerade die Ostkirche hat ja zu jenem Zeitpunkt noch nicht in demselben Maß an einer durch die Säkularisation verursachten Verarmung an spirituellen Techniken gelitten wie die Westkirche.

Die »Oberstufe« der Heilbehandlung arbeitet mit einer höher schwingenden Energie, als sie dem vitalen Magnetismus eigen ist. Die Wirkung einer auf Odübertragung beruhenden Heilbehandlung kann enorm gesteigert werden, wenn die Emotionen und die Gedanken sowie die Imagination beherrscht werden, wenn man also mit liebenden Gedanken und Gefühlen und entsprechender Visualisierung die Heilbehandlung unterstützt.[1] Zusätzlich können Mantras gesprochen werden, welche die Resonanz mit einer höheren Energie herstellen. Methoden wie Reiki etwa arbeiten mit der Kombination von Hand-Haut-Kontakt und Visualisierung von Symbolen. Speziell bei Reiki kommt als ganz besonders wichtiger Faktor hinzu das Zuerkennen der Heilbefähigung auf der jeweiligen Stufe durch eine innerhalb des Systems der Reiki-Hierarchie anerkannte Autorität. Dadurch wird ein sehr großes Hindernis aus der Welt geschafft, und das ist die oft unterbewußte eingeborene oder eingepflanzte Überzeugung des Heileraspiranten, er könne nur bis zu einem gewissen Punkt heilkräftig wirken. Das mag sicher richtig sein, doch setzt diese Selbstbremsung erfahrungsgemäß eher zu früh als zu spät ein.

Eine weitere heute zum Teil obsolete bzw. nicht mehr bewußt ausgeübte Anwendung der Übertragung von Lebensenergie, Od,

---

1 Dies muß allerdings echt sein, das heißt sozusagen selbstverständlich und absichtslos von innen kommen; eine Überlagerung einer ausgesprochen negativ imprägnierten Persönlichkeit mit »künstlich« erzeugten guten Gedanken würde der Vermittlung eines inneren Widerspruchs oder einer Lüge gleichkommen.

Biomagnetismus oder wie auch immer wir es bezeichnen wollen, war der sogenannte Sunamitismus, nach der schönen Abisag aus Sunam benannt, einem jungen Mädchen, das man für den alten König David ausgesucht hatte, als er hoch in die Jahre gekommen war und sich nicht mehr richtig erwärmen konnte, »damit es immer um ihn sei und ihn pflege und an seiner Brust liege, damit Ihrer Majestät warm werde.«[1]

Um keine Mißverständnisse aufkommen zu lassen: Es ging dabei nicht um sexuelle Aktivität, sondern darum, daß das junge Leben neben dem alten lag, um ihm etwas von seiner Vitalität zu übertragen. Von Friedrich Barbarossa (Friedrich I., 1122–1190) bekundet Francis Bacon, daß ihm in seinem Alter an Hüften und Magen beständig Knaben zu Heilzwecken angelegt wurden. Nach Willy Schröter wurde der Sunamitismus von Claudius Galenus angefangen über die berühmtesten Ärzte des Mittelalters und der Renaissance mit Erfolg verordnet. So gab es im Paris des 17. Jahrhunderts professionelle Sunamitinnen in Gesundheitsinstituten, zum Beispiel dem Rétif de la Bretonne, »La Palais Royal«, und noch im ausgehenden 18. Jahrhundert bekam der König Friedrich Wilhelm II. (1744–1797) die junge Tänzerin Sophie Schulski zu therapeutischem Beischlaf »verordnet.«[2] Derartige Rezepturen sind im Zeitalter der gesetzlichen Krankenkassen natürlich nicht mehr möglich, wenn sie auch auf eine sehr ehrwürdige Tradition zurückblicken können. Mesmer und seine Schüler haben dann versucht, diese Lebenskraft in Baquets[3] anzureichern und auf Kranke zu übertragen, Reich hat seinen Orgonakkumulator zu diesem Zweck konstruiert, und der spi-

---

1 Buch der Könige (1. Kön. 1; 1–4).
2 Daher stammt das Wort Beischlaf, welches dann später einen Bedeutungswandel angenommen hat.
3 Mit Wasser und Eisenspänen gefüllte Becken, denen über metallene Stäbe das heilende »magnetische« Fluidum« entströmen sollte.

rituelle Heiler wird, wenn er von seinem Ego völlig frei ist, ein Baquet und ein Kanal für die undifferenzierte göttliche Energie.

Aus diesem kurzen Überblick läßt sich ersehen, daß die Heilung mit Lebenskraft eine imposante Vergangenheit hat und, wie ich hoffe, auch wieder eine Zukunft findet. Doch soll dabei nicht vergessen werden, daß Od nicht gleich Od ist, daß letztlich nicht die physische Vitalität entscheidet, sondern die Beschaffenheit des Ods, das Od-Quale, und daß es höhere Formen der Heilung gibt. Wilhelm Seller (1841–1933), der in München tätig war und bis zu seinem achtundachtzigsten Lebensjahr täglich rund dreißig Kranke erfolgreich behandelte und in kärglichsten Verhältnissen lebte, weil er kein Honorar nahm, sagte einmal zu dem seinerzeit bekanntesten Lebenskraftbehandler Thetter aus Wien: »Sie werden doch nicht glauben, daß dies Lebenskräfte, Manneskräfte schlechthin sind, die da heilen? Da kommt ein baumlanger, junger, kraftstrotzender Bursche in die Behandlung, der mich alten Knacker zweimal in die Tasche stecken könnte, und trotzdem befreie ich ihn von seiner schweren Bronchitis.«[1]

Im Idealfall ist der Heiler selbst zu einem Heilmittel geworden, dessen reine Präsenz wohltuend heilsam wirkt – ohne irgendeine Art von Manipulation, Übertragungen usw. Wer mit der höheren Energie heilt, wird bei der Ausübung seiner Gabe auch keinerlei Ermüdung spüren. Die alten »Magnetiseure« nannten das den »mystischen Magnetismus«, und sie fanden ihn im Gegensatz zum gewöhnlichen Magnetismus, dessen Wirkung an den körperlichen und seelischen Zustand des Magnetiseurs gebunden war, an den Ort, die Zeit usw., von derartigen Äußerlichkeiten völlig unbeeinflußt.

---

1 Schrödter: *Heilmagnetismus*, a. a. O.

Doch kehren wir noch einmal zu einem Versuch wissenschaftlicher Stellungnahme zu dem Phänomen des Heilens zurück. Professor Otto Neunhöffer hat sich als Wissenschaftler unter anderem einen Namen gemacht durch biochemische Entdeckungen bei der Krebsfrüherkennung und -therapie. Gleichzeitig verfügt er über heilende Hände und versteht sich als Lehrer und Forscher auf diesem Gebiet. Er vereinigt in seiner Person den Glücksfall, daß sein umfangreiches fundiertes biochemisches und schulmedizinisches Wissen Erklärungen ermöglicht für Heilvorgänge. Er sieht den Akt des Heilens darin begründet, daß der Heiler dem zu Heilenden den Teil des Frequenzspektrums organismischer Ausstrahlung übermittelt, der bei ihm fehlt bzw. gestört ist. Diese Auswahl findet unbewußt statt, etwa so, wie man ohne Anstrengung aus einem Stimmengewirr die Stimme eines guten Bekannten herausfiltern kann: Durch den Wunsch, ihn herauszuhören, findet die Einstimmung auf seine spezielle Frequenz und Stimmfärbung statt. »Für mich als Heiler ist es das wichtigste, daß ich den Leuten sage, was los ist und wie es zusammenhängt, denn der Heiler gibt ja im Grunde genommen nur Hilfe zur Selbsthilfe« ist sein wesentliches Credo. Nach seiner Einschätzung haben etwa vier Prozent der Menschen Heilfähigkeiten. Eine Testmethode dafür ist das Anlegen eines kleinen wasserhellen Turmalins an die Stirn (Indigolith). Der Heiler verspürt dabei schlagartig ein starkes Durchströmtwerden.

Professor Neunhöffer erklärt die Funktion des Heilers folgendermaßen. Vom menschlichen Organismus geht eine sehr schwache Strahlung aus, deren Frequenz im wesentlichen einem grünen Licht entspricht. Sie geht nicht nur von der Haut aus, sondern von jeder Zelle, und umgekehrt kann über Resonanzwirkung jede Zelle auch Strahlung empfangen, soweit die spektralen Frequenzmuster übereinstimmen. Was man als Aura wahrnehmen kann, ist der Anteil der Gesamtstrahlung aller Körperzellen, der aus der Oberfläche des Körpers austritt.

Wenn man bei dieser Strahlung davon ausgeht, daß sie der Zellkommunikation dient – wie das die Experimente von Fritz Popp beweisen –, so muß sie einen hohen Informationsgehalt ermöglichen. In der Computersprache ausgedrückt, schätzt man ihn für den gesamten Organismus des Menschen auf mehrere hundert Millionen Bit. Auf der Basis einer Strahlung kann diese immense Informationsdichte nur ausgedrückt werden, wenn es sich um ein sehr fein gegliedertes Strahlungsspektrum handelt. Zur Anschaulichkeit mag man diese feine Gliederung mit den EAN-Codes, den Strichmustern auf Warenartikeln, vergleichen, die an der Kasse über einen abtastenden Lichtstrahl in einen Computer eingelesen werden.

Für die Entstehung von Strahlungen in dem beobachteten Wellenbereich kommen bevorzugt Elektronensysteme in Frage, die sich von den Nukleinsäuren ableiten lassen. Derartige Elektronensysteme können gewissermaßen in einem abgeschlossenen Raum pendelnde Wellen ausbilden, was man stehende Wellen nennt. Nach heutiger Ansicht bedingt ein solches System stehender Wellen den Informationsgehalt innerhalb unseres Organismus. Es ist durch Resonanz zu einer Einheit verbunden. Von derartigen Systemen stehender Wellen ist bekannt, daß häufig die Abschirmung gegenüber der Umgebung nicht ganz perfekt ist, weshalb ein kleiner Teil der in den stehenden Wellen enthaltenen Energie in Form von Strahlung austritt. Dabei müssen sich wegen der Herkunft dieser Strahlung von Molekülen Bandenspektren ergeben. Diese Informationsübertragung wird auch über Entfernung wirksam.

Professor Neunhöffer nennt als Beispiel hierfür das absolut geordnete Verhalten bei Manövern von Fischschwärmen oder

Vogelzügen, das in dieser simultanen Präzision durch optische oder akustische Signale nicht erreicht werden könnte. Die Möglichkeit der Übertragung dieser immateriellen organismischen Information hat nun Konsequenzen, die für Heilvorgänge von enormer Bedeutung sind: »Wenn man davon ausgeht, daß eine große Anzahl von Krankheitszuständen mit Fehlinformationen im Immateriellen in Zusammenhang steht, so ergibt sich die Möglichkeit, daß von einer dazu befähigten Person diese Fehlinformation korrigiert werden könnte. Bei der engen Kopplung des Informationssystems mit den anderen Komponenten des ordnenden Prinzips kann sich anschließend dabei auch eine Korrektur von Schäden im Materiellen ergeben. Wer je das Glück hatte, einen verantwortungsbewußten Heiler bei seiner Tätigkeit zu beobachten, weiß, daß der Korrektur der Fehlinformation im Immateriellen die Korrektur im Materiellen bisweilen innerhalb weniger Minuten folgen kann.«[1]

Hier finden wir wieder einmal eine frappierende Ähnlichkeit mit dem Konzept der Kahunas. Diese konnten zum Beispiel bei Beinbrüchen Sofortheilungen bewirken. Nach ihrer Lehre mußte dazu das höhere Selbst einschreiten, das über Mana-Loa oder höheres Mana verfügte, eine Kraft von solcher Art, daß molekulare Veränderungen damit mühelos und nahezu »zeitfrei« herbeigeführt werden konnten; auch Veränderung äußerer Umstände vermochte es zu bewerkstelligen. Max Freedom Long bezeugt, daß er solche Heilungen selbst gesehen hat.

Wir sollten uns an dieser Stelle vielleicht einmal eine kleine Abschweifung gestatten, die in Wirklichkeit gar keine Abschweifung ist, und uns bewußtmachen, daß es sich bei der Hunalehre keineswegs um eine besondere Form polynesischer Magie han-

---

1 Neunhöffer: *Impuls- und Lithotherapie,* a. a. O., S. 34 f.

delt, sondern um uraltes Wissen, um ein letztes Überbleibsel eines Kodex des Umgangs mit sich und anderen, der immerhin dazu führte, daß Captain Cook, als er im Januar 1778 Hawaii entdeckte, dort eine Gesellschaft vorfand, die heiterer und harmonischer war als irgendwo sonst auf der Welt. Buddhas Gesetz des Nichtverletzens galt dort als die höchste Regel, und sie wurde gelebt.

Diese Lehre scheint nach neueren Forschungen viel gemeinsam zu haben mit den Lehren der Essener, und deren Essenz wiederum wird von kompetenter Stelle mit einer noch viel älteren Lehre verglichen, sie trage einen zoroastrischen Impuls in sich, heißt es zum Beispiel bei Sir George Trevelyan.[1] Die »Hüter des Geheimnisses«, was die Übersetzung ist von Kahuna, hatten ihr Wissen aus uralten Lehren ererbt, wahrscheinlich aus der Zeit von Atlantis. Diese Lehren wurden zur Zeit Jesu im Atlasgebirge praktiziert, und es spricht viel dafür, daß den Lehren der Essener wie der Kahunas eine gemeinsame Wurzel zugrunde liegt, jene höchste Wahrheit, von der das Christentum in seiner unverfälschten Form nur eine spezielle Formulierung ist und die im Handeln nach dem göttlichen Gesetz liegt. Die einzige Sünde, welche die Hunalehre kennt, ist die Verletzung eines anderen Lebewesens.

Die Gebete der Kahunas wirkten und hatten Erfolg, wo wir so häufig Fehlschläge hinnehmen müssen. Den Grund, warum so viele menschliche Gebete unerwidert bleiben, sehen die Kahunas darin, daß psychische Blockaden und Komplexe den Fluß des Mana aus dem niederen Selbst zum hohen Selbst behindern. Die Kahunas hatten für diese an unserer Fähigkeit zur Liebe, zur Öffnung für die Heilkraft und für Schönheit und Sinn der Schöpfung nagenden psychischen Konglomerate aus Schuldgefühlen, Haß oder Angst den ungemein passenden Ausdruck »Eßgenos-

---

1 George Trevelyan: *Unternehmen Erlösung,* Greuth Hof Verlag, Gutach 1986.

sen«. Es wäre bestimmt ein großer Fehler, diese hochstehende Lehre als primitive Eingeborenenmagie abzutun, denn sie geht sehr wahrscheinlich zurück auf von Moses und Enoch den Essenern vererbtes Wissen, das in zurückgezogenen Gemeinschaften bewahrt wurde, die als »Wüstenväter« in der Nähe des Toten Meeres oder als »*therapeutes*« in Ägypten lebten. Wenn man den Readings von Edgar Cayce Glauben schenken will, war Jesus als höchster Eingeweihter von der Bruderschaft der Essener aufgenommen worden, und die vielen Zeugnisse seiner Heilkraft kann man auch so erklären, daß er ein Kahunameister höchsten Grades war.

Ob das nun stimmt, braucht uns hier nicht weiter zu beschäftigen. Was allerdings sicher zu sein scheint, ist, daß es für Heilungen außerhalb der gewöhnlichen Bandbreite das Mitwirken höherer Ebenen braucht, ob man diese nun höheres Selbst nennt wie die Kahunas oder göttliche Gnade oder mit dem Namen eines bestimmten Chakras belegt.

Der international bekannte und geschätzte Wissenschaftler, Shintopriester, Arzt und Experte für Raja-Yoga Dr. Hiroshi Motoyama hat durch ausgedehnte Studien und Tests an verschiedenen Arten von Heilern herausgefunden, daß viele von ihnen bewußt oder unbewußt höherdimensionale Energie mit Hilfe des Anahata-Chakras, des Herzchakras, tanken und diese dann zu ihrem Patienten senden, womit sie das Ungleichgewicht, das hinter der Krankheit steckt, ausgleichen können. Die Untersuchungen von Dr. Motoyama sind die einzigen mir bekannten, in denen Heilerpersönlichkeiten durch objektive medizinisch-wissenschaftliche Methoden getestet wurden. Dr. Motoyama hat eigens zu diesem Zweck eine Maschine erfunden, die wirklich das Prädikat »außergewöhnlich« verdient und mit der unter anderem die Energie gemessen werden kann, die vom Körper durch die Chakren ausgesandt wird. Mit wissenschaftlich strenger Methodik kann er zeigen, daß zum Beispiel bei Konzentration auf das Anahata-Chakra bei Menschen, die imstande sind, willentlich Energie daraus zu senden, ein kontinuierliches Ausströmen von Energie hoher Frequenz aus dem Herzbereich stattfindet.

Außer der normalen für solche Experimente verwendeten Elektroden stellte Dr. Motoyama auch eine fotoelektrische Zelle in dem völlig verdunkelten Raum vor das in Frage kommende Chakra. Während des Experiments wurden in der Fotozelle Signale registriert, was beweist, daß auf irgendeine Weise Licht erzeugt worden war. Während sich die Versuchsperson auf ihr Anahata-Chakra konzentrierte, wurde auf irgendeine Weise Licht erzeugt. Man muß diesen Satz wiederholen, um die Brisanz des Inhalts nicht einfach zu überlesen. Das erinnert uns vielleicht an die Biophotonen von Fritz Popp oder an die Orgonenergie, deren Wesen ja Licht ist, wie Reich herausfand.

In Übereinstimmung damit mißt man ein hohes Energieniveau am Herzmeridian bei Personen mit sehr aktivem Anahata-Chakra, beispielsweise bei dem wegen seiner Heilungen sehr bekannten katholischen Priester Francis MacNutt,[1] wohingegen bei Personen mit erwecktem Manipura-Chakra gewöhnlich der Magen- und Milzmeridian überaktiv ist, was man einfach durch Endpunktdiagnostik mittels Elektroakupunktur messen kann. Pater McNutt predigt, daß die Heilungen ausschließlich durch die Gnade Jesu Christi erfolgen und daß er nur ein Kanal sei, durch den diese Gnade fließe.

Die Ergebnisse von Dr. Motoyama zeigen auch, daß die Energie, die durch die Meridiane fließt, was die Chinesen Ch'i nennen, diejenige Energieart ist, welche die meisten Heiler durch Hand-

---

1 Francis MacNutt: *Die Kraft zu heilen – Das fundamentale Buch über Heilen durch Gebet*. Styria Verlag, Graz, Köln, Wien 1979.

auflegen oder Akupressur in den Körper des Patienten einströmen lassen. Es scheint nicht allzu schwierig zu sein, sich dieser Ch'i-Energie bewußt zu werden und sie manipulieren zu lernen. Eine noch verfeinerte Heilungsmethode besteht darin, Energie des kausalen Körpers anzuzapfen und sie in das leidende Individuum einzuführen. Das kann über die Aktivierung des Herzchakras geschehen oder eines noch höheren Chakras; das Herzchakra stellt die Verbindung des niederen Menschen mit dem höheren Menschen dar, so wie die Farbe Grün im Regenbogen die rotgelben Anteile mit dem blauvioletten Spektrum verbindet. Ein sensibler und informierter Arzt kann am Klang der Stimme schon feststellen, ob beispielsweise dieses Chakra aktiviert ist oder nicht.

Die Verbindung des höheren Dreiecks mit dem niederen Dreieck ist bei Menschen, die sich nicht einer spirituellen Disziplin unter absolut kompetenter Anleitung unterzogen haben, gewöhnlich sehr dünn; das heißt, Bestimmung, Denken, Reden, Handeln und Fühlen sind nicht aus einem Guß, und die höheren Dimensionen können in die alltäglichen Bereiche nicht adäquat hineinwirken. Menschen mit erwecktem Anahata- oder höheren Chakren sind wie Funken spiritueller Energie, sie strahlen sie ab wie Diamanten, die in der Sonne funkeln. Und diese Energie der kausalen Ebene ist nicht polarisiert. Sie kann darum Krankheits- und Verwirrungszustände körperlicher, mentaler und emotionaler Herkunft, die aus der Dualität entspringen, heilen, da sie diesen Energieformen übergeordnet ist. Der astrale Körper als der Begierdenkörper, der emotionale Instabilitäten hervorruft und ebenso mentale Störungen verursachen kann, ist hingegen von dualistischer Natur, er zieht an sich, was er begehrt.

Bevor sich körperliche oder psychisch-emotionale Störungen manifestieren, können sie schon im Astralkörper erkannt werden.

Da das Anahata der große Engpaß und gleichzeitig der große Vereiniger ist, können Störungen, die mit der Fähigkeit, sich selbst und andere zu lieben, zusammenhängen, durch eine Behandlung dieses Chakras beseitigt werden oder direkt durch die hochfrequente Energie, die der Aktivität dieses Chakras entspricht.

Dr. Motoyama ist durch seine Untersuchungen zu der Hypothese veranlaßt worden, daß viele Heiler die Energie eines erweckten Anahata durch die Spitze des dritten Fingers und durch die Handflächen[1] senden. Er selbst konnte aber auch physiologische Instabilitäten bei einer Versuchsperson, wie durch Messung der Meridianendpunkte ausgewiesen, auf Distanz durch Energieübertragung von seinem Anahata-Chakra ausgleichen.

Dr. Motoyama hat sich auch gründlich mit einer sehr umstrittenen Art der Heilung befaßt, der außersinnlichen Chirurgie, die besonders auf den Philippinen weit verbreitet ist, wenn sie auch in anderen Ländern, beispielsweise Brasilien, praktiziert wird. Obwohl es hier natürlich zu einem gewissen Prozentsatz eindeutig betrügerische Manipulationen gibt, stellt Dr. Motoyama fest, er habe eindeutige Beweise dafür erhalten, daß manche außersinnliche Chirurgen tatsächlich fähig sind, ohne irgendein materielles Mittel zu Hilfe zu nehmen, erkranktes Gewebe aus dem Körper eines Patienten zu entfernen. Er hat von unabhängigen Laboratorien biochemische Untersuchungen an einer Anzahl von Gewebe- und Blutproben, die während einer Operation ohne Messer von einem außersinnlichen Chirurgen entnommen wurden, durchführen lassen und sie mit den Blutproben der Patienten verglichen, die er direkt nach der Operation selber von ihnen entnommen hatte. Der Chirurg, in diesem Fall der bekannte

---

1 Das ist der Weg, den der an der Spitze des dritten Fingers und durch die Hand ziehende Herz-Kreislauf-Meridian nimmt.

philippinische Heiler Tony Agpoa, wurde erst einige Minuten vor der Probeentnahme davon unterrichtet. In allen Fällen stimmten die Blutarten überein.

Dr. Motoyama hat daraufhin Tony Agpoa gebeten, ihm für Experimente zur Verfügung zu stehen. Bei einem dieser Experimente schloß er ihn in dessen Haus an die Maschine an, und sie machten eine Kontrollaufzeichnung. Alles funktionierte bestens. Dann bat er ihn, sich auf die gleiche Art zu konzentrieren, wie er es bei der außersinnlichen Operation tat. Plötzlich gab es ein lautes Zischen in der Maschine, und die Ausrüstung flog in die Luft.

Daraufhin besuchte Tony Agpoa Dr. Motoyama in seinem Institut in Tokio. Dort sollte er auf ein verabredetes Signal seine Heilenergie zu einer Person in einem anderen Zimmer senden. Parallel dazu wurden Atmung und galvanischer Hautwiderstand (GHW) von Tony und der Versuchsperson aufgezeichnet. Als Ergebnis des Experiments zeigte sich eine eindeutige Beeinflussung sowohl der Atmung als auch des GHW der Versuchsperson. Als man sie fragte, ob sie etwas gespürt habe, antwortete sie, daß sie sich plötzlich einer bedrückenden Energie bewußt war, als ob eine enorme Kraft sie niederdrücken wollte, und sie mußte sich einfach dieser Kraft ergeben, was auch immer sie bedeuten mochte.

Das Ergebnis solcher Untersuchungen zeigt auf alle Fälle, daß der Geist die Körperfunktionen eines anderen Menschen beeinflussen kann. Das autonome Nervensystem scheint mit dem Mechanismus, nach dem sich die nichtsinnlichen Bereiche des Bewußtseins manifestieren, verbunden zu sein, wie die Reaktionen von Atmung und GHW zeigen. Hinweise für diese Behauptung geben auch die mit den Chakren verbundenen Nervenplexus, außerdem vielfach bestätigte Beobachtungen der Art, wonach etwa vor der Manifestation psychokinetischer Phänomene wie Löffelbiegen und dergleichen das Anahata-Chakra überaktiv ist. So ist zum Beispiel von Madame Nina Kulagina, einer Russin aus Leningrad, die psychokinetische Fähigkeit wohldokumentiert. In Anwesenheit vieler Wissenschaftler und vor laufenden Kameras konnte sie beispielsweise ohne äußere Manipulation einen Tischtennisball in die Luft heben. Bei solchen Aktionen beschleunigte sich ihr Puls auf bis zu 240 Schläge pro Minute. Leider erlitt Madame Kulagina einmal eine Herzattacke bei derartigen Experimenten und konnte seither nicht weiter für Forschungszwecke zur Verfügung stehen.

Dr. Motoyama, der diese Zusammenhänge kannte, schlug deshalb vor, als während der Internationalen Psychotronik-Konferenz in Tokio im Frühjahr 1977 das berühmte Medium Jean-Pierre Gérard demonstrierte, wie es Gegenstände ohne Benutzen seiner Hände auf einer Tischplatte bewegen konnte, während solcher Demonstrationen seinen Puls zu untersuchen. Für viele war es dann überraschend, tatsächlich eine Beschleunigung der Herzaktivität während solcher Demonstrationen psychokinetischer Fähigkeiten bei Jean-Pierre Gérard nachweisen zu können. Mir selbst wurde von einer sehr hoch entwickelten Persönlichkeit gesagt, daß viele Fälle von sogenanntem Herzinfarkt[1] mit dem Einströmen einer übermächtigen, sehr feinen positiven Energie zusammenhingen, die der Körper in solchen Fällen eben nicht fassen könne.

Dies zeigt auch, wie gefährlich es sein kann, ohne kompetente Anleitung und Überwachung mit Techniken zu experimentieren, die Chakren zu stimulieren oder zu öffnen. Gleichzeitig weist es uns auf die Notwendigkeit hin, unsere orthodoxe Konzeption von

---

1 Das bezieht sich natürlich nicht auf jeden oder auf die Mehrzahl der Herzinfarkte.

der Beschaffenheit der Welt zu erweitern, damit die Medizin aus dem Keller ihrer materialistischen Sicht, wie ich es eingangs genannt habe, herauskommt. Viele Phänomene wie außersinnliche Wahrnehmung, Telepathie, Präkognition, Psychokinese und eben auch die verschiedenen Ebenen, auf denen Heiler arbeiten können, werden zufriedenstellend nur durch die Annahme höherer Seinsebenen und höherer Energieformen erklärt, und diese sind um so zwingender anzunehmen, als die esoterischen Überlieferungen der verschiedensten Kulturen sich in diesem Punkt strikt einig sind und ihre Behauptungen sukzessive durch wissenschaftlich einwandfreie Ergebnisse der Art bestätigt werden, wie sie Dr. Motoyama vorlegt.

So sind beispielsweise viele der uns noch immer verwirrenden Manifestationen erweckter, aber noch nicht kontrollierter Chakren den Meistern spiritueller Disziplinen längst bekannt, auch die entsprechenden Heilmittel. Diese sind oft auf einer höheren Schwingungsebene angesiedelt als zum Beispiel ein Aspirin. Aroma-, Bachblüten-, Edelsteintherapie, das Rezitieren von Mantras, die therapeutische Wirkung bestimmter Musik und von Farben gehören genauso dazu wie Atemtechniken und Meditationsübungen. Die Transformation der Dimensionalität der Energie wird verständlich im Licht der Theorie von den drei Körpern des Menschen, dem physischen (mit seinem ätherischen Doppel), dem astralen und dem kausalen und den durch sie hindurch wirkenden Energietransformationszentren, den Chakren.

Den verschiedenen Ebenen entsprechen verschiedene Arten des Heilens. Die meisten Heiler beschränken sich darauf, heilende Ch'i-Energie einfließen zu lassen. Diese Energie hilft dann dem Patienten zur Selbstheilung. Die Ch'i-Energie, die dem Mana, Od, Orgon, Prana, dem vitalen Magnetismus zu entsprechen scheint, ist wohl auch die Energie, die dem Körper eine

Störung aus dem astralen Bereich zuführt, welche dann Krankheit auslösen kann, weil sie imprägnierbar ist. Umgekehrt kann sie natürlich neben ihrer rein energetischen Wirkung auch Heilinformation tragen. Andere Heiler bemühen sich, zum Kern des Problems vorzustoßen, und stellen direkt innerhalb des astralen Körpers das Gleichgewicht wieder her, wodurch es dann sekundär zu einer Heilung auf der physischen Ebene kommt. Menschen schließlich, die imstande sind, Energie der kausalen Ebene zu benutzen, können damit schwierige geistige und emotionale Heilungen bewirken, denn die kausale Energie ist viel stärker als die Ch'i- oder die astrale Energie. Es heißt auch, daß die kausale Energie, da sie nicht aus positiven und negativen Bestandteilen besteht, nicht der Instabilität unterworfen ist wie die dualistische astrale Energie.

Neben diesen Ansätzen gibt es die in der westlichen Welt entwickelte Lehre von den Schwingungen und der über sie vermittelten Information. Wie es Professor Otto Neunhöffer sieht, kann das ordnende Prinzip im Organismus des Heilers so auf den physischen Organismus eines Patienten einwirken, daß es dort Unstimmigkeiten zuerst im Informationsbereich korrigieren kann, woraus sich die Heilung im physischen Bereich ergibt. Professor Neunhöffer spricht von der Übertragung durch den Heiler von immaterieller Information durch Impulse auf andere. »Immaterielle Information« und »Impulse« sind jedoch aus meiner Sicht nur begriffliche Krücken, um das Wirken einer höheren Energie zu beschreiben, die ordnend wirkt. Professor Neunhöffer spricht auch von den Hindernissen, die im individuellen Ego und Unterbewußten eines Patienten liegen können, welche diese Heilimpulse abwehren, und wie man sie ausschalten kann. Wenn man es für wichtig hält, kann man meiner Meinung nach diese Konzeption relativ mühelos verbinden mit der Huna-Lehre vom hohen Selbst und vom niedrigen Selbst oder mit der Vorstellung kausaler Energie, die ordnend auf Unstimmigkeiten im dichteren Bereich einwirkt. Hinweise von Professor Neunhöffer selbst unterstützen die Ansicht, daß bei Heilungen, wie er sie zustande bringt, das Anahata-Chakra mit beteiligt ist. Zum einen ist dies die Methode, mit dem Mittelfinger und den Handflächen die Heilimpulse auszustrahlen (»… die Impulse werden dadurch ausgelöst, daß die Fingerkuppen der Zeige- und Mittelfinger … in ca. einem halben Zentimeter Abstand über der Hand hin- und hergeführt werden …«), was nach Beobachtung von Dr. Motoyama eine bevorzugte Abgabestelle für die Anahata-Energie ist, und zum anderen die von ihm mitgeteilte Beobachtung, daß von der Fingerkuppe beim Heilvorgang Lichterscheinungen ausgehen, die auch von der Umgebung wahrgenommen werden können. »… So tritt, wenn die Impulse stark genug sind, auf der Hand des Behandelten eine Lichterscheinung auf. Sie läßt sich so beschreiben: Es ist, als ob sich an den Fingerkuppen kleine Spiegelchen befinden würden, die das Licht gezielt übertragen. Diese Erscheinung tritt in der Regel nur an den Störstellen auf, im gesunden Bereich aber kaum. Sie kann meist auch von den Umstehenden wahrgenommen werden …«[1]

Wir wollen diese Hinweise abschließend so verstehen, daß Heilung mit allem zu tun hat, was den Kontakt zum Licht fördert und das innere Licht im Menschen stärkt. Es gibt etymologisch Verwandtschaften zwischen den Wortstämmen von Sonne, Ganzheit und Heil in den verschiedensten Sprachen (Helios, Sol, Whole, Holy, etc.) Das ist so zu verstehen, daß ganzheitliche Heilung nur möglich ist, wenn der Mensch auch in sich sein inneres Leuchten entwickelt. Das gilt besonders für alle, die

---

1 Neunhöffer: *Impuls- und Lithotherapie*.

anderen helfen wollen. Darum ist letztlich, wie ich es eingangs schon erwähnt habe, für die Heildisziplinen unverzichtbar, daß sie wieder den Kontakt mit den höheren Ebenen anstreben, von denen das Licht kommt. Wahre Heilkundige müssen wieder Mittler werden zwischen den höheren und den niedrigeren Energien, und die Pflicht der Wissenschaft ist es, sie darin zu unterstützen und mit Ergebnissen und Methoden zu versorgen, anstatt ihnen Knüppel in den Weg zu werfen.

Muster – Determinanten kosmischer Energie

Das chinesische Wort für Physik, also diejenige Disziplin, die sich mit der energetischen Grundlage der Geschehnisse befaßt, heißt Wu Li, was übersetzt werden kann als »Strukturen organischer Energie«. Li bedeutet dabei das Muster in den Dingen, die Maserung eines Holzes, die Form eines Schneckenhauses, auch das organisierende Prinzip.

Natürlich vorkommende Muster wie die logarithmisch aufgebauten Schneckenspiralen oder die Kristallisationsformen chemischer Salze sind Ausdruck organisierender Prinzipien, die hierarchisch über den Eigenschaften von Form oder Farbe angesiedelt sind, da sie diese determinieren. Am nächsten kommen ihnen vielleicht die Zahlen und Buchstaben, die wiederum nur Darstellungen reiner Ideen sind. Geometrische Muster, in Stein gehauen oder auf Papier gemalt oder sonstwie dargestellt, wirken durch Resonanz mit diesen Kräften oder ziehen eine bestimmte Kombination von Kräften an. Die germanische Überlieferung kennt diese Macht der Muster. Ihre Runen sind ideographische Darstellungen verschiedener Färbungen von Kraft, kombiniert mit Inhalt und Bedeutung.

Jede reine Form ist eine Antenne für eine mit ihr verwandte Energie. In Abhängigkeit von der Form der Antenne werden spezielle Wellenlängen und Wellenmodulationen bevorzugt empfangen und wieder abgestrahlt. Das ist das Geheimnis der Amulette, der Runen, der Yogahaltungen genauso wie der Alexander-Haltungstherapie. Auch ist die Spirale als universale Glyphe des Lebens eine besonders wichtige Antenne, was sich vor allem in der spiraligen Doppelhelixform unserer Erbsubstanz DNS ausdrückt. Wir wissen heute ebenso, daß die Pyramide ein Empfänger für eine bestimmte, noch nicht näher definierte Energie ist und daß ihre Fähigkeit, dafür Empfänger zu sein, lediglich von ihrer »korrekten« Form abhängt: vom Neigungswinkel der Seitenflächen und ihrer »korrekten« Ausrichtung nach Norden. Die Form der Antenne ist also eine Determinante der Energie, die sie empfangen kann. In der bereits genannten, sehr fortschrittlichen Bioresonanztherapie, die nur mit der Modulierung, Abschwächung und Verstärkung patienteneigener Schwingungen arbeitet, wird dieses Prinzip bereits bewußt ausgenutzt: Mit speziellen links- oder rechtsgewendelten Antennen werden jeweils nur die rechts- oder die linksdrehenden Impulse von Heilmitteln oder Körpersekreten aufgefangen und benutzt, um Heilwirkungen zu erzeugen. So kann man zum Beispiel mit dieser Methode die allergische Reaktion des Körpers auf Nahrungsmittel wieder normalisieren, indem man dem Organismus unter bestimmten Bedingungen nur die rechtsdrehenden Schwingungen dieser Nahrungsmittel anbietet. Der wesentliche Faktor für die selektiven Eigenschaften der dabei benutzten Antennen ist ihre Form.

Es gibt also Formen der Kraft, genauso wie es Orte der Kraft gibt. Mandalas sind Formen der Kraft, und ein gesprochenes Wort hat auch eine bestimmte Schwingungsform, also ist ein Mantra ebenfalls eine Form der Kraft. Der Wiener Erich Körbler arbeitet daran, lediglich mit den Formen zu heilen. Diese Methode befindet sich derzeit noch im Versuchsstadium. Eine bereits sehr weit ausgebaute Methode der Heilung und der Übermittlung von Heilinformation über Muster ist die Radionik, worauf wir unter anderem in dem Kapitel über Erdstrahlung und Heiler eingehen. Arthur Young hat in den späteren Jahren der Radionik herausgefunden, daß ein Schaltplan und Symbole der Komponenten eines Radionikgerätes, also ein Muster, denselben Dienst tun wie der Apparat selbst. Die Geschichte der Radionik hat weiter gezeigt, daß beispielsweise jedes homöopathische Mittel in jeder Potenz durch ein bestimmtes Muster ausgedrückt werden kann.

Ein Muster ist zunächst ein Skelett ohne Fleisch und Blut. Es ist astrologisch ausgedrückt reiner Saturn. Es gibt der undifferenzierten Energie einen Aufenthaltsort, der Gefängnis genauso ist wie Aktionsbasis, und gleichzeitig färbt es durch seine besondere Form diese Energie so wie farbiges Glas das Wasser. Jedes Muster zieht durch seine besondere Art eine spezielle Energie an, mit der es in Resonanz ist. So wie jedes individuelle Leben durch Saturn erst ermöglicht wird, welcher die notwendige Abgrenzung von den unendlich vielen anderen Möglichkeiten durch die spezielle Form erst schafft, so wird diese Form durch andere Kräfte belebt und modifiziert. So könnten wir sagen, die Muster des Saturn brauchen Imprägnation mit der Sonnen- und Mondkraft, um organische Vitalität zu erhalten, die Muster des Mars mit der Venuskraft, um kreativ zu wirken, die des Jupiter mit Merkur, um praktisch tauglich zu werden – usw.

Muster müssen, um wirksam zu sein, das in ihrer Form ausdrücken, was ihr Schöpfer darzustellen beabsichtigt, und sie müssen dazu mit dem Wesen der Energie, welche sie anziehen sollen, in innerer Übereinstimmung sein. Die Weiße wie die Schwarze Magie haben schon immer mit diesen Konsonanzen gearbeitet. Die Rituale der Kirche und die der Magie sind Nachahmung einer höheren Ordnung, eines höheren Musters auf der Ebene des Tuns, wodurch diese höheren Ebenen in das Tun hereingeladen werden. Wenn diese Übereinstimmung gelingt, lebt das Muster, es strahlt etwas aus, es vermittelt irgendeine

Art und Färbung von Energie: Wahrheit, Liebe, Sinn, Bedeutung, Schönheit, Kraft, Würde oder auch deren Gegenteil (siehe Abb. 8 der Talismane für die guten Geister und die Dämonen). Muster sind so gesehen Sender und Empfangsanlagen für mit ihrem Design sympathisierende Energien. Es gibt Muster in der Zeit wie solche im Raum. Wenn sie das Wesen dieser Energien pur erfassen, sind sie sogar Generatoren dieser Energie. Wenn also ein Künstler die Muster seiner Farben, Flächen und Linien so aufeinander abstimmt, daß er einen Mikrokosmos erschafft, in dem sich aufgrund innerer Affinität und Stimmigkeit der einzelnen Elemente zueinander die Kräfte von Wahrheit und Schönheit einfinden, dann hat er sein Ziel erreicht. Wenn ein »Schwarzkünstler« seine Talismane und Operationen »korrekt« ausführt, das heißt die mit seiner Absicht konsonanten Denk-, Handlungs- und Vorstellungsmuster[1] aktiviert, kann er das ebenso.

Zweifellos kann ein Kunstwerk auch Heilkräfte mobilisieren und ausstrahlen, so wie es Dr. Aubrey Westlake in seinem Buch *The Pattern of Health* beschreibt, als er von seiner Lehrerin in der Heilkunst, Mrs. Tarpey, berichtet, die eine anerkannte Heilerin war und die festgestellt hatte, daß auch ihre Malereien heilkräftig waren.[2] Da ein Heiler jedoch auch Gegenstände mit seiner Kraft imprägnieren kann, bleibt dieses Beispiel zugegebenermaßen nicht eindeutig bezüglich der Quelle der Heilkraft; es könnte ja ein derartiges Bild wegen seiner Imprägnierung mit der Heilkraft der Künstlerin genauso wirken wie aufgrund der Resonanz der darin verwirklichten Muster mit höheren Energien.

Die Heilkraft von bestimmten Mustern auf Geist und Seele

---

1 Der Pluto ist vorstellungsbezogen und traditionell der Planet der magischen Rituale.
2 Aubrey T. Westlake: *The Pattern of Health,* Element Books, Longmead Shaftesbury, Dorset, 1985.

ZEICHEN ODER CHARAKTERE

der Sonne · ihrer Intelligenz · ihres Dämons

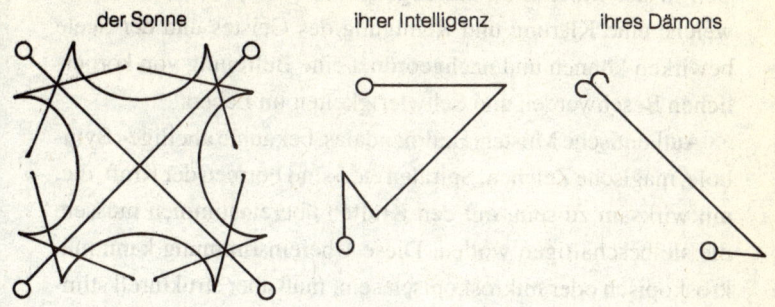

ZEICHEN ODER CHARAKTERE

der Venus · ihrer Intelligenz · ihres Dämons

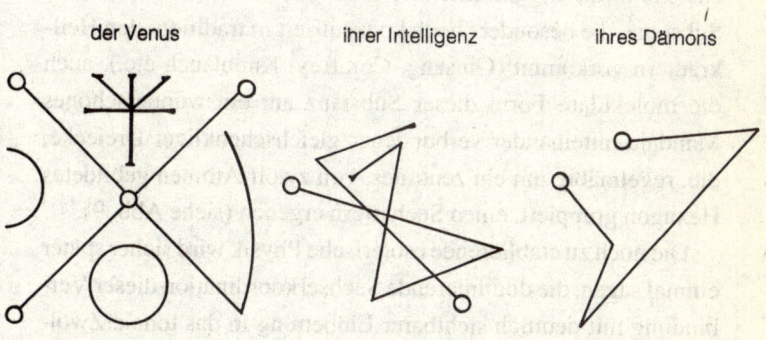

Abb. 8: Talismane für die guten Geister und die Dämonen nach Agrippa von Nettesheim.

wird seit jeher in spirituellen Disziplinen ausgenutzt, wobei man sich in der Meditation auf sogenannte Mandalas konzentriert, welche eine Klärung und Reinigung des Geistes und der Seele bewirken können und nachgeordnet eine Befreiung von körperlichen Beschwerden und Schwierigkeiten im Leben.

Authentische Muster (Heilmandalas, bekannte »heilige« Symbole, magische Zeichen, Spiralen etc.) sind Formen der Kraft, die, um wirksam zu sein, mit den Kräften übereinstimmen müssen, die sie beschäftigen wollen. Diese Übereinstimmung kann makroskopisch oder mikroskopisch sein, muß aber strukturell stimmen. Das Muster wirkt auf jeder Ebene. So nimmt der japanische Forscher Kazuhiko Asai als eine der Ursachen für die erstaunliche Heilkraft organischen Germaniums beispielsweise, einer Substanz, die besonders hoch konzentriert in traditionellen Heilkräutern vorkommt (Ginseng, Comfrey, Knoblauch etc.), auch die molekulare Form dieser Substanz an: ein wunderschönes Mandala miteinander verbundener gleichschenkliger Dreiecke, die, regelmäßig um ein zentrales, von zwölf Atomen gebildetes Hexagon gruppiert, einen Sechsstern ergeben (siehe Abb. 9).[1]

Die noch zu etablierende esoterische Physik wird sicher später einmal sagen, die dominierende Sechserkoordination dieser Verbindung mit deutlich sichtbarer Einbettung in das tonale Zwölfermuster der Raumzeit wirke als Anziehungskraft für die sechste Energie des Zodiaks, die reinigende und rebalancierende Kraft der Jungfrau, welche die individuelle Homöostase durch Anpassung an die Umgebung wiederherstellt und auf jeder Ebene der alle Formen auflösenden Fischeenergie entgegenwirkt und sie neutralisieren kann. Merkur als Abendstern stellt in der Jungfrau im sechsten Haus die Ordnung des Organismus in den Teilen

---

1 Kazuhiko Asai: *Organisches Germanium – Eine Hoffnung für viele Kranke,* Semmelweis Verlag, Hoya 1990.

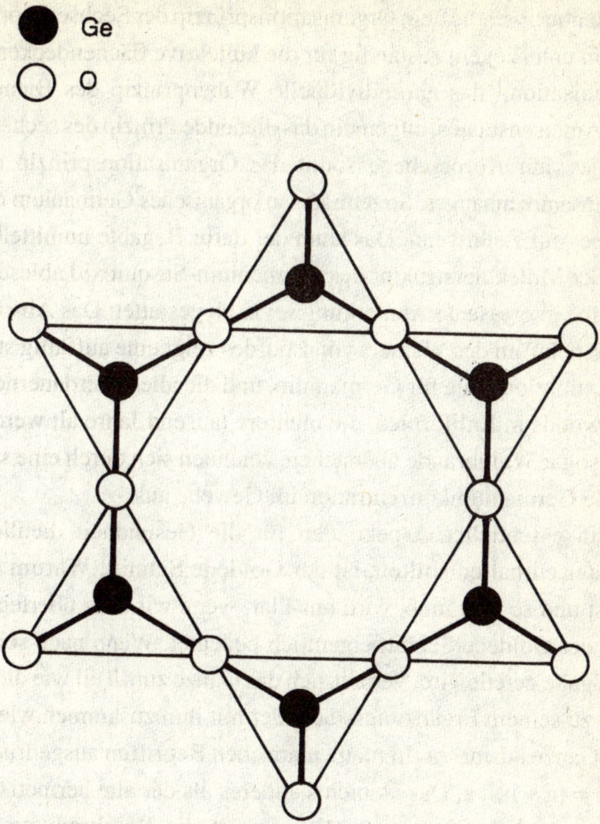

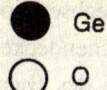

Abb. 9: Die geometrische Struktur von Germanium-Sesquioxid.

wieder her, welche dem Organisationsprinzip der Sechserkoordination unterliegen, zuständig für die kollektive flächendeckende Organisation,[1] das antiindividuelle Wabenprinzip des Bienen- und Ameisenstaates, allgemein das dienende Prinzip des sechsten Hauses, auf Körperebene somit das Organisationsprinzip des Zellzusammenhanges. So reinigt also organisches Germanium den Körper auf Zellniveau. Das kann der dafür Begabte unmittelbar aus der Molekularstruktur des Germanium-Sesquioxid ablesen.

Eine interessante Anmerkung sei noch gestattet: Das Absorptionsspektrum des Wassers von Lourdes zeigt eine auffällig starke Extinktionslinie für Germanium, und die alles überdauernden Redwoods in Kalifornien, die mehrere tausend Jahre alt werden und sogar Waldbrände überstehen, zeichnen sich durch eine sehr große Germaniumkonzentration im Gewebe aus.

Ein essentieller Aspekt, den für die Gesundheit dienliche Muster enthalten sollten, ist der Goldene Schnitt. Warum das so ist und so sein muß, wird uns klar, wenn wir kurz überlegen, was der Goldene Schnitt eigentlich bedeutet. Wenn nach seiner Maßgabe geteilt wird, verhält sich das Ganze zum Teil wie dieser Teil zu seinem Ergänzungsstück, der mit ihm zusammen wieder das Ganze ausmacht. In mathematischen Begriffen ausgedrückt: $a : b = (a + b) : a$. Das ist nichts anderes als der alte hermetische Lehrsatz »Wie oben, so unten«, es ist die Beschreibung der Hierarchie der Harmonie und ein Schlüssel zum Konstruktionsprinzip des Kosmos.

Nun ist es gewiß erstaunlich, daß man dieses Verhältnis erhält, wenn man beispielsweise das Pentakel, das traditionelle Zeichen des Menschen, entwirft. Die Geraden zwischen den fünf Eckpunkten teilen sich dabei gegenseitig im Verhältnis des Goldenen

---

1 (Kollektive) Sechsecke können ohne Zwischenraum flächendeckend verlegt werden, (individuelle) Fünfecke dagegen »brauchen Luft«.

Schnittes. Wenn Leonardo da Vinci, der große Mann der Renaissance, den Menschen in seinem bekannten Stich in einen Kreis stellt, dessen fünf Ecken durch den Kopf und die ausgestreckten Gliedmaßen bestimmt werden, und dies als Darstellung der harmonischen Proportionsgesetze der Anatomie des menschlichen Körpers ansieht, weiß er auch, daß damit implizit angedeutet ist, daß die Aktivitäten des Menschen mit den Aktivitäten der Natur harmonisch zusammenwirken sollten. Denn das Pentagramm stellt den aktiven Menschen dar, die faustische Quint, den Menschen mit erhobenen, ausgebreiteten Armen und ausschreitenden Beinen, den Prometheus und den Luzifer, den strahlenden Stern kreativer Intelligenz und Tätigkeit. In der Astrologie etwa zeigt der Quintilaspekt ($72° = 360° : 5$), den die zum Pentakel stilisierte menschliche Gestalt mit dem Kopf und den vier Extremitäten andeutet, die schöpferische Freiheit des Individuums an und hat Beziehung zu genialen Anlagen. Gleichzeitig ist die Fünferkoordination in der Natur der Beginn unabhängiger Existenz.

Das kosmische Pentagramm wird durch die aufeinanderfolgenden Konjunktionen der Venus mit der Sonne beschrieben, welche ein exaktes Pentakel nachzeichnen. Somit ist auch belegt, daß die Venus, welche für Liebe, Schönheit, ästhetisches Empfinden und harmonische organische Verbindung steht, zu Recht der Planet des Schönheitsempfindens ist, drückt er doch in seiner Bahn um die Sonne den Goldenen Schnitt aus. In esoterischen Überlieferungen heißt es auch, das menschliche Leben sei von der Venus auf die Erde gekommen. Die Sonne-Venus-Konjunktion, das rote Gold (Gold-Kupfer-Legierung), eines der Geschenke der Heiligen Drei Könige für den neuen Menschen, ist somit heilkräftig für alle Störungen, die dadurch verursacht sind, daß der Mensch seine kreative Selbstverwirklichung nicht in harmonischer Unterstützung durch seine persönlichen Bindungen an

Menschen, Luxus, Schönheit und sein Bedürfnis nach organischer Stabilität leben kann. Die Tatsache, daß das Rotgold heute so unmodern geworden ist, bedeutet so gesehen nichts anderes, als daß die Kreativität des Menschen (die Sonne) nicht mehr angekoppelt an sein organisches Schönheitsempfinden und an die sich daraus ergebende harmonische Resonanz seiner Produkte mit dem Wachstum und der Schönheit der Natur (die Stiervenus) ist.

Dieser Goldene Schnitt ist die natürliche Konstante unseres Schönheitsempfindens. So gesehen ist die Schönheit eines Musters ein ganz wesentlicher therapeutischer Faktor, und das gilt für Muster aller Größenordnungen und jeder materiellen Subtilität, also auch für die Schönheit von Gefühls- und Gedankenmustern. Es läßt sich nachweisen, daß die großen alten Meister, allen voran Leonardo da Vinci, aber auch Albrecht Dürer und andere, ihre Kompositionen nach den Verhältnismaßen des Goldenen Schnittes aufbauten, und seine Anwendung läßt sich in der sakralen Architektur aller Kulturen entdecken. In der Natur zeigt er sich in der Fibonacci-Reihe, ein mathematisches Prinzip, das zuerst von Leonardo Fibonacci (Leonardo von Pisa) im 13. Jahrhundert beobachtet wurde.

Das Pentagramm wurde als magisches Zeichen schon immer verwendet. Als Drudenfuß, als Pentakel des Eliphas Lévi etc. wurde es als magisches Zeichen gegen böse Geister auf Schwellen und Türen gezeichnet. Tatsache ist, daß bei radiästhetischer Untersuchung das Muster des Drudenfußes von allen denkbaren Zeichen am stärksten strahlt. Das innere Fünfeck hat dabei die Polarität eines magnetischen Nordpols, die Spitzen strahlen wie Südpole. Wenn man eine fünfeckige Pyramide in Sternform baut, deren Höhe so bemessen ist, daß sie sich zum Radius der Grundfläche in der Proportion des Goldenen Schnittes verhält, dann tritt an ihrer Spitze in Verlängerung der Achse ein derart scharf gebündelter Strahl aus, daß er noch in fünfzig Meter Entfernung zentimetergenau zu lokalisieren ist.[1]

Der Grundbegriff des Musters ist somit untrennbar verbunden mit dem Goldenen Schnitt. Diese Erfahrung haben die Pioniere der Radionik auch gemacht, indem sie die Wirksamkeit ihrer Anstrengungen wesentlich verbessern konnten, nachdem sie den Goldenen Schnitt in der Ausarbeitung ihrer Muster berücksichtigt hatten. Der Goldene Schnitt ist nichts anderes als die Darstellung des Tao, des Gesetzes des Universums, der hermetischen Regel in geometrisch knapper Form.

Ein weiteres uraltes Symbol ist das Kreuz. Es besitzt ebenfalls magische Kraft. Diese Kraft existiert allein kraft seiner Form und muß nicht notwendigerweise über psychomentale Phänomene, die mit dem christlichen Glauben zusammenhängen, aktiviert werden. Das Kreuz inaktiviert schädliche Strahlungsmuster durch doppelte Spiegelung an seinen Symmetrieachsen. Das glaubt der Wiener Erich Körbler nachgewiesen zu haben. Unter diesem Aspekt wären also beispielsweise die Fensterkreuze als energetisch wirksame Barriere für nichtförderliche Schwingungsinformation eine sehr sinnvolle Maßnahme, deren diesbezüglicher Effekt durch die modernen leeren Fenster ohne Unterteilung nicht erzielt werden kann.

Muster hat notwendigerweise mit Ordnung zu tun. Ein Muster ist immer Ausdruck einer bestimmten Anschauung von Ordnung. Das können völlig verschiedenartige Anschauungen sein, doch müssen sie auf tatsächlichen Gesetzmäßigkeiten beruhen, um lebensunterstützende Ergebnisse zuwege zu bringen. Wir sprechen deshalb nicht bei jeder Krakelei von Muster, sondern erst

---

1 H. Jäckel: »Der Goldene Schnitt in Raum und Zeit«, *raum & zeit*, Nr. 51/1991 S. 65 ff.

sobald wir Ordnung darin entdecken können, eine spezielle Art von Regelmäßigkeit und Gesetzmäßigkeit. So drücken die filigranen Arabesken maurischer Moscheen einen anderen Aspekt der Herrlichkeit aus als die romanischen Kirchen, diese wiederum sind verschieden von den gotischen Kathedralen oder den barocken bayerischen Kirchen. Der harmonikal präzise, mathematisch strenge Stil der Gotik beispielsweise vermittelt Unbedingtheit, Klarheit, Strenge, er läßt andererseits keinen Spielraum für das Risiko und Spiel organischer Existenz. So haben auch die Mystiker der Gotik sich dem Jenseits zugewandt und den Leib abzutöten versucht, während die Religiosität des Barocks sich dem Diesseits zugewandt und versucht hat, in der Musik wie der Architektur Lebensfreude bereits hier in dieser Welt auszudrükken. Der Stil der Gotik ist Ausdruck der plutonischen Färbung der Religiosität jener Zeit, von Höllenglauben, Fanatismus, Verteufelung der Sexualität und Lösung von aller weltlichen Bindung, während die barocke Periode in ihren Mustern das jupiterhafte und solare göttliche Leben in der Welt ausdrückt.

Daß die geometrische Form physikalischer Muster die Determinante für die gewünschte zu empfangende Energie ist, haben schon die Baumeister der gotischen Kathedralen gewußt, die als Einzelbauten wie als miteinander verbundene Bauwerke den Hauptzweck hatten, die Erde mit den höheren Energien zu versorgen. Sie waren als Energieempfänger und Transformatoren gedacht. Jedes Muster, das mit der ideellen, ideographischen oder tatsächlich sichtbaren Form eines übergeordneten Energiemusters korrespondiert, kann dessen Energie anzapfen. Somit ist es ganz klar, was die Baumeister der gotischen Kathedralen bezweckt hatten, wenn sie zum Beispiel den Standort der südfranzösischen Kathedralen so konzipiert hatten, daß deren Verbindungslinie das Sternbild der Jungfrau auf der südfranzösischen

Erde nachzeichnete: Sie hatten damit sowohl der christlichen Symbolik Genüge getan, die Jungfrau verherrlicht und mit ihrem Leben verbunden. Sie hatten aber auch den weltlichen Gegenpart zu der entrückten Hingabemystik des Fisches Christus geschaffen, so wie ja auch im Tierkreis die Jungfrau das Gegenzeichen zum Fisch darstellt.

Wenn wir diese astrologischen Einsichten in die nächste Umdrehung der großen Spirale mitnehmen und ihre Projektion auf unser Weltenmuster ablesen, so wird das Zeitalter des Dienens, der Unterordnung, der Krankenhäuser, das Zeitalter der fleißigen analytischen und auch ein bißchen kurzsichtigen Detailfrömmler und ihrer »Mea-culpa-Serenade«, kurz gesagt die ganze Jungfrauenesoterik, sich nicht weiter darauf berufen können, daß sie der Zukunft mehr bieten könne als ihre nun schon abgestandenen Hoffnungen. Die wirbelnde Swastika dreht sich weiter, und die neuen Akzente sind Wassermann–Löwe–Stier–Skorpion, die alten Hüter der Pyramide, die in den Evangelisten schon angekündigt waren. Es ist darum auch kein Zufall, daß die Pyramide wieder so »in Mode« gekommen ist. Die Kraft wird bei denen liegen, die aus ihrer eigenen Herrlichkeit heraus ohne falsche Bescheidenheit sich einem gemeinschaftlichen Ideal unterordnen (Löwe–Wassermann), um einen Organismus zu schaffen, der auf natürlichen Ordnungen beruht (Stier) und der deshalb seine Regenerationsfähigkeit (Skorpion) beweist. Harmonie entsteht, wenn sich alle Elemente zu einem glücklichen Ganzen zusammentun, zu einer »Übereinkunft der Empfindungen«.

Was also für die Muster in kleinem und kleinstem Maßstab gilt, wie bei der über das molekulare Muster vermittelten Germaniumwirkung, das gilt also auch im großen, wie wir am Beispiel der Lage der gotischen Kathedralen bereits erwähnt haben. Ein weiteres Beispiel sind die sogenannten Ley-Linien, ein die ganze

Welt umspannendes Muster von Linien, das auf ein vergessenes Prinzip hinter der Lage von Kirchen und heiligen Bauwerken aller Kulturen vom Megalithikum bis zum Islam hindeutet. Es scheint sich um ein verlorengegangenes magisches Prinzip gehandelt zu haben, wonach durch Alignment von Kultstätten auf der Erde Sternbilder dargestellt wurden, wobei die Proportionen der jeweiligen Entfernungen auf einfachen Bruchteilen der Erdproportionen beruhen mußten. Eine Kraft, die durch die korrekte geographische Beziehung heiliger Stätten aktiviert wurde, machte das Leben auf eine Art reicher, die wir uns heute nicht mehr vorstellen können. Oder stellen wir uns einmal vor, die Krankenhäuser und Universitätskliniken von Frankreich und Deutschland und anderer Länder wären in einem bestimmten Muster angeordnet, das kosmischen Konstellationen entspräche und diese Orte mit einer Energie versorgte, das die Bemühungen zur Gesundung der dort behandelten Patienten um ein vielfaches erfolgreicher werden ließe. Gleichzeitig hätte dieses verbindende Muster den Effekt, daß die Erfolge, die in einem Haus erzielt würden, verstärkend auf die anderen zurückwirken würden und dies ebenso für alle angeschlossenen Glieder.[1]

Es scheint, als wäre in vergangener Zeit das Nervenzentrum der Erde selbst durch heilige Bauwerke an den Akupunkturpunkten des Menschen vergleichbaren Stellen ausgeglichen und durch Zufuhr von kosmischer Energie gekräftigt worden, ja als sei die Erde selbst in viel intensiverer Weise, als es durch ihre natürliche Lage geschieht, in den Brennpunkt dieser Energie gerückt bzw. an sie angeschlossen gewesen, mit allen positiven Folgen für sie

---

1 Siehe zum Beispiel Louis Carpentier: *Die Geheimnisse der Kathedrale von Chartres,* Gaia Verlag, Köln 1972; John Michell: *Die Geometrie von Atlantis,* Goldmann-Esoterik, Lizenzausgabe 1986; Bill Schul, Ed Pettit: *Die geheimnisvollen Kräfte der Pyramide,* Heyne Verlag, München 1986; Nigel Pennick: *Die Alte Wissenschaft der Geomantie,* Dianus Trikont Verlag, München 1982.

selbst und ihre Bewohner. Keine andere Erklärung genügt uns sonst für die unvorstellbaren Anstrengungen, die über die ganze Erde verteilt zu verschiedenen Zeiten von den verschiedensten Kulturvölkern gemacht worden sind, um dieses System von Ley-Linien durch geeignete Bauwerke, durch Pyramiden und Steinkreise, durch Monolithe und behauene Felsen zu aktivieren.

Diese Systeme von kultischen Bauwerken sind für uns der offensichtlichste Beweis für die Wirkung von Mustern und Formen. Wir wollen hier nicht auf die esoterischen Überlieferungen der verschiedensten Völker eingehen, wonach die Muster und Formen eigenständige Kraft haben, weil das heutzutage nicht als gültige Argumentation betrachtet wird, doch erwähnen wollen wir beispielsweise die nordische Überlieferung der Runen doch noch einmal und zumindest die Frage stellen, ob die erstaunliche Dauerhaftigkeit vieler Fachwerkhäuser nicht doch vielleicht auf die schützende Kraft der in ihren Fachwerkkonstruktionen eingebauten Runenmuster zurückzuführen sein könnte.

In gleicher Weise erstaunt es den Kundigen nicht, daß in unserer von vielen Zerstörungen heimgesuchten Welt mit auf der Tagesordnung stehenden größeren und kleineren ökologischen Katastrophen ökologische Nischen und Gebiete, in denen die Natur in ihrer Schönheit erhalten ist, auffällig oft mit sakralen Bauten geschmückt sind. In Bayern braucht man nur einen kleinen Ausflug zu machen, um die Wahrheit dieser Beobachtung selbst einlösen zu können. Von bekannteren zu unbekannten Bauten, von Andechs bis zur Wieskirche über Ettal, Wessobrunn bis Ottobeuren, von Oberammergau bis Unterwössen, von der kleinen Bergkapelle bis zum unbekannten Kirchlein auf einem Hügel: alle haben sie einen kleineren oder größeren Hof von Schönheit um sich.

Es ist mir natürlich bewußt, daß es dafür auch ganz andere Erklärungen gibt, etwa daß es dem ganz sicher vorhandenen politischen Einfluß der Kirche zuzurechnen sei, daß ihre Gebiete eher verschont geblieben seien von zerstörerischen Maßnahmen wie Zersiedelung, Autobahnbau, Mülldeponien, Fabriken und dergleichen. Auch könnte man sagen, daß die Klöster und bedeutenderen Kirchen meist in besonders schöner Landschaft gelegen seien und daß aus diesem Grunde Umweltschützer und Denkmalschützer in einträchtiger Allianz besonders erfolgreich hätten agieren können usw. Schließlich mag auch der in ländlicher Umgebung in der Bevölkerung immer noch stark vorhandene Respekt vor der Kirche seinen Anteil haben. Doch all das kann meines Erachtens die Tatsache nicht ausreichend erklären, daß in einem so dicht besiedelten Land wie Deutschland die schönsten übriggebliebenen Winkel, zum Beispiel der Pfaffenwinkel, gesäumt und eben vielleicht auch geschützt sind von besonders schönen sakralen Bauten.

Diejenigen, die so schnell mit ihren sterilen Erklärungen der Art, wie ich einige gerade angeführt habe, bei der Hand sind, die jeden Duft höherer Einflüsse (und Einsichten) vermissen lassen, mögen doch zumindest folgende Überlegung einmal zur Kenntnis nehmen: Diese Bauten sind Empfänger und Sender kosmischer Energie, sie schützen wie die intakten Körperfelder des Menschen dessen biologischen Gesamtzusammenhang in vergleichbarer Weise den Gesamtzusammenhang des um sie lebenden Raumes. Das können sie, weil sie kraft ihrer architektonischen Besonderheit in Resonanz treten können mit dieser Energie. Sie müssen also wesentliche Erfordernisse der höheren Gesetzmäßigkeiten in ihrem »Schaltplan«, ihrer »Hardware«, durch ihre Maße, Maßverhältnisse, Muster und Materialien ausdrücken. Sie sind bereits ziemlich alte »Maschinen«, die aber immer noch funktionieren. Das heißt nicht, daß wir heute deswegen weiter barocke Kirchen bauen sollen, sondern die Absicht müßte wohl sein, eine an der Qualität der Zeit wie der Eigenart des Ortes gleichermaßen ausgerichtete Architektur wieder in den Dienst der Menschheit und der Erde zu stellen, durch sie die Menschen und Plätze wieder anzukoppeln an die ewige Vorgabe von Entwicklung, Schönheit und Wahrheit. Dies kann durch unendlich variable Stile geschehen, es gibt da jede Freiheit für Kreativität, jedoch nicht für vagabundierende Phantasie. Es braucht dazu Architekten, die die innere Bedeutung von Mustern und Formen und ihre darin begründete Wirkung auf den Menschen wahrzunehmen und einzusetzen imstande sind.

Es gibt eine mehrwertige Logik heiliger Geometrie und heiliger Geographie, die aus der rechten Anschauung ohne weiteres zu erschließen ist. Nehmen wir die Kuppel der barocken Kirchen: Die Form entspricht der Blumenzwiebel, dem fallenden Regentropfen, dem im Sonnenwind wie ein Regentropfen abgeflachten Energieschild der Erde. Es stellt die Verbindung dar von Erde und Wesen oder kollektivem Leben und Individualität. So wie aus der Blumenzwiebel der Trieb zum Licht sprießt, so sendet die barocke Kuppel Energie in das umgebende Raumfeld. Gleichzeitig wirkt die Spitze als Empfänger für die Art von Energie, welche die Zwiebelform anziehen und speichern und verteilen kann; und das ist die regenerative Energie der Liebe, deren Form sich in der menschlichen Träne genauso ausdrückt wie in der Form des Regentropfens, der die verdorrte Erde immer wieder neu belebt. So mußten die barocken Formen die verkrusteten energetischen Strukturen der Gotik auflösen, die imstande gewesen waren, eine andere Form dieser göttlichen Energie anzuziehen, nämlich die weniger organische, mathematisch klare und eigentlich »antibiotische« Form des Willens (der plutonische Bezug dieses Prinzips wird deutlich in den Chimären, die zum Beispiel die Außenfassade der Kathedrale von Chartres zieren). Daraus erklärt sich zwanglos, daß auch das in der Gotik übersteigerte Prinzip der Abtötung des Fleisches durch die im Barock neu aufflammende Lebens-, Leibes- und Liebeslust abgelöst wurde, ja abgelöst werden mußte.

In der organischen Form der Zwiebel ist das mit der Erde verbundene Prinzip der Gnade versinnbildlicht,[1] und jedes Symbol hat neben seiner transsubstantiellen Bezüglichkeit auch immer handfeste materiell-realistische Bezüge, weil es eben das Mittel ist, mit dem Geist und Materie verbunden werden. Das Symbol ist so gesehen die Sprache der Seele. So hat in der Barockphase das helle Grün der Liebe die Erde wieder neu befruchtet und das in der Gotik versteinerte Prinzip der göttlichen Mathematik, das wir auch als Gerechtigkeit, Willen oder Reinheit sehen können, abgelöst. Wo die Gotik das menschliche Leben in die höheren Dimensionen hinaufzog und es klein und unbedeutend erscheinen ließ inmitten der großartigen Wucht der steinernen Döme, da zog das Barock Freude, Fülle und Pracht von oben in dieses Leben und erhob es wieder zu seiner Bedeutung als Statthalter dieser Qualitäten.

Diese Resonanz mit höheren Ordnungen ist wie gesagt seit jeher in der sogenannten Magie zu »weißen« oder »schwarzen« Zwecken hergestellt und genutzt worden. Magie hat meines Erachtens völlig zu Unrecht den Ruf einer suspekten oder irrationalen Methode. Es ist eine objektivierbare, erlernbare und auf (in ihrer Art) absolut logischen Gesetzen begründete Methode, die der gewöhnlichen Wissenschaft in keiner Weise nachsteht, sondern sie ergänzt, sie ist für sich genommen wertfrei. Ich bezeichne

---

1 Nicht umsonst wird in der überlieferten christlichen Kunst die Ausgießung des Heiligen Geistes mit dieser Tropfenform dargestellt.

sie daher als rechtszerebrale Wissenschaft, als eine infolge anderer Denk- und Arbeitsmethoden komplementäre Form des Wissens und der Einflußnahme zu unserem gewohnten linkshirnigen Denken.

Doch warum reden wir hier überhaupt von Magie? Deshalb, weil Magie hauptsächlich mit Mustern arbeitet, mit den unsichtbaren Mustern zeitlicher und räumlicher Bezüge, den Handlungsmustern von Ritualen, den Schwingungsmustern der Gedanken und Worte von Inkantationen und den real faßbaren Mustern von Talismanen beispielsweise. Diese Muster können als geometrische Figur oder als Zahlenfolge dargestellt werden. Die Muster stellen einen Bezug durch die verschiedenen Bereiche und Ebenen der Realität her. In ähnlicher Weise verbindet das Ritual den oder die Beteiligten mit überpersönlichen Kräften und Vorgängen durch Raum und Zeit hindurch und vertikal durch die Ebenen der Realität. Da sowohl Ritual wie Muster völlig unpersönlich sind, können sie die Einstimmung auf den Geist fördern.

Magie hat also sehr viel mit Mustern zu tun. Da Muster nur einer holistischen Erfassung zugänglich sind, weil man sie eben nur in ihrer Gesamtwirkung erfahren kann und nicht als Kombination von Einzelteilen, können sie auch zu einem ganzheitlichen Erfassen der Welt verhelfen. Die Magie geht ebenfalls von einem holistischen Denken aus. Sie weiß, daß Zeiten und Orte, Worte und Gedanken, Materialien, Dinge, Lebewesen, Personen und Tätigkeiten in einer besonderen Art verbunden sind, die unterstützend oder sich gegenseitig hemmend sein kann – je nach Konstellation, Gewichtung und Verträglichkeit der beteiligten Variablen und Konstanten. Sie sieht die Welt als Muster sichtbarer und unsichtbarer Einflüsse, die sich gegenseitig zur Erscheinung oder Auslöschung bringen, und versucht mit den Kräften zu arbeiten, die mit dem geplanten Vorhaben sympathisieren. Das ist eigentlich ein religiöser Akt, die Welt mit allen Geschehnissen als ein dynamisches Muster zu sehen, ein Akt der Rückbindung mit dem Ganzen, von dem wir uns als Teil erkennen können.

Die katholische Liturgie ist nach den gleichen Grundsätzen entwickelt und ebenso die Plazierung der kirchlichen Feiertage durch die alten Kirchenväter im Jahreszyklus, die so angelegt waren, um durch immer wieder aktivierte Übereinstimmung mit den kosmischen Kräften des Tages, verstärkt durch die speziellen liturgischen Riten, die Seele der Menschen zu erheben und zu heilen.

Man kann also nach dieser Anschauung über Muster heilen. Die Anwendung der Talismane in der Medizin erklärt sich durch einen solchen Glauben. Paracelsus beispielsweise hat präzise Angaben dazu gemacht. In anderen Büchern finden sich Beispiele für Talismane gegen alle möglichen Gebrechen körperlicher und seelischer Art, aber auch zur Erlangung von Reichtum, Liebesglück usw., wie etwa in denen des Arztes und Humanisten Heinrich Cornelius Agrippa von Nettesheim, dessen abenteuerliches Leben (1496–1535) Goethe zu einigen Zügen seines *Faust* anregte.[1] Wer die Wirkung von Talismanen leugnet oder nur auf Aberglauben zurückführen will, täuscht sich entweder oder erfaßt nur einen Teil ihrer Wirkebene. Natürlich kann die suggestive Kraft eine im Einzelfall sogar überragende Rolle spielen, doch sind wir überzeugt, daß die Anwendung der Talismane durch alle Zeiten und durch alle Kulturen, seien es die Heilmandalas der Navajos und der Hopi, die Talismane der alten Ägypter oder der katholischen Kirche, auf weiteren Wirkungen neben der mögli-

---

1 Zum Beispiel Agrippa von Nettesheim: *De Occulta Philosophia,* Greno Verlag, Nördlingen 1987. Agrippa von Nettesheim markiert auch den Übergang zu einer »natürlichen« Magie, die aus dem Wissen um die natürlichen Zusammenhänge erwächst.

chen autosuggestiven Wirkung beruhen. Sogenannte Talismane sind bestimmte Muster, verstärkt durch konsonante Materialien, die korrekterweise zusätzlich zu bestimmten Zeiten verfertigt werden müssen, um die Planeteneinflüsse einzufangen oder die Einflüsse angenommener oder realer Wesenheiten. In diesem Sinn sind die Reliquien der katholischen Kirche als Verbindung mit der Wesenheit des oder der betreffenden Heiligen auch in die talismanische Kategorie einzuordnen.

Das sogenannte Kosmoton ist eine zeitgenössische Anwendung dieser Erkenntnisse. Es ist von dem Arzt Dr. Palm in Konstanz entwickelt worden, der sich auch als einer der Begründer biologischer Bauweise einen Namen gemacht hat. Es beruht auf der traditionellen Zuordnung der alten Planeten zu den Organen des Menschen. Um ein Zentrum aus Gold für das Herz liegt ein in Glas eingebetteter Quecksilberring, welcher die Merkurwirkung vermittelt, organisch an die Lunge, und so geht es weiter mit einem Kupferring für die Vermittlung der Venusenergien vorzüglich an die Niere, mit Silber für Mond entsprechend Magen, Eisen für Mars und Vitalität, Zinn für Jupiter und Leber sowie Blei für Saturn und Milz.

Dies sind natürlich nur kurz einige der organischen Entsprechungen. Da die Planeten auf allen Ebenen wirken, wird über die Venuswirkung auch die Hingabefähigkeit harmonisiert oder über Merkur auch die Denkfunktion usw. Diese Metallringe sind im harmonikalen Abstand der Planetenbahnen zueinander angeordnet und ergänzt durch ein Mandala. Im wesentlichen handelt es sich also um ein Miniatursonnensystem, und meiner Überzeugung nach kann es auch die harmonischen Wirkungen dieses Systems kanalisieren, entsprechend den in diesem Kapitel vorgetragenen Überlegungen.

Der Arzt Dr. Tanner hat ein Buch herausgegeben, in dem

Fallberichte vorgestellt werden sowie die Wirkungsweise eingehend beschrieben ist.[1] Eine andere nach meiner Ansicht äußerst interessante Anwendung stellt die Verbindung astrologischer Muster von Medikamenten, wie sie Ebertin bereits versuchsweise entworfen hat und wie sie in reiner und radionisch anwendbarer Form dann von Malcolm Rae erfaßt wurden, mit dem Geburtshoroskop dar. Wenn sich Entsprechungen finden, sollten sich im Horoskop angezeigte Problemgebiete mit dem entsprechenden Medikament heilen lassen.[2]

Wesentliche Pionierleistungen auf diesem Gebiet hat Malcolm Rae geleistet, dem es gelang, mit seinem magnetogeometrischen Potenzsimulator das Energiemuster eines Heilmittels auf eine Trägersubstanz zu übertragen. Er entdeckte zunächst, daß sich homöopathische Mittel und andere Substanzen auf Kärtchen kodieren ließen als Radiusabschnitte in einem Kreis (siehe Abb. 10). Die Abstrahlung des mit Kärtchen simulierten Energiemusters von Agaricus Muscarius beispielsweise hat die gleiche Wirkung wie die Einnahme einer Dosis davon als homöopathisches Mittel.

Das wichtigste in unserem Zusammenhang jedoch ist, daß die Muster der Medikamente, die Malcolm Rae entdeckte, so etwas wie astrologische Horoskope der Arzneimittel sind. Sie beschreiben komplett und korrekt die kosmische Signatur der Arzneimittel. Und man kann diese kosmische Signatur eines Arzneimittels mit dem individuellen Horoskop in Verbindung bringen. Bei Ebertin (»Anatomische Entsprechungen der Tierkreisgrade«) beispielsweise sind detailliert die Zuordnung von Körperteilen, Knochen, Geweben, Drüsen usw. zu den 360 Graden des Tierkreises angegeben. Man kann nun im Horoskop eines Menschen

---

1 Dr. T. Tanner: *Rund um das Kosmoton,* Otto Reichl Verlag, St. Goar 1989.
2 Reinhold Ebertin: *Sterne helfen heilen,* Ebertin Verlag, 1987.

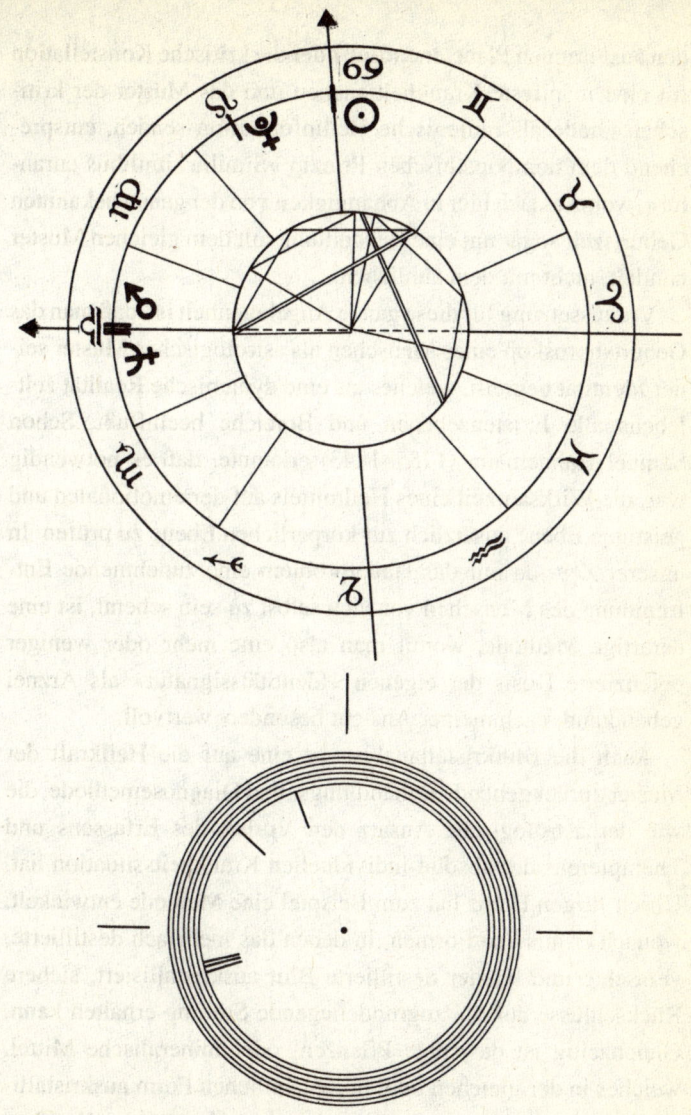

Abb. 10: Die Darstellung signifikanter Horoskopdaten als Radionik-Karte.

den auslösenden Planeteneinfluß oder die kritische Konstellation für eine manifeste Krankheit suchen und das Muster der kritischen Grade als radionische Heilinformation senden, entsprechend dem homöopathischen Prinzip »Similia similibus curantur«, wobei es sich hier in Abhängigkeit von der genau bekannten Geburtszeit sogar um eine Behandlung mit dem gleichen Muster handelt, nicht mit dem ähnlichen.

Voraussetzung für diese ganze Angelegenheit ist, daß man das Geburtshoroskop eines Menschen als astrologisches Muster seiner Identität begreift, welches als eine dynamische Realität zeitlebens alle Existenzebenen und Bereiche beeinflußt. Schon Samuel Hahnemann (1755–1843) erkannte, daß es notwendig war, die Wirksamkeit eines Heilmittels auf der emotionalen und geistigen Ebene zusätzlich zur körperlichen Ebene zu prüfen. In unserer Zeit, da mir das Hauptproblem eine zunehmende Entfremdung des Menschen von sich selbst zu sein scheint, ist eine derartige Methode, womit man also eine mehr oder weniger potenzierte Dosis der eigenen »Identitätssignatur« als Arznei geben kann, nach meiner Ansicht besonders wertvoll.

Auch die Blutkristallanalyse ist eine auf die Heilkraft der Muster zurückgehende Behandlungs- und Diagnosemethode, die wie der astrologische Ansatz den Vorteil des Erfassens und Therapierens der absolut individuellen Krankheitssituation hat. Ulrich Jürgen Heinz hat zum Beispiel eine Methode entwickelt, wonach er aus den Formen, in denen das mehrfach destillierte, veraschte und wieder destillierte Blut auskristallisiert, sichere Rückschlüsse auf die zugrundeliegende Störung erhalten kann. Gleichzeitig ist dasjenige Pflanzen- oder mineralische Mittel, welches in der gleichen oder nächstähnlichen Form auskristallisiert, wenn es derselben Behandlung wie das Blut des Kranken unterzogen wird, das angezeigte Heilmittel für ihn, neben der verdünnten Form des eigenen Blutkristallisats.[1] Die Diagnose und Behandlung erfolgt also aus der optischen Übereinstimmung der Muster, in anderen Worten der Signatur. So gesehen ist die alte Signaturenlehre nichts anderes als das homöopathische Prinzip, auf den optischen Sinn bezogen. Auch die Heilkraft der Muster beruht auf dem homöopathischen Prinzip, und dieses wiederum ist nur eine Sonderform des hermetischen Lehrsatzes »Wie oben, so unten«.

In dieser Sicht ist es kein Zufall, daß die Doppelhelix der DNS die universale Glyphe des Lebens nachbildet, die Spirale, in ihrer links- und rechtsdrehenden Gestalt Signum der Inkarnation und der Evolution, Darstellung des ewig pulsierenden Lebens und seiner Reise im Zwölferzyklus durch Raum und Zeit.[2] In seinem höchst interessanten Buch *Astrologie und Heilkunst* zeigt A. T. Mann einen Schnitt durch das spiralförmig sich fortbewegende Sonnensystem und dessen wesentliche Ähnlichkeit mit der DNS-Struktur[3] (Abb. 11 und 12). Die universale Antenne des Lebens ist im Muster der DNS verwirklicht. Die Galaxien drehen in Spiralwirbeln, die Organe im menschlichen Embryo entwickeln sich aus Spiralmustern, und die materielle Grundlage des biologischen Lebens ist eine Spirale, die Doppelhelix der DNS, zuerst von Watson und Crick in ihrer molekularen Struktur erfaßt.

Die Spirale birgt einige Geheimnisse. Sie ist nicht nur ein allgemeines biologisches Ordnungsprinzip, das logarithmische Gesetze und den Goldenen Schnitt genau so in sich vereinigt, wie es Wachstumszyklen und Energiebewegungen ausdrückt. Die mathematische Fibonacci-Reihe ist in der Blattstellung von

---

1 Ulrich Jürgen Heinz: *Heilchance Spagyrik,* Hermann Bauer Verlag, Freiburg 1988.
2 Siehe mein Buch *Diener des Lebens – Der Zyklus der Reise zum Selbst.*
3 A. T. Mann: *Astrologie und Heilkunst,* Aquamarin Verlag, Grafing 1989, S. 76, 104.

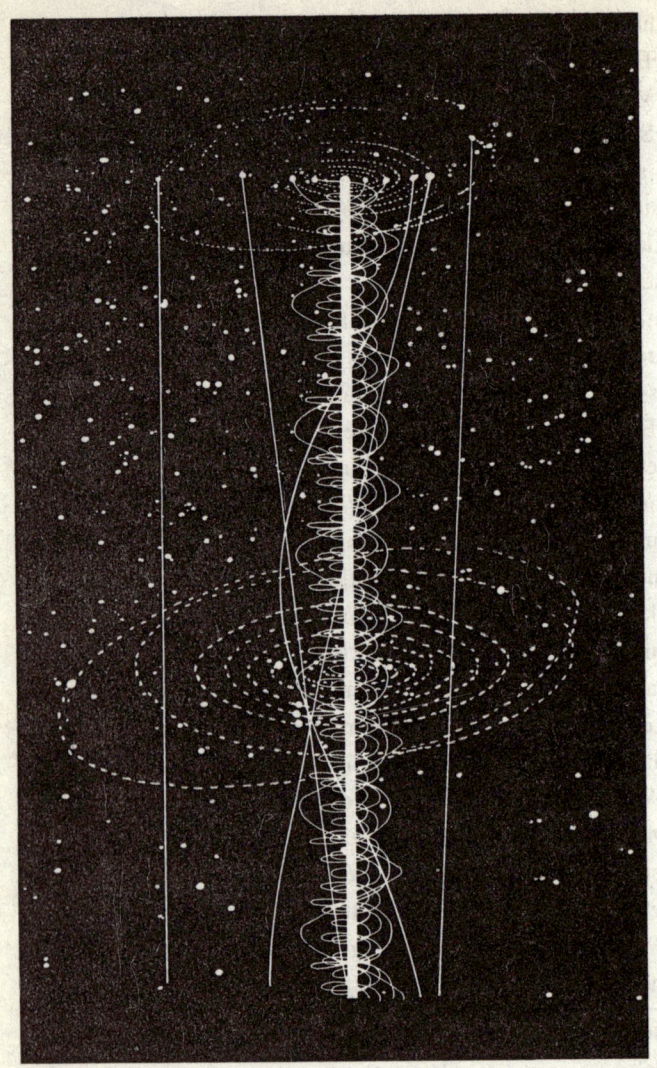

Abb. 11: Ein Schnitt durch das spiralförmig sich fortbewegende Sonnensystem und dessen Ähnlichkeit mit der DNS-Struktur.

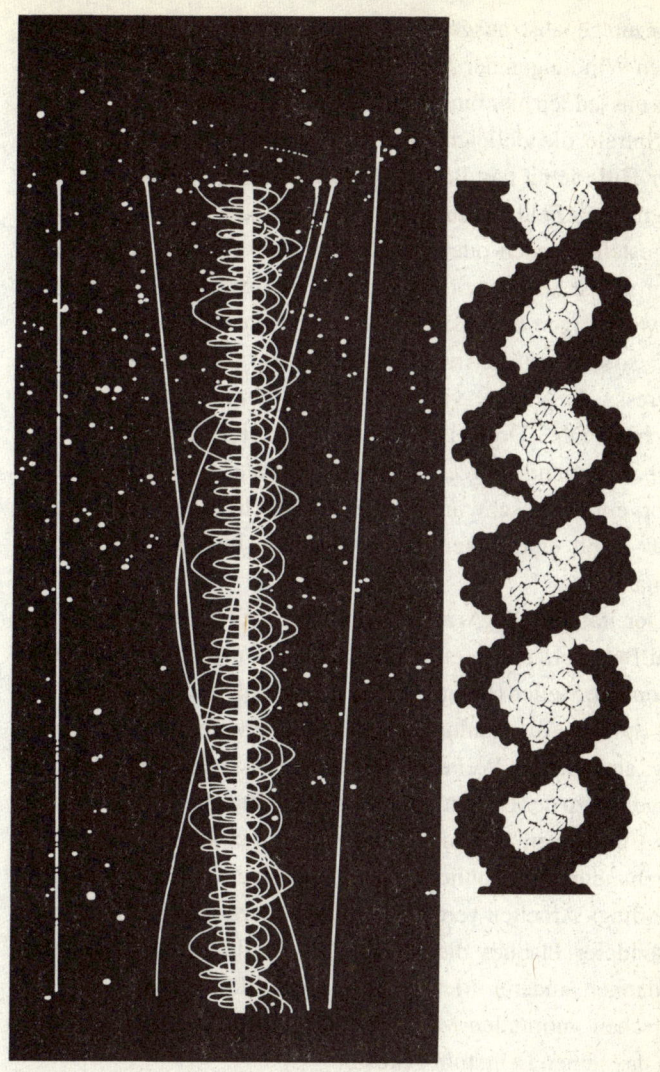

Abb. 12: Das spiralig bewegte Sonnensystem und die Spirale der DNS.

Pflanzen genauso ausgedrückt wie die geometrische Progression in den Windungen der Ammonshörner oder von Flußschnecken. Was uns jedoch hier interessiert, ist eine ganz besondere Eigenart der Spirale, die vielleicht noch nicht genügend gewürdigt ist: Mit ihrer Hilfe kann nämlich aus einem normalen Kupferdraht ein Magnet, ein Feldgenerator, ein Transformator, eine Induktivität hergestellt werden oder ein Bohrer, Korkenzieher, eine Stahlfeder. Es ist also ganz offensichtlich eine Struktur, die Energieumwandlungen begünstigt. Was die sogenannte Bioenergie betrifft, so sind natürlich unter diesem Aspekt von ganz besonderem Interesse die vielen, vielen Schwingkreise, die in jeder Zelle durch die DNS-Doppelspiralen angelegt sind. Die DNS ist eine doppelt gewundene rechtsdrehende Spirale, ein Hohlraumresonator, ein Mikroschwingkreis, eine Induktivität und eine Kapazität – und eine Antenne für ultrafeine biologisch wirksame Signale.

Der italienische Arzt und Forscher Professor Calligaris hat zum Beispiel herausgefunden, daß es am menschlichen Körper besondere Stellen (Plaques) gibt, die jeweils wie spezielle Antennen auf die Ausstrahlungen von Gold, Kupfer, Wasser, Kohle usw. ansprechen. Weiterhin hat er höchst interessante Arbeiten vorgelegt zu der Bedeutung und dem Einfluß der Hautmuster auf das Empfangen bestimmter Energien, die wiederum spezielle sogenannte außersinnliche Wahrnehmungen ermöglichen. Als er allerdings Arbeiten veröffentlichte, wonach durch Stimulierung besonderer Plaques die Sensibilität für die Ausstrahlung von Gedanken anderer Menschen so verstärkt werden kann, daß zwischen »normalen Menschen« Telepathie möglich wird, hat ihn das seinen Lehrstuhl gekostet.[1]

---

1 G. Tarozzi, M. P. Fiorentino: *Calligaris – Vorläufer einer neuen Ära,* VGM Verlag, Essen 1981.

Die wesentliche Erkenntnis von Professor Calligaris war, daß die Hautmuster, also die höchst individuellen Muster, welche sich aus den vielen Überschneidungen der gröberen und feineren Hautlinien ergeben, spezielle Bedeutungen als Universalantennen haben, mittels deren der Mensch Kontakt zu den Strahlungen des umgebenden Universums hat, und daß man durch Stimulierung bestimmter Punkte sogenannte paranormale Fähigkeiten wie Hellsehen, Telepathie, Präkognition usw. induzieren kann. Professor Calligaris hat in unermüdlicher lebenslanger Arbeit diese Dinge experimentell erforscht und genaue Methoden angegeben, wie er zu seinen Ergebnissen gelangt ist. Als er voller Enthusiasmus seine Entdeckungen am 21. Januar 1928 erstmals vor dem illustren Publikum der Herren Kollegen Professoren an der Akademie der Wissenschaften in Udine bekanntgab, stieß er natürlich auf eine Mauer der Gleichgültigkeit, Skepsis, des Spotts und der Ausgrenzung. Fachzeitschriften, die bislang all seine Publikationen gedruckt hatten, weigerten sich nun, und einige seiner Kollegen sahen sich plötzlich von ihrem Standesgewissen veranlaßt, öffentlich die Frage zu stellen, ob man denn weiterhin davon ausgehen könne, daß die geistige Gesundheit des Herren Kollegen Calligaris gesichert sei. Seine Krebsklinik mußte er in der Folge aus finanziellen Gründen schließen.

Bei alldem muß man sich vor Augen halten, daß Professor Calligaris ein hochgeachteter methodischer Wissenschaftler war, der mit seinem für die Neuropathologie grundlegenden Werk *Die Motorik und das extrapyramidale System* nationale und internationale Berühmtheit erlangt hatte. Er war sozusagen ein Star des medizinischen Establishments, und sein Buch diente einer Generation italienischer Studenten als Lehrbuch. Er war kein Phantast, sondern ein Humanist. Ihn hat das gleiche Schicksal betroffen, das jeden trifft, der sich daranmacht, das bodenständige Niveau der materialistisch verhafteten Durchschnittsmedizin zu verlassen. Die Herren Kollegen können nicht mithalten und müssen pfui schreien. Die Ursachen für diese vorhersagbaren Reaktionen liegen in Selbstgerechtigkeit, Angst und Unfähigkeit. Am schlimmsten davon ist die Selbstgerechtigkeit, denn sie hindert jeden, der daran leidet, andere Positionen zunächst vorurteilslos zuzulassen, um sie erst nach erfolgter Prüfung anzunehmen oder abzulehnen. Doch das verehrte Publikum der Honoratioren reagiert nie anders als jener gute Bekannte, den alle kennen, wenn er sagt: In seinen jüngeren Jahren, da war Picasso noch gut, da konnte man noch erkennen, was er malte. Später ist er dann verrückt geworden wie so viele, viele Künstler.

Calligaris hat Methoden angegeben, mit denen jedermann seine Ergebnisse nachprüfen kann, und es gibt mittlerweile in Deutschland Arbeitskreise, die seine Arbeit fortsetzen.

ASW, Chakren und die subtile Anatomie des Menschen

Aus vielen Quellen wissen wir, daß die Menschen ein Potential besitzen, das weit größer ist, als sie sich selbst gewöhnlich zugestehen. Tausende von Texten aus den indischen, chinesischen und auch alten westlichen Überlieferungen weisen darauf hin. In früheren Zeiten wurde diese Tatsache als ein Faktum anerkannt, und jedem war klar, daß man durch eine besondere Art des Lebens und spezielle Praktiken höhere Bewußtseinszustände leichter erreichen konnte. Erst die moderne Wissenschaft hat dem insofern ein Ende gemacht, als sie sich nur noch auf das einlassen mochte, was zu messen, anzufühlen und zu wägen ist, was also der mit den gewöhnlichen fünf Sinnen wahrnehmbaren materiellen Welt entspricht, weil sie sich radikal befreien wollte aus dem Dilemma, zwischen Glauben und Vernunft wählen zu müssen.

Das wirklich große Problem war, daß die Religion der Vernunft, wie man die Wissenschaft dann nennen konnte, bald ebenso rigide Glaubensgrundsätze aufgestellt hatte wie die Wissenschaft vom Glauben, wie die theologische Seite der Religionen genannt werden konnte, und beide jede Abweichung davon unkritisch verdammten. Wissenschaft und Religion drifteten von da an auseinander.

In früheren Zivilisationen war der Wissenschaftler dem Mystiker nicht feindlich gegenübergestanden, im Gegenteil war es die Regel, daß die besondere Qualität eines Menschen sich darin ausdrückte, daß er scheinbare Gegensätze zu überbrücken vermochte, wobei wie gesagt ein wesentlicher Widerspruch zwischen mystischer Erfahrung, Religion und Wissenschaft nicht gesehen wurde. Mit der Betonung des rationalen Verstandes, der in unzulässiger Weise mit Geist gleichgesetzt wurde, hat sich die Wissenschaft jedoch einem begrenzten Vehikel anvertraut, dessen Kapazität nicht ausreicht, um die einheitliche Natur der Welt zu begreifen, und die mystisch veranlagten Menschen haben sich von der Naturwissenschaft ferngehalten.

Der analytische Verstand ist im wesentlichen auf zergliedernde Informationsaufnahme und -verarbeitung eingestellt, er entspricht dem Merkurprinzip in der Jungfrau und in den Zwillingen, wie wir schon dargelegt haben, und nicht dem synthetischen Uranusprinzip im Wassermann, dem man den Teamgeist zuschreibt, was nur eine andere Formulierung für synthetische Fähigkeiten im geistigen Sinne ist. In Opposition, aber auch in Ergänzung zum Zwillingezeichen und zur Jungfrau stehen Schütze und Fische, die traditionellen Zeichen der Religion, des Glaubens und der mystischen Vereinigung. Am Ende dieses Zeitalters und auch am Ende dieses Weges der Wissenschaft sehen sich jedoch nicht nur die großen Köpfe dieser Disziplin (die es ja schon immer verstanden hatten, dieses nur scheinbare Dilemma zu überwinden), sondern die breite Masse der Wissenschaftler einem Koan gegenüber, in das sie die Ergebnisse ihrer eigenen Disziplin manövriert haben. Und der einseitig dressierte Verstand wird nahezu verrückt und versucht verzweifelt, logische Schlüsse zu ziehen und zu logischen Ergebnissen zu gelangen aufgrund von Fakten, die ebenfalls logisch unanfechtbar erhalten wurden, die aber völlig widersprüchliche Ergebnisse zeigen. Dieses grundlegende Koan ist: Keine Dinge sind nicht verschiedene Dinge. In anderen Worten, die Wissenschaftler sehen sich veranlaßt anzunehmen, daß Partikel überhaupt nicht angemessen als

»Dinge« bezeichnet werden können, sondern nur als Prozesse, die nur im Zusammenhang mit ihren Wechselwirkungen zu anderen Prozessen verstanden werden können.

Gleichzeitig war es zunehmend klargeworden, daß Fragen, welche die Seele und den Geist betreffen, nicht länger aus der Untersuchung ausgeschlossen werden können. Denn man konnte die Einflüsse des Unbewußten auf die Gesundheit der Psyche und des Geistes und wiederum deren Zusammenhänge mit körperlicher Gesundheit nicht länger verleugnen. Und mit zunehmender Kenntnis über das Unbewußte erwies es sich bald als notwendig, auch ein Überbewußtes anzunehmen. Auch der rein materialistische Ansatz, daß Geist nur mit nervalen Prozessen erklärt werden könne, erwies sich damit als nicht länger haltbar.

Wie die Physik gezeigt hat, ist es nicht länger möglich, auf dem Weg der Objektivierung zu bestehen, da dessen Grundlagen als wissenschaftlich nicht haltbar erwiesen sind.[1] Irgendwie muß sich die subjektive Dimension mit der objektiven vereinigen. Die Mystiker weisen einen Weg dazu. Das Beschreiten dieses Wegs ist untrennbar verbunden mit der inneren Entwicklung des Menschen. Das heißt, höhere Erkenntnisse sind an ein höheres Entwicklungsniveau des Erkennenden gebunden. Gurdjieff hat dies als die gegenseitige Abhängigkeit von Wissen und Sein ausgedrückt.

Gerade dies ist in unserer Kultur sträflich vernachlässigt worden. Menschen, die an der inneren Entwicklung nicht interessiert sind, hatten sich unwidersprochen daran gewöhnt und angemaßt, über mit höheren Organen gewonnene Erkenntnisse zu urteilen und zu spotten. Da das demokratische Prinzip oft falsch verstanden wurde, konnten sich gerade solche Menschen und Institutionen mit unangemessen großem Einfluß ausstatten, deren Energie

---

1 Das Bellsche Theorem besagt, daß alle Geschehnisse zusammenhängen und sich gegenseitig beeinflussen.

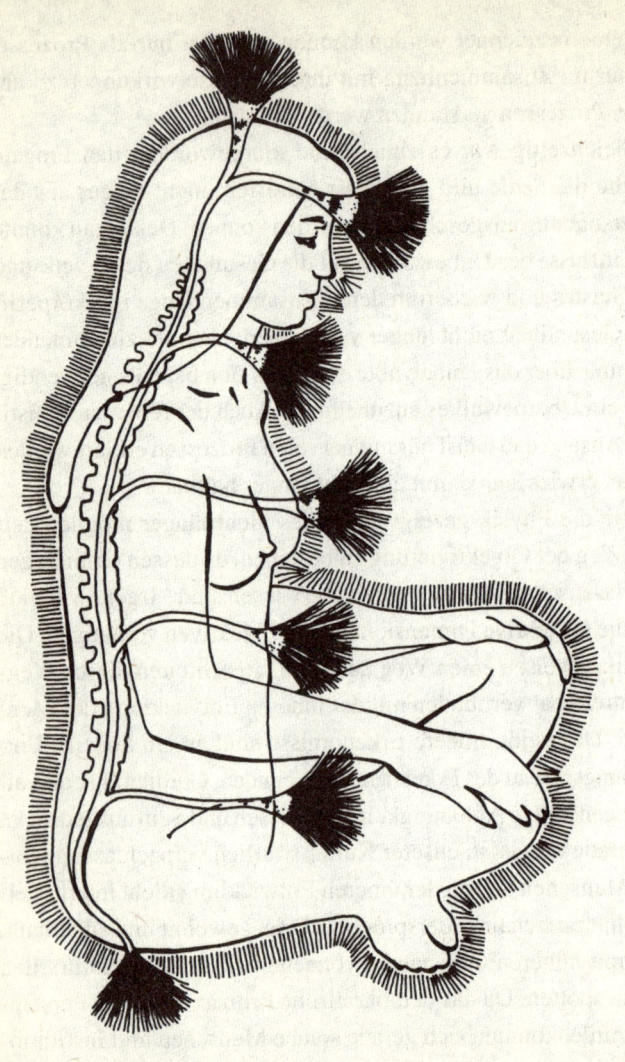

Abb. 13: Energetischer Austausch zwischen dem 1. und 7. Chakra, 2. und 6. Chakra, 3. und 5. Chakra.

sich auf der untersten Chakraebene ausdrückte, die also an persönlichem Genuß, Einfluß, Macht, Besitz und Ansehen mehr interessiert waren als an der Entwicklung der Menschen und an ihrem Wohlergehen. Erst die innere Entwicklung macht den Menschen fähig, andere Zustände der Realität zu erkennen, und stattet ihn mit Fähigkeiten aus, die wir gegenwärtig noch als paranormal bezeichnen.

Diese Fähigkeiten scheinen an subtile Organe, die Chakren, gebunden zu sein, deren »Anatomie«, wenn man es so ausdrücken darf, uns überliefert ist. Die Chakren gelten traditionell als Umwandlungszentren höherdimensionaler Energie für verschiedene körperliche und außerkörperliche Funktionen. Das Prinzip der Chakren taucht bereits in den uralten Upanishaden der Hindus und der Brihadaranyaka-Upanishade der Veden auf. Um das zehnte Jahrhundert wurde von Pandit Gorakh, der allgemein als Begründer des Kahpata-Yoga gilt, dessen Praktizierende das Hatha-Yoga üben, ein Text aufgeschrieben, in dem die Chakren, ihre Farben und die mit ihnen verbundenen Eigenschaften genau erfaßt sind, das Gorakshashatakan. Sehr detaillierte Passagen über die Chakren finden sich auch in der Yoga-Shikka-Upanishade.[1] Von Patanjali werden die »Siddhi«, das heißt die psychischen Kräfte und die Fähigkeiten, die ein Yogi erreichen kann in Verbindung mit der vollen Funktion seiner Chakren, im dritten Buch seiner Yoga-Sutras diskutiert.

Alle spirituellen Disziplinen betonen jedoch, daß solche Kräfte ein Nebenprodukt und nicht das Ziel der menschlichen Evolution seien. Die Mystiker warnen davor, der Faszination dieser außersinnlichen Kräfte zu verfallen, sonst laufe man Gefahr, sich infolge einer grandiosen Vorstellung von der eigenen Macht vom

---

1 In Kapitel 1:168 und 1:172–175.

normalen Leben abzusondern. Diese Kräfte gehen weit über das hinaus, was bis jetzt von den eher sporadisch registrierten Regungen solcher Möglichkeiten an Menschen, die sich keiner spirituellen Disziplin unterworfen haben, durch die westliche Wissenschaft festgehalten und verifiziert worden ist.

Viele dieser paranormalen Fähigkeiten sind latent in uns schon vorhanden. In den letzten Jahrzehnten wurde darüber sehr viel Material veröffentlicht. Das wissenschaftliche Interesse an paranormalen Phänomenen und Fähigkeiten hat eine kaum mehr überblickbare Menge an Daten hervorgebracht, deren versammelter Einfluß nun genügend wissenschaftliche Stringenz besitzt, um eine weitere Vernachlässigung dieses Materials für jeden auszuschließen, der auf der Höhe der Zeit argumentieren will.

Beispielsweise haben C. Backster[1] und M. Vogel[2] nachgewiesen, daß ein Mensch, der eine Beziehung zu einer Pflanze aufgebaut hat, durch rein verstandesmäßige Konzentration von dieser Pflanze elektrische Antworten ableiten kann, die spezifisch und ganz verschieden ausfallen, je nachdem, ob er sich darauf konzentriert, sie selbst zu zerstören, eine andere Lebensform zu schädigen, oder sich ihr mit Gedanken der Liebe und des Wohlwollens zuwendet. Ausführliche Informationen zu diesem Thema sind dem internationalen Bestseller *Das geheime Leben der Pflanzen* von Peter Tompkins und Christopher Bird zu entnehmen.[3] In diesem Buch sind auch ausführliche Informationen über den fördernden bzw. schädigenden Einfluß von Musik auf Pflanzenwachstum und Gesundheit, über telepathische Experimente

---

1 C. Backster: »Evidence of Primary Perception in Plant Life«, *International Journal of Parapsychology,* 10. 6. 1968.
2 M. Vogel: »Man-Plant Communication« *Psychic Exploration,* hrsg. v. E. D. Mitchell und J. White, G. P. Putnam's Sons, New York 1974.
3 Erschienen im Scherz Verlag, Bern und München 1989, Lizenzausgabe im Reichl Verlag, St. Goar.

mit Pflanzen als Detektor und über die Möglichkeit, mit Geräten bzw. Mustern als Sende- und Antennenanlagen Heilinformationen über Entfernung zu senden.

Eine Reihe von Experimenten über »Television« haben gezeigt, daß manche Personen Gegenstände wahrnehmen und beschreiben können, die sie mit den physischen Augen nicht sehen können. Außerdem können sie auch Aussagen über die Beschaffenheit des Bodens irgendwo machen, wenn sie sich auf die Koordinaten der geographischen Position dieses Ortes einstellen. Weiterhin können sich solcherart begabte Personen auf eine entfernte Person derart einstimmen, daß sie sozusagen durch die Augen dieser Person eine entfernte Lokalität wahrnehmen können.[1] Für den, der sich mit Radiästhesie befaßt, ist dies alles nichts Neues oder Überraschendes. Er weiß, daß bedeutende Radiästhesisten diese Dinge schon immer demonstriert haben und vor Zeugen beweisen konnten, daß sie vermißte Personen finden, über Entfernungen medizinische Diagnosen stellen konnten und Bodenschätze aufzuspüren vermochten. Es war die groteske Situation entstanden, daß Polizei, Wirtschaft und Militär diese Fähigkeiten in Anspruch nahmen und zur gleichen Zeit die offizielle Wissenschaft ex cathedra behauptete, sie könnten nicht existieren.[2] Insofern ist es eine große Wohltat, daß dergleichen Phänomene nun unter wissenschaftlich gesicherten Bedingungen nachgewiesen werden, auch wenn noch nicht viel wirklich Neues dabei herausgekommen ist. Damit soll in keiner Weise die Leistung der Wissenschaftler geschmälert werden, die sich damit befassen, im Gegenteil: Ihnen ist es zu verdanken, daß immer

---

1 R. Targ und H. Puthoff: »Information Transmission under Conditions of Sensory Shielding« *Nature,* 252, 602, 1974.
2 Siehe zum Beispiel Candi: *Radiästhetische Studien,* RGS Verlag, St. Gallen 1986; Mayer, Winklbaur: *Biostrahlen,* Orac Pietsch, Wien 1983.

mehr Menschen höhere Dimensionen der Energie und der Kommunikation akzeptieren können, was sie ohne das Placet wissenschaftlicher Autorität sich nicht erlauben würden.

Bekannte Auraleser wurden unter wissenschaftlich kontrollierten Bedingungen getestet, und es zeigte sich, daß ihre Ergebnisse die Befunde, die mit elektronischen Aufzeichnungen erhalten wurden, voll bestätigten. Gleichzeitig geben diese Studien Hinweise darauf, daß Veränderungen der gleichen Art, wie sie in der Aura von Personen auftraten, die in der Meditation fähig waren, einen bestimmten Zustand zu erreichen, passiv bei Personen erzeugt werden konnten, die sich einer Aurabehandlung unterzogen, in diesem Fall dadurch, daß eine schamanische Heilerin um eine hilfesuchende Person herumtanzte.[1]

Eine Reihe von Studien wurde über Telepathie und sogenanntes Hellsehen durchgeführt. Es wurde sogar eine »Präkognition-Lernmaschine« erfunden, die es ermöglicht, den Grad einer bereits vorhandenen Fähigkeit, zukünftige Ereignisse vorauszusehen, zu erhöhen.[2]

Dr. Hiroshi Motoyama berichtet von persönlichen Vorahnungen betreffs bestimmter Flugreisen, die er zu unternehmen vorgehabt hatte und die er aufgrund dieser eindeutigen Vorahnungen nicht unternahm, weil er ein intensives Gefühl hatte, daß sich ein Unglück ereignen würde. In einem Fall wurde das Flugzeug entführt, das er hätte nehmen sollen, und in einem anderen Fall der Flughafen von Guerillas angegriffen und eine Anzahl von Menschen getötet, zu einem Zeitpunkt, an dem er unter regulären

---

1 *Die Rolf Studie,* im Anhang von Rosalyn L. Bruyere: »Chakras, Räder des Lichts«, Synthesis Verlag, Essen 1990.
2 M. Vogel: »Man-Plant Communication«, a. a. O.; S. Ostrander und L. Schroeder: *Psychic Discoveries Behind the Iron Curtain.* Prentice Hall, New York 1970; S. Karagulla: *Breakthrough to Creativity,* De Vorss and Co., Inc., Los Angeles 1967

Umständen dort gewesen wäre.[1] Der Wissenschaftler W. E. Cox stellte einen statistisch gesicherten Zusammenhang her zwischen Personen mit Vorahnungen von Unfällen und ihrer Reisetätigkeit.[2] Mir persönlich wurde von einer absolut vertrauenswürdigen Person über derartige Vorahnungen ebenfalls berichtet: In diesem Fall ging es auch um einen geplanten Flug, der wegen dieser Vorahnung dann nicht wahrgenommen wurde. Die Maschine ist dann abgestürzt.

Der Wissenschaftler Dr. Joseph Banks Rhine war der erste, der sich in unserem Kulturkreis öffentlich und systematisch in wissenschaftlicher Manier mit den sogenannten PSI-Phänomenen befaßte. Er entwickelte elegante Methoden, um mittels Würfeln und Karten, die mit einfachen Symbolen gekennzeichnet waren, zweifelsfrei nachzuweisen, daß Psychokinese, Telepathie, Präkognition und viele andere sogenannte PSI-Fähigkeiten im Menschen latent oder ausgebildet existieren. Zum Beispiel ließ sich statistisch genau errechnen, bei welcher Trefferzahl die richtige Voraussage von Würfelergebnissen nicht mehr mit dem Zufall erklärt werden konnte. Als sich die Methoden verfeinerten, wurde, um jede Beeinflussung durch die menschlichen Hände beispielsweise auszuschließen, eine Würfelmaschine erfunden. Als dann bei einer Zahl von insgesamt 651 216 Würfen (!) die statistische Wahrscheinlichkeit für die Trefferquote der Versuchspersonen mit angenommener Präkognitionsfähigkeit ausgerechnet wurde, ergab sich eine Wahrscheinlichkeit von 10 115 : 1 gegen den Zufall.[3] Damit war überzeugend bewiesen, daß Präkognition existiert.

Eine weitere äußerst wichtige Erkenntnis kam aus der ehema-

---

1 H. Motoyama, R. Brown: *Chakra-Physiologie,* Aurum Verlag, Freiburg 1990, S. 72 ff.
2 Ebenda.
3 Ebenda, S. 80.

ligen Sowjetunion, nämlich der Nachweis, daß die fragliche Energie, die unter anderem für Telepathie in Anspruch genommen wird, nicht mit dem elektromagnetischen Feld zusammenhing. Das war eine eminent wichtige Information. Bis dahin war man nämlich von der Theorie ausgegangen, daß telepathische oder psychokinetische Phänomene höchstwahrscheinlich von elektromagnetischen Wellen vermittelt würden und feine elektromagnetische Wellen mit Hilfe eines bisher noch unbekannten Sinnesorgans vom Menschen empfangen werden könnten. Der russische Physiologe Leonid L. Wassiliew (1891–1966) und seine Mitarbeiter wollten deshalb zeigen, daß Telepathie nicht funktionieren könne, wenn sie das elektromagnetische Feld ausschalteten. Dies erreichten sie durch vielerlei **Maßnahmen** wie Faradaykäfige, Abschirmen der Räume mit **Bleiplatten**, durch eine Distanz von menschlichem Sender und Empfänger von 1500 Kilometern – um schließlich zugeben zu müssen, daß auch unter diesen Bedingungen absolut gesicherter Abschirmung von jedem elektromagnetischen Einfluß Telepathie vorkam. Das Ironische an diesen Ergebnissen ist, daß sich der Leiter des physiologischen Instituts von Leningrad mit seinen Mitarbeitern ursprünglich darangemacht hatte, ein für allemal zu beweisen, daß, entsprechend der damals herrschenden materialistischen Weltanschauung, nur physikalisch bekannte und faßbare Energie als Ursache für jede denkbare Art von Wirkung in Frage kommen konnte und daß somit auch jeder Grund entfallen müßte, etwas wie die Seele anzunehmen. So war es auch nicht weiter überraschend, daß Dr. Wassiliew diese bereits in den zwanziger und dreißiger Jahren erhaltenen Ergebnisse erst 1962 veröffentlichen konnte.

Inzwischen haben sich viele Forscher mit den subtilen Energiefeldern des Menschen befaßt, angefangen vom **Ehepaar Kirlian** über Wassiliew, zu den L-Feldern von **Wilder Penfield**, Aurabeobachtungen von Shafica Kargulla zu einer nicht mehr überblickbaren Anzahl von Arbeiten vieler verdienter Forscher, die hier nicht alle genannt werden können. Insgesamt zeigen die Ergebnisse dieser Forschungen, daß eine andere Form der Energie, für die Raum und Zeit unerhebliche Begrenzungen darstellen, existieren muß und daß der Mensch damit Kontakt haben kann.

Die mittlerweile als klassisch betrachteten telepathischen Experimente mit dem berühmten Medium Harold Sherman und Sir Hubert Wilkins bestätigen, daß diejenigen Erfahrungen, die Wilkins emotional am meisten bewegten, von Sherman am klarsten empfangen werden konnten. Je mehr geistige Vorstellungen umgekehrt mit einem Gefühl verbunden wurden, desto bereiter konnten sie in den Verstand dessen eindringen, der seine Aufmerksamkeit darauf richtete.[1] Diese Feststellungen gehen auf telepathische Tests zurück, die durchgeführt wurden, als Sir Hubert Wilkins im hohen Norden nach abgestürzten Fliegern suchte und Harold Sherman 3000 bis 4500 Kilometer davon entfernt in einer Schreibstube in New York saß. Die Ergebnisse richten unsere Aufmerksamkeit auf eine immer wieder festzustellende Verbindung von sogenannter ASW-Fähigkeit und der Aktivität des emotionalen Selbst.

Nach Harold Shermans, des Begründers der ESP Research Associates Foundation, Ansicht ist der Solarplexus die zweite Station beim Empfangen eines echten Eindrucks: »Immer wenn ich ein kräftiges Gefühl in meinem Solarplexus fast gleichzeitig mit einem Gedanken, der meinen Verstand betrat, empfand, nahm ich das als Zeichen dafür auf, daß ich einen echten Eindruck empfangen hatte oder gerade empfing.«

Es scheint also so zu sein, daß die geistigen Bildvorstellungen,

---

1 Ebenda, S. 202.

die den Gehirnbereich erreichen, im Solarplexus, der ja auch als zweites oder abdominelles Gehirn bezeichnet wird, »geerdet« werden. Dieser Zusammenhang ist auch aus einem anderen Grunde sehr interessant. Wir erinnern uns, daß die Kahunas glauben, das niedere Selbst besitze eine eigene Intelligenz und übermittle dem mittleren Selbst alle Informationen, die es infolge seiner Akaverbindung mit anderen Menschen von ihnen erlangen kann. Was anderes als der Solarplexus genannte Ganglienzellhaufen könnte wohl das materielle Substrat für dieses untere Selbst sein? Die Solarplexusenergien werden von fast allen Quellen mit der Emotionalität des Menschen in Verbindung gebracht, man könnte jedoch auch von der Kollektivität sprechen, vom »generischen Selbst im Solarplexus«,[1] also den emotional-instinktiven und physiologisch-nichtindividuellen Reaktionsmustern der Rasse Mensch.

Nach der Yogalehre wird die Kundalini, die schöpferische Kraft im Menschen, im Prozeß seiner Entwicklung entsprechend der Verlagerung des Schwerpunktes der menschlichen Persönlichkeit vom niedrigsten oder Wurzelzentrum, dem Muladhara-Chakra, zum Sitz der bewußten Individualität zwischen den Augenbrauen, dem Ajna-Chakra, emporgehoben. Durch das Herzzentrum in der Mitte werden der Solarplexus unterhalb des Zwerchfelles und das bewußte Zentrum im Kopf integriert. Wenn das Stirnchakra erweckt ist, kommt damit die Fähigkeit zum Sehen mit dem Dritten Auge. Das Aufsteigen der Kundalini, der schöpferischen Schlangenkraft, bezieht sich in dem von C. G. Jung vorgelegten Konzept auch auf eine Serie der Assimilation unbewußter Lebensinhalte durch das Individuum und wird Individuation genannt. Jedes Chakra soll einen spezifischen Bereich der gewöhnlichen unbewußten Inhalte kontrollieren, so wie auch

---

1 Dane Rudhyar: *Astrologie der Persönlichkeit,* Hugendubel Verlag, München 1979, S. 129.

das entsprechende System der autonomen (unbewußten) physiologischen Funktionen von ihnen überwacht wird.

Dr. Motoyama schreibt, daß in dem Moment, da die unbewußten Inhalte eines jeden Chakras durch den Prozeß der spirituellen Entwicklung bewußtgemacht würden, Energie frei werde, welche sich in dem System, das mit dem Chakra verbunden sei, auswirken würde. Das ist ein sehr nützlicher Hinweis, um verschiedene emotionale, mentale sowie körperliche Instabilitäten, die im Rahmen der Erweckung der Chakren gesetzmäßig auftreten, verstehen und einordnen zu können. Man kann damit auch bestimmen, welches Chakra gerade vom Prozeß der Erweckung betroffen ist. Dr. Motoyama hat mit seiner revolutionären AMI-Maschine über fünftausend Personen daraufhin untersucht und festgestellt, daß, sobald ein bestimmtes Chakra erweckt ist, die mit diesem Chakra verbundenen Meridiane häufig Abnormitäten manifestieren, vor allem ein Übermaß an Energie. Gleichzeitig stellte er fest, daß bei willentlicher Aktivierung eines erweckten Chakras und dem Eintauchen in die damit verbundenen nichtsinnlich dominierten Bewußtseinszustände die entsprechenden Meridiane Instabilitäten zeigen.

Auf physiologischer Ebene kann man die energetische Aktivität in einem Meridiansystem elegant mit der Methode der Messung des Leitwertes an den traditionell bekannten Endpunkten der Akupunkturmeridiane messen. Dabei stellt sich heraus, daß Individuen mit psychokinetischen Fähigkeiten (PK), zum Beispiel auch die außersinnlichen Heiler, regelmäßig Abnormitäten beim Blasen-Nieren-Meridian und außerdem auch oft beim Herz-Kreislauf-Meridian aufweisen. Bei Menschen, bei denen sich diese PK-Fähigkeiten spontan äußerten, ohne daß sie Kontrolle darüber hatten, ist überwiegend der Blasen-Nieren-Meridian auffällig. Dr. Hiroshi Motoyama weist darauf hin, daß dies perfekt mit der Yogalehre übereinstimmt, wonach kontrollierte PK-Fähigkeit mit dem Herzchakra und unkontrollierte PK-Fähigkeit mit dem Svadhishthana-Chakra korrespondiere, dem die Funktionskreise Niere und Blase zugeordnet sind. So hat er auch bei dem wegen seiner Massenheilungen durch Gebet bekannten katholischen Priester Francis McNutt eine ungewöhnlich hohe Aktivität des Herz-Kreislauf-Meridians gemessen, welcher traditionell mit dem Anahata-Chakra verbunden ist.

An anderer Stelle haben wir bereits erwähnt, daß vor spontanen Manifestationen von PK-Phänomenen wie Löffelbiegen oder Bewegen von Gegenständen ohne Zuhilfenahme des physischen Körpers bei den davon heimgesuchten Personen Herzklopfen, Herzrasen oder andere Äußerungen eines erhöhten Energieflusses im Herzmeridian auftraten. Weiterhin hat Dr. Motoyama festgestellt, daß diejenige Art außersinnlicher Wahrnehmungen (ASW), die bei der überwiegenden Mehrzahl der Menschen zu finden ist, anscheinend zum Manipura-Chakra Beziehungen hat. Nach der traditionellen Wissenschaft ist es dasjenige Zentrum, über welches die direkte Wahrnehmung von Information auf der astralen Ebene läuft.[1] Außerdem ist bekannt, daß die radiästhetische Fähigkeit auf irgendeine Art und Weise mit den Nebennieren zusammenzuhängen scheint, welche ebenfalls vom Manipura-Chakra kontrolliert werden.

Dr. Motoyama konnte mit seiner AMI-Maschine feststellen, daß Personen mit nachweisbaren ASW-Fähigkeiten durchwegs Abnormalitäten bei den beiden am engsten mit dem Manipura-Chakra in Verbindung stehenden Meridianen zeigten, nämlich

---

1 Das deckt sich exakt mit der Ansicht der Kahunas, wonach das untere Selbst der Empfänger der außersinnlich erhaltenen Informationen sei, soweit sie auf der Ebene des niederen Mana vorliegen, falls man das abdominelle Gehirn, wie der Solarplexus auch genannt worden ist, als unteres Selbst ansieht.

am Milz- und am Magenmeridian. Das überlieferte Wissen über die Chakren und die mit ihrer Funktion und Erweckung verbundenen seelisch-körperlichen Auswirkungen stimmt mit all diesen Befunden voll überein, und es könnte oft die Ursachen klären helfen, wenn mit den gängigen Methoden der Diagnose keine Störungen gefunden werden. Insbesondere kann es uns auch zu einer modifizierten Ansicht über mentale Störungen verhelfen.

So ist es in Übergangsstadien des Bewußtseins, wenn ein spiritueller Durchbruch sich ankündigt, durchaus »normal«, daß psychische und physische Instabilitäten auftreten, denn Körper und Geist müssen sich daran gewöhnen, auf eine neue Art mit der Welt, die nun anders gesehen wird, umzugehen. Solche Übergangszustände sind im Verlauf eines jeden menschlichen Lebens unvermeidlich, können aber, wenn sich zuviel angesammelt hat, wenn verdrängte Konflikte und unbewußte Erlebnisinhalte zu plötzlich, zu massiv und zu machtvoll ins Bewußtsein drängen, krisenartig wirken. Der Unterschied zwischen der Psychose und dem spirituellen Übergangsstadium scheint weniger in der Art des gestörten Gleichgewichtes zwischen den bewußten und unbewußten Seiten der Persönlichkeit zu liegen als vielmehr darin, daß bei der von einer mystischen Tradition geleiteten Progression des Bewußtseins in unbekannte Bereiche der sogenannte Beobachter genügend gestärkt wird, um die anflutenden Inhalte aus anderen Bereichen, seien dies das individuelle Unbewußte oder ganz andere Dimensionen der Realität, ohne Gefahr der Selbstauslöschung kontaktieren zu können.

Welche Konsequenzen für die Einschätzung einiger psychischer Abnormitäten ein derart erweitertes Wissen haben kann, zeigt eine Stellungnahme des bekannten Psychiaters und Autors Claudio Naranjo, in dem er folgendes zu überlegen gibt: »... die Gefahr der Psychose, die den legendären Lehrling des Hexers verfolgt, bildet heute ein Thema vom größten Interesse, denn wir beginnen zu erkennen, daß Psychose nicht nur das Ergebnis eines Versagens des Ichs ist (mit dem Unbewußten fertig zu werden), sondern auch ein Reservoir an Möglichkeiten, das weit größer ist als bei normalen Zuständen. Julian Silverman hatte bemerkt, wie der Schamane als Teil seines Initiationsprozesses etwas auf sich nimmt, was wir normalerweise als einen psychotischen Zustand diagnostizieren würden. Er wird deswegen aber nicht eingesperrt und behandelt, sondern ganz im Gegenteil: Sein Zustand wird respektiert, und es wird ihm zugestanden, seinen normalen Verlauf zu nehmen. Die konsequente Frage lautet deswegen: Sind einige der Syndrome, die wir als schizophren bezeichnen und sie als solche behandeln, nicht einfach stürmische, ja sogar zusammenbruchartige Stufen einer Entwicklung, die wir aus Mangel an Vertrauen unterbrechen, anstatt ihnen zu erlauben, einen positiven Verlauf zu nehmen?«[1]

Mit dieser Ansicht steht Naranjo nicht allein. Auch Gopi Krishna ist überzeugt, daß zumindest einige der Menschen, die in Nervenheilanstalten als psychotisch eingewiesen sind, an einer zu schnell erweckten Kundalini leiden.[2] Diese evolutionäre Energie im Menschen ist im Organismus auf verschiedenen Levels tätig. Die Transformatorstationen für die Umwandlung dieser Energiequelle in höhere und niedrigere Schwingungszustände heißen traditionell Chakren, das bedeutet Räder des Lichts. Die Chakren ziehen auch Energie aus der Umgebung an, so wie Luft- oder Wasserwirbel die umgebenden Schichten in ihr wirbelndes Zentrum ziehen, und ändern deren Dimensionalität.

---

1   C. Naranjo, R. Ornstein: *On the Psychology of Meditation,* Viking, New York 1971, S. 111.
2   Gopi Krishna: *Kundalini: The Evolutionary Energy in Man,* Shambala, Berkeley 1970.

Die von den spirituellen Lehren der Menschheit überlieferten Chakren sind im wesentlichen sieben. Es gibt allerdings eine Vielzahl von Nebenchakren, so daß auch ganz andere Zahlen genannt werden, bis zu 122.[1] Die Hauptchakren werden mit den Planeten unseres Sonnensystems in Zusammenhang gebracht und stehen über das System der Konsonanzen mit Farben, Tönen, Metallen, Edelsteinen, Mantras, ja mit allen möglichen Äußerungsformen der Schöpfung in Verbindung. Die Planeten entsprechen somit auch den Chakren des Sonnensystems, sie transformieren die eine Energie auf die ihnen entsprechenden Voltzahlen, und die Sonnensysteme wiederum sind die Chakren des kosmischen Körpers.[2] Jedes Chakra hat anscheinend Entsprechungen auf der materiellen Ebene. Es entspricht ihm ein autonomer Nervenplexus oder ein Teil des Gehirns und zugeordnete Drüsen, wie in der Tabelle dargestellt.[3]

Chakra	*Nervenplexus*
Sahasrara (Scheitel)	Großhirnrinde, Epiphyse
Ajna (Stirn)	Hypophyse, Dienzephalon, Plexus caroticus
Vishuddha (Kehlkopf)	Zervikale Spinalganglien, Rachenplexus
Anahata (Herz)	Plexus cardiacus (sympathische Anteile)
Manipura (Bauch)	Solarplexus (Plexus coeliacus), Milzplexus
Svadhishthana (Sacrum)	Sakralplexus
Muladhara (Wurzel)	Sakral- und Kokzygealplexus

1 Charles W. Leadbeater: *Die Chakras,* Bauer Verlag, Freiburg 1987.
2 Ausführliche Literatur zu den Chakren ist neben den eingangs erwähnten überlieferten Schriften unter anderem in folgenden Büchern zu finden: R. Bruyere: *Chakras,* Synthesis Verlag, Essen 1990; D. V. Tansley: *Radionics Interface With The Ether Fields,* C. W. Daniel Company, Essex 1986; D. T. Tansley: *Energiekörper,* Kösel Verlag, München 1985; Hanneke und Hans Korteweg: *Dem inneren Licht folgen,* Knaur-Tb 4261, München 1989.
3 Nach Motoyama: *Chakra-Physiologie,* a. a. O., S. 122.

Das Muladhara kontrolliert das urogenitale System zusammen mit dem Svadhishthana. Das Svadhishthana verbindet das rechte mit dem linken sympathischen Nervensystem oder die Energiekanäle Ida und Pingala, nach Ansicht der indischen Mystiker kontrolliert es die gesamte autonome Physiologie des Menschen. Es ist der angenommene Ort des Dreifachen Erwärmers, des 3E-Meridians. Insbesondere ist das Svadishthana-Chakra zuständig für das Ausscheidungssystem, kontrolliert also Niere, Blase und Dickdarm. Das Manipura reguliert das Unterbewußtsein, die Emotionen und das Verdauungssystem, das Anahata den Kreislauf, Vishuddha die Atmung, Ajna das autonome Nerven- und Hormonsystem des Körpers und Sahasrara schließlich die Nervensysteme, Organe und Gewebe des ganzen Körpers.

All dies führt natürlich zu einer vollständig neuen Perspektive von Heilen. Auf der Ebene der Chakren als übergeordneten Regulationszentren können Störungen oft effizienter ausgeglichen werden als auf der nachfolgenden Ebene. Wenn der Mensch auf verschiedenen Ebenen existiert, kann er auch auf verschiedenen Ebenen erkranken und muß auch auf verschiedenen Ebenen geheilt werden. Die höchste Ebene zu erreichen bedeutet die einfachste Art der Heilung, denn die höchste Energie enthält alles darunter Existierende und kann alles darunter Existierende ordnen. Eine direkte Heilung mit höchster Energie aus dem Sahasrara schließt jedoch oft die Möglichkeit für den Geheilten aus, aus seiner Krankheit rückschließend seine Fehlhaltung und Fehleinschätzung des Lebens zu erkennen. Der Weg zum Kontakt mit dieser Energie ist auch nicht einfach und kann vielleicht nur als Gnadengeschenk erhalten werden, wenngleich man die Wahrscheinlichkeit, daß dieser Gnadenfall eintritt, durch systematische und kompetent geleitete Bemühungen bedeutend erhöhen kann – zumindest ist das der Standpunkt aller spirituellen Disziplinen.

Das unterste Chakra an der Basis der Wirbelsäule, im Bereich der Kreuzbeinspitze gelegen, das Muladhara oder Wurzelchakra, wird als der Sitz der Kundalini bezeichnet, jener äußerst mächtigen Energieform, die jedes menschliche Wesen in seiner individuellen Gestalt formt. Es ist mit der Farbe Rot verbunden. Ihm entspricht das Planetenprinzip Saturn als Gestalter der Form und des Prinzips der Inkarnation. Auf der Ebene der Drüsen sind dem Muladhara die Nebennieren zugeordnet, nach der alten chinesischen Lehre der Sitz der ererbten ancestralen Lebensenergie. Es verkörpert die fundamentalen physischen Energien, genannt »der Wille zum Sein«. Nach manchen Schriften regiert es auch die Nieren. Dies wird verständlich durch die anatomisch engen Beziehungen zwischen den Ganglienhaufen des Kokzygealplexus und jenen des Sakralplexus.

Das zweite Chakra – etwa drei Zentimeter unterhalb des Nabels gelegen bzw., vom Rücken gesehen, am Ende der Lendenwirbelsäule – heißt Svadhishthana. Es vermittelt dem Körper physische Lebenskraft, Energiefülle und allgemeines physisches Wohlbefinden. Vom Svadhishthana-Chakra wird die Sexualität und die Ausscheidungsfunktion reguliert. Wenn dieses Chakra erwacht, treten oft Perioden gesteigerter Sexualität auf, und aus den Tiefen des Unbewußten heraufdrängende negative Emotionen wie Haß und Eifersucht kommen zum Vorschein. Es ist mit der Farbe Orange verbunden und den Keimdrüsen sowie der Prostata.

Das Solarplexuschakra, das Manipura-Chakra, gilt als Sitz des Karmas. Wenn man Karma richtig versteht, kann man sogar mit einer derart mißverständlichen Aussage etwas anfangen. Karma können wir sehen als die selbstverursachte Kette von Ereignissen, die wir durch unbewußte Reaktionen ständig erzeugen und in Gang halten, es ist die Auswirkung von Gewohnheit als dem Weg des geringsten Widerstandes. Als unbewußt wird hier auch ein Denken bezeichnet, das sich als abgetrenntes Ich erlebt.

Das Manipura wird darüber hinaus traditionell mit einem großen Teil des individuellen Unbewußten in Verbindung gebracht und mit der Regelung des Verdauungsprozesses. Nach Dr. Motoyama fallen in seinen Herrschaftsbereich der Wille zur Macht, die Emotionen, Träume, einfache außersinnliche Wahrnehmungen (ASW) und Hellsehen. Wenn es zu erwachen beginnt, kommt es zu starken Schwankungen der Emotionalität, begleitet von einem befreienden Bewußtwerden unterdrückter emotionaler Inhalte, bis diese Zustände voller Kontrolle unterliegen, sobald das Chakra vollständig erweckt ist. Die mit dem Manipura zusammenhängenden ASW sind noch relativ begrenzt und haben personalen Charakter. So sind solche Personen beispielsweise fähig, die Aura einer anderen Person zu sehen und darin Krankheiten festzustellen, doch können sie diese nicht direkt korrigieren. Dazu müssen noch höhere Zentren aktiviert sein. Das Manipura wird mit der Farbe Gelb assoziiert. Auf der Ebene der Drüsen entspricht ihm das Pankreas, und es kontrolliert die Tätigkeit des Magens, der Leber und der Gallenblase. Das Manipura gilt als Sammelzentrale aller unteren Energien vor der Weiterleitung an geeignete höhere Zentren. Es liegt unterhalb des Zwerchfells bzw. etwa eine Handbreit unter der Verbindungslinie der unteren Schulterblattspitzen.

Das Anahata ist die Verbindung des unteren Menschen mit dem oberen Menschen. Es hängt mit der Thymusdrüse zusammen. Es regelt die Funktionen von Herz und Kreislauf und hat Beziehungen zu kontrollierten psychokinetischen Fähigkeiten, höheren Formen des Hellsehens und zu der universalen Kraft der Liebe. Ein erwecktes Anahata befähigt den Menschen, die egoistischen Begierden zu transzendieren und echtes Mitgefühl zu praktizieren. Dr. Motoyama schreibt: »Es ist der brennende Wunsch geboren, daß alle Wesen sich zu dem Punkt entwickeln mögen, wo sie Freude bei der Verwirklichung des gegenseitigen Zusammenhangs und der Einheit der Dinge empfinden.«[1] Das Anahata wird mit der Farbe Gelbgrün verbunden, doch es entspricht ihm auch ein helles Rosa oder Goldgelb. Es liegt auf der Höhe des Manubrium sterni bzw. dorsal zwischen den Schulterblättern.

Von den drei höheren Chakren Vishuddha (Kehlkopf), Ajna (Stirn) und Sahasrara (Kopfzentrum) heißt es, daß das Ajna-Chakra die Hypophyse kontrolliere, das Kehlkopfzentrum Stimme, Atmung und Speiseröhre und das Scheitelzentrum die Epiphyse, die Großhirnrinde und alle untergeordneten Bereiche.

Das Kehlkopfchakra liegt im Bereich des ersten Brustwirbeln an der Basis des Nackens. Es hat Beziehungen zur Schilddrüse und zu den Nebenschilddrüsen und zur Äußerung der kreativen Yang-Energie als Sprache und Intellekt.[2] In seiner unerweckten Form untersteht es dem Merkur, in seiner entwickelten Form nach meiner Ansicht dem Uranus.

Das Stirnchakra entspricht dem Dritten Auge und hat Beziehungen zu den zwei Anteilen der Hypophyse als Hypophysenvorder- und -hinterlappen. Diese beiden Funktionen werden in den beiden Blättern des Lotus, der symbolischen Darstellung dieses Chakras, ausgedrückt. Das Ajna-Chakra kontrolliert die untere Hälfte des Gehirns, die Ohren und das linke (Mond-)Auge. Es untersteht dem Neptun in seiner entwickelten Form, ansonsten dem Mond.

Das Sahasrara liegt am höchsten Punkt des Kopfes. Es hat Beziehungen zur Epiphyse und zur Großhirnrinde sowie zum

---

1 Ebenda, S. 126.
2 Der westlichen Medizin ist der Zusammenhang zwischen Kretinismus und Schilddrüsenunterfunktion gut bekannt.

rechten Auge. Es kanalisiert den spirituellen Willen zum Sein. Es untersteht dem Pluto.

Die Persönlichkeit wirkt durch die drei unteren Chakren. Im Laufe der spirituellen Entwicklung überträgt der Mensch nach Alice Bailey Energien des Basischakras zum Scheitelchakra, Energien des Svadhishthana zum Vishuddha und Energien des Solarplexus zum Anahata-Chakra. So wird der sexuelle Impuls aus dem Svadhishthana in die Kreativität des Vishuddha umgesetzt, der physische Wille zum Sein im Muladhara in den spirituellen Willen zum Sein des Sahasrara und die selbstsüchtigen Antriebe der niederen Persönlichkeit im Solarplexus in das umfassendere Gruppenbewußtsein des Anahata.

In Publikationen über die Chakren wird immer wieder darauf hingewiesen, daß diese »offen« sein müßten. Das scheint nicht ganz korrekt ausgedrückt zu sein. In Wirklichkeit ist wahrscheinlich gemeint, daß ein Chakra zu einem bestimmten Zeitpunkt mehr oder weniger aktiv sein kann, und wohl auch, daß das gleiche Chakra auf einer höheren oder niedrigeren Ebene aktiv sein kann. So kontrolliert das Muladhara-Chakra beispielsweise den Milz-Pankreas-Funktionsbereich auf der physiologischen Ebene. Gleichzeitig wirkt es aber im astralen Bereich, und seine Aktivität auf der astralen Ebene scheint mit jenen Formen der ASW verbunden zu sein, die Gegenstand der Forschungen von Dr. Rhine, Dr. Motoyama und vielen anderen sind. Man muß wohl unterscheiden, ob ein Chakra geöffnet ist oder nicht und ob es erweckt ist. Ein nichtgeöffnetes Chakra ist wohl eines, das zuwenig Energie auf der physischen Ebene produziert, ein in Erweckung begriffenes Chakra hingegen ist dabei, den Schwerpunkt seiner Funktion auf die nächsthöhere Ebene zu verlagern. Wenn diese Unterscheidung stimmen sollte, dann könnte es also für ein Chakra mehr als eine Erweckung geben.

Meines Erachtens wird in der popularistischen Chakrenliteratur gelegentlich ein bißchen zu leichtfertig mit Chakrenaktivierung und -behandlung umgegangen. Es herrscht viel Verwirrung über diese Dinge, und das mag damit zusammenhängen, daß man vielleicht glaubt, sich dem Geheimnis der Chakren mit einer Bodybuilding-Mentalität annähern zu können. Da diese Energietransformationszentren auf den Levels der verschiedenen Körper aktiv sind, kann man natürlich begrenzte physische Ergebnisse durch Turnübungen erhalten. Das ist jedoch nicht der ausschließliche Sinn der Sache. Daß aber eine derartige Annäherung an die Chakren heute dem Bewußtsein der Allgemeinheit nicht fremd ist, geht aus einem *Spiegel*-Artikel hervor, der sich mit dem Erfolg eines Büchleins kritisch befaßt, in dem mit fünf einfachen Leibesübungen die sieben Hauptchakren des Körpers aktiviert werden sollen. Uns interessiert hier weder die Qualität des *Spiegel*-Artikels noch der besagten Broschüre, sondern allein die Tatsache, daß sich ein Büchlein über die Aktivierung der Chakren innerhalb von drei Jahren in die 18. Auflage bringen und fast eine halbe Million verkaufter Exemplare erreichen konnte.[1]

Wir befassen uns also mit einer Thematik von mittlerweile sehr breitem Interesse und nicht mit exklusiven »Esoterica«. Es sollte hier aus diesem Grund noch einmal in Erinnerung gerufen werden, daß der Schlüssel zur Öffnung und Entwicklung der Chakren im Dienst am Nächsten liegt, wodurch sich die Chakren langsam, aber sicher erschließen. Forciertes Geturne wird diesbezüglich wenig bringen, kann jedoch durchaus die physisch orientierten Chakren aktivieren oder zumindest irritieren. Zu bedenken ist dabei auch, daß ein Mensch, der in seiner astralen Natur stark polarisiert ist und durch ein hochaktives, doch unkon-

---

1 *Der Spiegel*, Nr. 17, April 1992, S. 263.

trolliertes Manipura arbeitet, in seiner Umgebung viel Schaden anrichten kann, wohingegen ein Mensch mit erwecktem Anahata oder einem höheren Zentrum die Menschen um sich allein kraft seiner Gegenwart stärkt, harmonisiert und inspiriert.

Das Funktionieren der Chakren ist mit der Theorie von den verschiedenen Körpern, aus denen der Mensch besteht, eng verbunden. Nach Ansicht aller spirituellen Lehren hat der Mensch verschiedene höhere Körper, deren er sich je nach Entwicklungsstand auch bewußt bedienen kann. Das Ziel der spirituellen Entwicklung ist die Verlagerung des Schwerpunktes der Persönlichkeit in die höheren Ebenen bei gleichzeitiger Integration der unteren Ebenen, so daß der Mensch als Totalität einheitlichen Bewußtseins agieren kann. In Übereinstimmung mit der christlichen Lehre, die von Körper, Seele und Geist spricht, und analog zu der Konzeption der Kahunas vom niederen, mittleren und hohen Selbst, die jeweils eigene Körper besitzen, werden auch von der hinduistischen und von anderen esoterischen Lehren höhere Körper des Menschen beschrieben. Wir können sie als physischen, astralen und kausalen Körper bezeichnen. In der Literatur wird auch noch ein mentaler und teilweise noch andere Körper angegeben. Der kausale Körper liegt jenseits der Dualität, er entspricht am ehesten dem Geist, wohingegen die Seele dem astralen Bereich zuzuordnen wäre.

Dr. Motoyama vergleicht die verschiedenen Körper des Menschen mit konzentrischen Kreisen, die durch im Normalfall wenig durchlässige Membranen zwischen sich Verbindung haben, aber auch relativ unabhängig voneinander funktionieren können. Das Erwecken eines Chakras ist vergleichbar dem Durchlässigwerden einer solchen Membran, wodurch Erlebnisinhalte einer anderen Realitätsebene in die gewohnte Welt eindringen können. Eine verfrühte oder beispielsweise durch Drogen verursachte

Störung dieser Membran kann zu einer Psychose führen. Die Wahrnehmung der Realität ist direkt damit verbunden, die Aktivitäten welcher Chakren vorherrschen und auf der Ebene welchen Körpers das Chakra hauptsächlich aktiv ist. Grundsätzlich läßt sich vielleicht sagen, daß die unteren drei Chakren die dualistische Sicht fördern, das Anahata-Chakra eine vereinigende Sicht und die höheren Chakren den Menschen an seinen kosmischen Auftrag anschließen können. Es wird auch überliefert, die unteren beiden Chakren arbeiteten schwerpunktmäßig im physischen Bereich, die beiden mittleren im astralen und die Trinität der höheren im kausalen Bereich.

Von den verschiedenen Systemen werden übereinstimmend neben dem astralen, mentalen und kausalen Körper noch ein weiterer genannt, der ätherische Körper. Dieser Ätherkörper, auch ätherisches Doppel oder Kraftleib genannt, vereinigt und bündelt die Einflüsse der anderen und überträgt sie auf den physischen Körper. Er ist somit für die Vitalität des Körpers von entscheidender Bedeutung und für alle emotionalen und mentalen Einflüsse der Vermittler. Er ist in dieser Hinsicht vergleichbar dem irdischen Mond, der in analoger Weise die Einflüsse der Planeten sammelt und auf die Erde verteilt und der das organische Leben zusammen mit der Sonne vitalisiert. Das ätherische Doppel entspricht wahrscheinlich dem mit Methoden wie der Kirlianfotografie nachweisbaren Energiekörper und den L-Feldern von Northrop und Burr, worüber diese bereits 1935 schrieben. Nach alten Lehren besteht er aus der Materie des universalen kosmischen Äthers, der einer feinen Substanz entspricht, die zwar noch als physisch angesehen wird, die allerdings subtiler als die der heutigen Wissenschaft bekannten ist. Sie scheint mit dem Ch'i der chinesischen Medizin identisch zu sein. In der jahrtausendealten Überlieferung der Kahunas entspricht er dem niederen

Akakörper. Der astrale Körper ist der Begierdenkörper des Menschen, der an sich zieht, was er begehrt. Er ist zusammen mit dem mentalen Körper für die meisten psychosomatischen Beschwerden verantwortlich. Der kausale Körper ist am ehesten mit dem christlichen Konzept von Geist vergleichbar. Er ist nichtdualistischer Natur. Die verschiedenen Körper des Menschen überlagern und durchdringen sich gegenseitig. Es wird gesagt, daß der physische Körper der kleinste sei, der kausale der größte und daß er wie ein Oval den physischen Körper umgibt.[1]

Die Chakren liefern die Energie, die sie von außen aufnehmen und transformieren, über Kanäle, die als Nadi bezeichnet werden, an die verschiedenen Regionen des Körpers. Im Astralkörper gibt es angeblich vierzehn Hauptkanäle, darunter Sushumna, Ida und Pingala, das sind nichtmaterielle Energiekanäle in und beidseits der Wirbelsäule, denen auf der materiellen Ebene der Wirbelkanal und die beiden sympathischen Nervenstränge parallel der Wirbelsäule entsprechen. Die Chakren selbst liegen entlang der Achse der Wirbelsäule. Von Hellsichtigen gesehen, erscheinen sie als untertassenartige Vertiefungen auf dem ätherischen Doppel des Körpers.

Zur feinstofflichen Anatomie des Menschen gehören auch die Meridiane, von denen die chinesische Medizin behauptet, daß durch sie die drei Arten der Ch'i-Energie fließen. Man glaubt, daß die Meridiane in Paaren vorkommen und daß ein Überschuß an Energie in einem davon gewöhnlich von einem Mangel im korrespondierenden begleitet ist. Diese Meridiane haben in ihrem Verlauf Punkte, die mit der Funktionsweise des zugeordneten Organsystems verbunden sind und diese anzeigen und beeinflussen können, die regulären Akupunkturpunkte. Daneben gibt es

---

1 Siehe Motoyama: *Chakra-Physiologie,* a. a. O., S. 114.

die Alarmpunkte, die zeigen, ob das Gleichgewicht der Ch'i-Energie in einem Meridian gestört ist, und die an der Wirbelsäule liegenden Verknüpfungspunkte, die Störungen im damit verbundenen Organ anzeigen.

Beweise für die Existenz der Meridiane kommen zunehmend auch aus der westlich orientierten Medizin, so daß wir uns nicht mehr auf die Überlieferung der vedischen Seher verlassen müssen, die solche Energiezirkulationen direkt wahrnehmen konnten. Es ist hier nicht der Platz, auf alle Befunde einzugehen. Einige sind im bereits erwähnten Buch von Dr. Motoyama zitiert. Ein besonders interessanter Punkt soll jedoch noch angeführt werden. Nach einer Theorie werden Energie und Informationen in den Meridianen mittels sogenannter Solitonenwellen verbreitet. Diese haben jedoch die für bislang versuchte Nachweisverfahren fatale Eigenschaft, daß sie nur am lebenden Organismus aufrechterhalten werden. Die Untersuchung von totem Gewebe konnte deshalb niemals Akupunkturbahnen nachweisen. Es wird sich also auch hier nicht vermeiden lassen, näher am Leben zu experimentieren, wenn wir eine neue Medizin unterstützen wollen.

Erdstrahlung als Krankheitserreger: Realität oder Fiktion?

Die sogenannten Erdstrahlen sind Gegenstand oft leidenschaftlich geführter Diskussionen, wohl deshalb, weil sie in eklatanter Weise nicht nur die herrschende medizinische Lehrmeinung, sondern die gesamte orthodoxe Wissenschaft irritieren. Für diese handelt es sich dabei um nicht nachweisbare Phänomene, die noch dazu eng verbunden mit den ihr nicht minder suspekten Phänomenen der Rutengängerei und des Pendelns sind. Ungeachtet der Tatsache, daß sich zu allen Zeiten bedeutende Persönlichkeiten des öffentlichen und des Geisteslebens aus eigener Anschauung und kritischer Befassung damit positiv dazu geäußert haben, kann es die offizielle Wissenschaft nicht leisten, mehr als Humbug und Scharlatanerie in der radiästhetischen Disziplin zu entdecken. Damit erweist sie sich als unfähig, die Verbindung aufzunehmen mit einer Dimension, in der alle Dinge und Geschehnisse verbunden sind und in der alles seinen Eindruck hinterläßt.

Für jeden, der sich in wirklich wissenschaftlicher Weise, also vorurteilsfrei, damit befaßt und der die unübersehbare Fülle von Tatsachen zur Kenntnis nimmt, vom Auffinden vermißter Personen bis zur Mutung von Wasser, Erzvorkommen oder Erdöl, ist die radiästhetische Fakultät im Menschen eine eindeutig existente Realität, und auch die damit erzielten Ergebnisse sind einwandfrei, solange es dem Praktizierenden gelingt, den Einfluß seiner Wünsche, Erwartungen, Befürchtungen, Konzepte, seien sie bewußt oder unbewußt, auszuschalten.

Freilich ist dies die am allerschwierigsten zu erfüllende Forderung, und der Selbsttäuschung wie der Täuschung anderer steht in dieser Disziplin in besonderer Weise Tür und Tor offen. Viele werden immer nur das »messen«, was sie zu finden erwarten, und sind damit gar nicht so verschieden von den orthodoxen Wissenschaftlern, die sie ihrerseits genauso ablehnen, wie sie von ihnen abgelehnt werden.

Lassen wir an dieser Stelle einmal einen Kirchenmann zu Worte kommen, den Benediktinerpater Professor Dr. P. Cunibert Leo Mohlberg, Inhaber des Bundesverdienstkreuzes und Ehrendoktor der Universität Zürich, den Radiästhesisten in aller Welt unter dem Namen Candi bekannt und uns ein Gewährsmann für einen wissenschaftlich disziplinierten Umgang mit der Radiästhesie. In seinen Briefen an Tschü schreibt er: »... das Fehlen jeglichen Egozentrismus und jeder Selbstsucht ist das entscheidende Merkmal des Geistes. Die Seele ist das Band, das Leib und Geist verbindet. Sie ist zugleich konkretes Denken und Gefühl und somit den Irrtümern des Urteilens und den Verirrungen der Leidenschaften unterworfen. In gewöhnlichem Zustand kann sie nur durch die physischen Sinne erkennen, da man sie davon entwöhnte, auf ihren Herrn und Meister zu horchen, selbst in Fragen der Moral. Der Leib ist nur ein passives Werkzeug, von der dreidimensionalen Umwelt bedingt; seine Reaktionen auf den elektromagnetischen Einfluß könnten kaum in verständliche Symbole gefaßt werden ... Wenn aber die Seele, erfüllt vom Bewußtsein ihres Unvermögens, den Geist, der ihr innewohnt, demütig um die Wahrheit bittet, ist sie dadurch von der Begrenzung durch Raum und Zeit befreit und kann Kenntnisse erreichen von dem, was sich in Tausenden von Kilometern Entfernung abspielt, handle es sich nun um die Gegenwart eines Minerals oder um Funktionsstörungen eines Organismus. Wirklich, der

Geist ist sanft und zart; er drängt sich nie auf, um nicht die Freiheit der Seele zu verletzen, und wenn man ihn demütig befragt, antwortet er durch so einfache Mittel, daß sie zu ihren Ursachen und Folgen in keinem Verhältnis zu stehen scheinen ... Nie wird die offizielle Wissenschaft die Macht des Geistes erkennen, solange sie nicht selber vergeistigt wird.«[1]

Ein weiterer Altmeister der Radiästhesie, der im folgenden zitierte Arzt Dr. Ernst Hartmann, ist ebenfalls der Ansicht, daß mit den Konzepten der klassischen Physik das Phänomen von Pendel und Rute nicht erfaßt werden kann. Nach Anschauung dieser beiden erfahrenen und verdienstvollen Persönlichkeiten handelt es sich bei der Radiästhesie um die Einstimmung auf ein vitales Fluidum in den Worten Candis, das er mit Reichenbachs Od in Zusammenhang bringt,[2] und nach Hartmann um den Kontakt mit einer Energieform, die alles durchdringt und sich anders bewegt als die bekannten physikalischen Kräfte, nach seinen Worten ebenfalls schon bei Reichenbach beschrieben.[3]

Damit sind wir beim Od des Baron Reichenbach, von Dr. Reich Orgon genannt, beim vitalen Fluidum als Träger des animalischen Magnetismus Mesmers, beim Prana der indischen Lehre, dem niedrigen Mana der Kahunas, der Bioenergie neuerer westlicher Terminologie. Jedenfalls geht es um Bereiche, die der orthodoxen Wissenschaft bislang nun wirklich unbekannt sind. Das kann diese allerdings nicht daran hindern, sich bar aller Kenntnis, Kompetenz und Erfahrung auf diesen Gebieten verbindlich darüber zu äußern.

Hier nehmen wir für Erklärungen jedoch besser bei der rechts-

---

1 Candi: *Radiästhetische Studien,* Verlag RGS, St. Gallen 1986.
2 Ebenda, S. 310 ff.
3 Dr. Ernst Hartmann: »Geobiologie, Geopathie – einmal anders gesehen«, *Wetter – Boden – Mensch,* 1985, S. 1290.

zerebralen analogen Wissenschaft der Magie unsere Zuflucht und bei den Konzepten der Kahunas, Schamanen und anderer Experten auf diesem Gebiet gleich welcher Zunft. Einer der letzten großen Magier klassischen Zuschnitts aus dem westlichen Lager, Abbé Alphonse Louis Constant, bekannter als Eliphas Lévi (1810–1875), hat einiges über das Astrallicht zu sagen, was uns weiterhelfen könnte, und zwar über dessen trügerische Aspekte genauso wie darüber, daß darin alle Ereignisse gespiegelt und aufgezeichnet seien.[1]

Eine etwas einfachere Ausdrucksweise finden wir bei den Kahunas, die davon ausgehen, daß jedes sensorische Objekt, alles Angefaßte, Gesehene, Gerochene, Gefühlte, Gehörte usw. über einen hauchdünnen Faden quasimaterieller Substanz, den Akafaden, mit dem Empfänger dieser Eindrücke verbunden sei und bleibe und daß über diese Verbindung Informationen über Objekte und Personen auszumachen seien und ebenso Energie transferiert werden könne (siehe auch das Kapitel »Huna – Magie oder Wissenschaft vom Selbst«).

Die Rutengänger und Pendler selbst sind sich nicht einig über den Übertragungsmechanismus, der ihrer Kunst – oder sollte man sie besser Wissenschaft nennen? – zugrunde liegt. Hören wir noch einmal Candi dazu:

»Der Streit geht um den Übertragungsmechanismus der Radiästhesie ... Als Hauptfaktor im radiästhetischen Übertragungsmechanismus hat sich mir immer deutlicher die Seele des Radiästhesisten offenbart. Sie funktioniert, um einen Vergleich zu gebrauchen, wie ein Radar-Sendeapparat. Der Wille richtet sich auf das radiästhetische Objekt, das möglichst genau (durch Test oder Daten und individuelle Eigenschaften: Schrift, Bild) be-

---

[1] Eliphas Lévi: *Transzendentale Magie – Dogma und Ritual,* Sphinx Verlag, Basel 1975.

stimmt sein sollte. So orientiert, wird die Seele auf absolute Neutralität gesetzt und von körperlichen und psychischen Eindrücken geleert (etwa wie in der östlichen Askese beim Meditieren). Die Seele, so gerichtet und leer, sollte jetzt ausschließlich sich dem Wunsche (orientation mentale) offenhalten, empfänglich zu werden für das zu untersuchende genau individualisierte Objekt. So in Erwartung und auf der Suche, melden sich die Signale aus der Welt der Physis über die seelische Fahndung beim Radiästhesisten.

Bei aller Hochachtung und ehrlicher Wertschätzung der Naturwissenschaft wird meiner Ansicht nach bei der Erklärung des radiästhetischen Phänomens der große Fehler begangen, nur Bekanntes, Strahlungen, Wellenfelder und anderes, zur Erklärung des Übertragungsmechanismus anzurufen. Vielleicht sind die landläufigen Naturwissenschaftler und Physiker zu wenig Philosophen und Psychologen, um sich vor der Manie zu schützen, Erscheinungen, die ans Metaphysische grenzen, wie die Radiästhesie, in ihr System zu zwängen.

Darum, mein lieber Tschü, muß ich Dich wie vor der Theologie, so auch vor der Naturwissenschaft warnen. Zolle diesen Zünften die gebührende Ehrfurcht, aber glaube nicht, daß nun alles mit Theologie, Philosophie oder Naturwissenschaft zu erklären sei. Der strenge Glaube an Autoritäten macht selten wertvolle Entdeckungen. Halte fest am Primat des Geistes und daran, daß der Mensch, Gottes Bild, nie durch eine Meßapparatur ersetzt werden kann. Keiner hat das besser erkannt und klarer ausgesprochen als Goethe in seinen Sprüchen in Prosa (Über Naturwissenschaft III):

›Der Mensch an sich selbst, insofern er sich seiner gesunden Sinne bedient, ist der größte und genaueste physikalische Apparat, den es geben kann, und das ist eben das größte Unheil der neueren Physik, daß man die Experimente gleichsam vom Menschen abgesondert hat und bloß mit dem, was künstliche Instrumente zeigen, die Natur erkennen, ja was sie leisten kann, dadurch beschränken und beweisen will.«« [1]

Die Radiästhesie ist eine Methode der Wahrnehmung, die zugleich Kunst und Wissenschaft ist. Die Frage, ob sie überhaupt funktionieren kann, läßt sich nicht durch Diskussion klären, höchstens durch Information und Erfahrung. Wer aus Erfahrung weiß, der weiß wirklich, und wer nicht weiß, aber diskutieren will, wird durch diese Haltung zu Diskussionen kommen, aber nicht zu Wissen. Darum möchte ich an dieser Stelle einen großen Arzt zu Wort kommen lassen, von dem ich weiß, daß er bestimmte Dinge weiß, den großen Altmeister und Pionier der medizinischen Radiästhesie, den Arzt Dr. Ernst Hartmann, Entdecker des nach ihm benannten Hartmann-Gitters und Entwickler der unschätzbaren Polyxane.[2] Er hat nach lebenslanger intensiver Beschäftigung mit dem Rutenphänomen seine Erkenntnisse in folgendem Vortrag bei der Frühjahrstagung 1985 des Forschungskreises für Geobiologie e. V. zusammengefaßt, aus dem ich nun zitieren möchte:

»Es gibt eigentlich keine Geopathie. Sie ist eine menschliche Erfindung, bedingt durch das Seßhaftwerden der Menschheit. Die Natur kennt keine Geopathie, und wenn wir sie dort finden, hat der Mensch willkürlich dort eingegriffen. Die Natur bietet allen biologischen Systemen eine entsprechende Platzwahl, wo sie

---

[1] Candi, a. a. O.
[2] Es sind dies von der pharmazeutischen Fabrik Dr. E. Ritsert, 6930 Eberbach, hergestellte Medikamente aus bestimmten Gräsern, die auf sogenannten geologischen Reizzonen wachsen. Es wird darin das Prinzip ausgenutzt, daß die Pflanzen Abwehrstoffe gegen die rechts- oder linksdrehenden Einflüsse des Ortes entwickeln, deren Isolierung und Potenzierung spezifische Yin- und Yang-Konstitutionsmittel ergibt.

optimal gedeihen können. Wer über Jahrzehnte beobachtet und entsprechende Erfahrung gesammelt, das menschliche, tierische und pflanzliche Verhalten studiert hat, wird Probleme der Geopathie und Geobiologie in manchem anders sehen müssen. Man hat bei der ganzen Rutengängerei, besonders in moderner Zeit, versucht, über die Rute als Antenne und Resonator hinter das Geheimnis zu kommen. Sie kennen alle die bis ins letzte theoretisch untermauerte Annahme, daß mit bestimmten Rutenformen Wellen bestimmter Art örtlich überall gleichbleibend im geopathogenen Bereich abgegriffen werden können. Diese Hypothese, die besonders die Akademiker fasziniert, muß den Beweis ihrer alleinigen Richtigkeit und einwandfreien Anwendung noch erbringen. Die moderne Physik muß diese Thesen sowieso noch ablehnen, denn bis jetzt gibt es noch keinen Nachweis, daß die angenommenen Frequenzen auf den ›geopathogenen Zonen‹[1] vorhanden sind.

Über diese Probleme könnte lang diskutiert werden. Die propagierten Methoden haben Anhänger und sehr viele Kritiker, was in die Aussage mündet, das ganze Meß- und Maßsystem sei nichts anderes als ein mentales Vehikel. Es ist hier nicht der Ort und liegt auch nicht im Sinne meines Vortrages, altes, klassisches individuelles Rutengehen der modernen normierten Radiästhesie gegenüberzustellen.

Zu dem Ganzen einige Betrachtungen. Die Rute ist sowohl Indikator, Antenne wie Resonator und geht mit Sicherheit in irgendeiner Form in das Phänomen Rutenausschlag an bestimmten Plätzen mit ein. Meines Erachtens aber nur zu einem gewissen Prozentsatz, denn *der Hauptauslöser aller Rutenphänomene ist der Mensch. Und der wurde bis heute als Ursache vergessen oder*

---

[1] Stellen auf der Erdoberfläche, von denen eine krankmachende Wirkung für bestimmte Organismen ausgeht.

vernachlässigt. Das Erspüren von Reizstreifen, geopathogener Zonen usw. ist an keine Rutentechnik gebunden, sondern kann absolut psychometrisch erlernt werden. Es gibt heute schon viele biophysikalische Methoden, eine der ersten war mit das Georhythmogramm, die eindeutig zeigen, daß jeder Mensch unbewußt, d. h. naturgesetzlich, auf Boden- und Milieureize anspricht, d. h. auf veränderte Feldkräfte. Mit diesen Methoden kann eindeutig gezeigt werden, daß die von der Radiästhesie propagierten Reizstreifen, ob über Wasser, Verwerfungen oder als unabhängige Strukturen, engräumig den menschlichen Organismus sekundenschnell beeinflussen.«

Es scheinen sich also Goethe, Candi und Dr. Hartmann darüber einig zu sein, daß der Mensch selbst wesentlichen Anteil an der erfolgreichen Ausübung der radiästhetischen Kunst hat und diese nicht von technischer Ausrüstung abhängt, sondern vom Einsatz üblicherweise brachliegender menschlicher Fähigkeiten. Goethe spricht vom Menschen an sich, Candi von der Seele, Dr. Hartmann von einer unbekannten Energie. Wir haben im Kapitel über die Hunaphilosophie ein Konzept über das Wesen dieser Energie vorgestellt, das erklärt, wie über direkten Kontakt Wissen über Objekte und Personen erhalten werden kann. Auch für dieses Konzept ist die in allen überlieferten esoterischen Lehren übereinstimmend vorhandene und bereits besprochene Konzeption von den verschiedenen Körpern des Menschen und von den verschiedenen Energieformen, mit denen diese Körper arbeiten, Voraussetzung.

Wie dem auch sei, Radiästhesisten wissen, daß über bestimmten Plätzen die sogenannte Erdstrahlung entweder rechtsdrehend oder linksdrehend ist. Diese Plätze werden unter anderem durch den Pflanzenbewuchs angezeigt oder dadurch, daß sie von bestimmten Tieren bevorzugt, von anderen wieder gemieden werden. So bevorzugen zum Beispiel Ameisen und Bienen linkspolarisierte Plätze, die Hunde dagegen empfinden mit ihrem natürlichen Instinkt solche Plätze für sich als schädlich und meiden sie. Linkszirkular polarisierte Plätze sind auch für den Menschen äußerst ungesund, wenn er sich längere Zeit darauf aufhält, und es gibt inzwischen erdrückendes Beweismaterial dafür, daß sie alle Formen degenerativer Krankheiten bis zum Krebs auslösen können.[1]

Mittlerweile gibt es also sehr viele Erkenntnisse über Erdstrahlen und die verschiedenen Strahlengitternetze, die den Globus überziehen, so zum Beispiel das erste oder Hartmann-Gitter, benannt nach dem Entdecker und Arzt Dr. Ernst Hartmann, und das zweite oder Curry-Netz, ebenfalls von einem Arzt, Dr. Manfred Curry, entdeckt. Das eine dieser die ganze Erde überziehenden Netze kann als Energieverteiler der pluspoligen kosmischen Energie angesehen werden, somit als komplementäres Element zum Curry-Gitternetz, das minuspolige terrestrische oder tellurische Energie auf dem Globus verteilt. Ein drittes Gitter deckt sich weitgehend mit dem zweiten, es wurde vom Physiker Reinhard Schneider gefunden. Für uns ist vor allem wichtig, daß diese Gitter nachweisbare und meßbare Realitäten sind und daß über ihnen, und besonders über den Kreuzungspunkten von Gitterlinien, eine gesundheitsschädliche Wirkung auf den menschlichen Organismus nachweisbar ist. Besonders schwere Störzonen werden über kombinierten Gitterkreuzungen und unterirdischen Wasserläufen gefunden (Abb. 14).

Es ist wichtig, diesen Punkt zu betonen, denn es kann heute

---

[1] Siehe Mayer, Winklbaur: *Biostrahlen – Der Mensch im Strahlungsfeld von Kosmos, Erde und Umwelt,* Orac Verlag, Wien 1983; Gustav Freiherr von Pohl: *Erdstrahlen als Krankheits- und Krebserreger,* Fortschritt für alle Verlag, Feucht 1978; Dr. Josef Oberbach: *Feuer des Lebens,* DBF Verlag, Grünwald 1980.

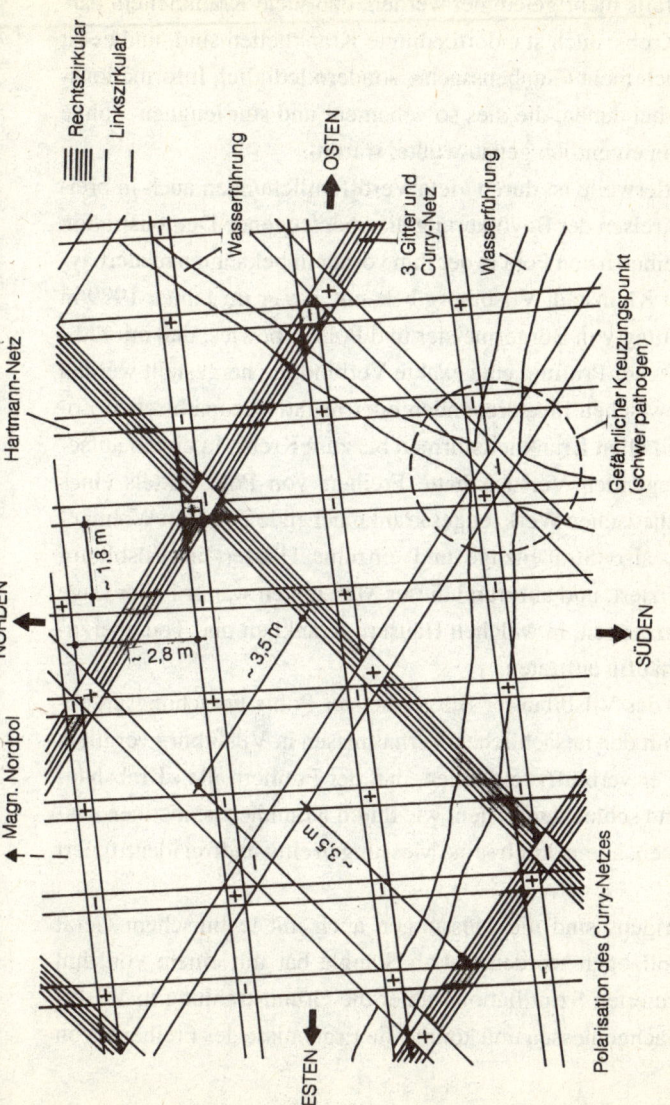

Abb. 14: Curry-Netz und Globalnetzgitter in der Zusammenschau. Das 3. Gitter ist meist deckungsgleich mit dem 2. Gitter (Curry-Gitter). Der Kreuzungspunkt des Curry-Gitters, der sich mit einer Wasserkreuzung deckt, ist als schwer pathogen anzusehen (nach M. Curry, E. Hartmann).

keinesfalls mehr geleugnet werden, daß viele Krankheiten, darunter Krebs, auch standortbedingte Krankheiten sind, und es ist dies auch nicht Glaubenssache, sondern lediglich Informationsdefizit bei denen, die dies so vehement und stur leugnen – ohne daß man eigentlich genau wüßte, warum.

Mittlerweile ist durch viele Veröffentlichungen auch in breiteren Kreisen der Bevölkerung die überzeugende Demonstration des Freiherrn von Pohl in der ihm vorher unbekannten niederbayrischen Kleinstadt Vilsbiburg bekannt, wo er im Januar 1929 in Begleitung von Bürgermeister und Polizei bewies, daß mit radiästhetischer Prüfung eine exakte Verbindung hergestellt werden kann zwischen linksdrehenden oder negativ geopathischen Zonen und allen Krankheitsformen bis zum Krebs. In einem aufsehenerregenden Versuch hatte Freiherr von Pohl mittels eines radiästhetischen Werkzeuges krankmachende Zonen in Wohngebieten, also Straßenzüge und einzelne Häuser, in Vilsbiburg identifiziert, und aufgrund dieser Messungen war er in der Lage vorauszusagen, in welchen Häusern Krankheit und Tod überzufällig häufig auftraten.

Als der Vilsbiburger Bürgermeister Pohls Forschungsergebnisse mit den tatsächlichen Verhältnissen in Vilsbiburg verglich, mußte er verblüfft feststellen, daß der Freiherr alle »Krebshäuser« und schlechten Lagen, wie durch Krankheitsstatistiken ausgewiesen, allein durch seine Messungen einwandfrei identifiziert hatte.[1]

Übrigens sind die Messungen auch mit technischem Gerät nachvollzogen worden. Jakob Stängle hat mit einem von ihm konstruierten Szintillationszähler die Grundstrahlung in Vilsbiburg nachgemessen und konnte die Ergebnisse des Freiherrn von

---

1 Hartmann: »Geobiologie ...«, a. a. O.

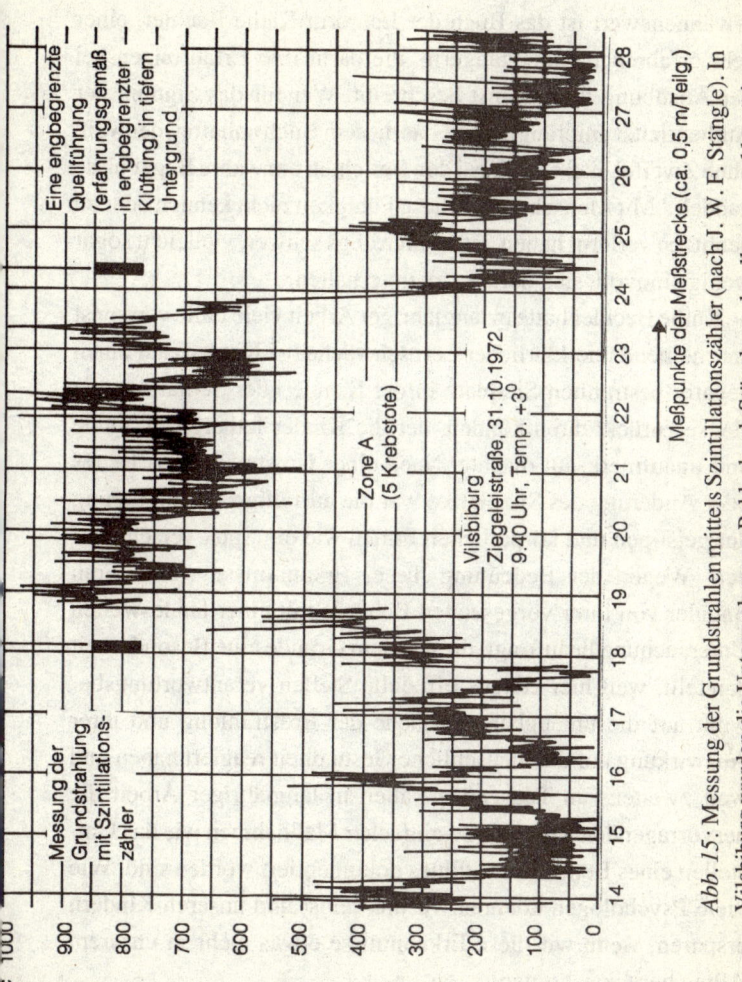

Abb. 15: Messung der Grundstrahlen mittels Szintillationszähler (nach J. W. F. Stängle). In Vilsbiburg wurden die Untersuchungen Pohls durch Stängle nachvollzogen und bestätigen die Existenz erhöhter Strahlung in den »Störzonen«.

Pohl nur bestätigen (Abb. 15). Heute gibt es viel ähnliches Material für den interessierten Leser. In dieser Hinsicht besonders erwähnenswert ist das Buch der Lehrerin Käthe Bachler, einer sehr erfahrenen Rutengängerin, die darin ihre Erfahrungen bei der Ausübung ihrer Kunst beschreibt. Wer für das Signum der Authentizität empfänglich ist, das diesem Buch anhaftet, der weiß ohne Zweifel, daß es sich bei den Berichten um wahre Begebnisse handelt.[1] Mit Menschen, die diese Fähigkeit nicht kennen oder zu benutzen verlernt haben, ist es allerdings schwer, vielleicht sogar wenig sinnvoll, sich darüber zu unterhalten.

Käthe Bachler hatte in langjähriger Arbeit viele Fälle von sonst anscheinend unerklärlicher Lernschwäche bei Kindern auf einen negativ bestrahlten Sitzplatz in der Schule oder Schlafplatz zu Hause zurückführen können, der die Kinder lethargisch, müde und unaufmerksam machte. Nach einer Umstellung des Bettes oder Änderung des Sitzplatzes war die auffällige Verminderung der geistigen und körperlichen Fitneß wie ein Spuk verschwunden. Wegen der Bedeutung dieser Erkenntnisse wurde Frau Bachler von ihrer vorgesetzten Behörde mit einer landesweiten Untersuchung beauftragt, die aus dem Grunde eine Besonderheit darstellt, weil hier erstens offizielle Stellen verantwortungsbewußt auf die unleugbare Tatsache der Erdstrahlung und ihrer Auswirkung auf die menschliche Gesundheit reagiert haben und weil zweitens an Tausenden Fällen in langjähriger Arbeit die hervorragenden Resultate so einfacher Maßnahmen wie das Umstellen eines Bettes oder Stuhles dokumentiert worden sind. Wie viele Psychologen könnten wir uns selbst und unseren Kindern ersparen, wenn wir diese Erkenntnisse etwas mehr in unserem Alltag berücksichtigten!

---

1   Käthe Bachler: *Erfahrungen einer Rutengängerin*, Veritas Verlag AG, Linz, Wien, Passau 1977.

In früheren Zeiten waren aufgrund überlegener und überlegter Planungsabsichten ganze Regionen über schlechtbestrahlten Plätzen für die Besiedelung nicht freigegeben. Heute hält sich kein Immobilienspekulant und auch keine Baubehörde an solche Gesichtspunkte, auch dann nicht, falls sie überhaupt als einer meßbaren Realität entsprechend akzeptiert werden. Das ist eine kriminelle Entgleisung sondergleichen, die höchst bemerkenswert ist, drückt sie doch die in unserer Kultur so verbreitete Mißachtung persönlicher Verantwortung für die Allgemeinheit betreffende Handlungen aus. Es ist dies nach meiner Ansicht in der kriminellen Substanz völlig gleichzusetzen mit dem verurteilenswerten Skandal von Seveso oder mit den Vergiftungen Tausender von Wein und Öl durch Panschereien gewissenloser profitgieriger Händler, wie wir solches in regelmäßigen Abständen erfahren. Diese Verantwortungslosigkeit wird nur noch übertroffen von der Ignoranz öffentlicher Planungsbehörden, die nicht nur ganze Siedlungen, sondern sogar Krankenhäuser, Sanatorien, Altenheime und Kindergärten über krankmachenden Plätzen errichten lassen.

Es ist dies, ich muß es leider noch einmal in aller Deutlichkeit betonen, eine absolut unverzeihliche Ignoranz vor dem Hintergrund des heute verfügbaren Wissens. Keiner maßgeblichen Person, die an solchen Aktionen ursächlich beteiligt ist, sollte es erlaubt sein, die persönliche Verantwortung dafür zurückzuweisen, daß sie es unterlassen hat, sich unvoreingenommen einen Überblick über das zu einem solchen Amt gehörige Wissen anzueignen. Es ist doch ein absoluter Unfug, wenn zum Beispiel wegen Krebs Operierte nach der Operation auf einer linksdrehenden geopathogenen Zone untergebracht werden, die vorhersehbar die Krebsdisposition des Organismus verstärkt. Der berühmte Professor Sauerbruch war in dieser Hinsicht klüger: Er empfahl seinen Patienten, auf keinen Fall wieder in dem gleichen Bett zu schlafen wie vor der Operation.[1]

In der alten Kaiserstadt Wien wurde zuzeiten mit der terrestrischen Strahlungsintensität sorgfältiger umgegangen. So gab es bis zum Ende des Zweiten Weltkrieges um die Ringstraße Grünzonen, die unverbaut geblieben waren, obwohl es sich um einst sehr teure Grundstücke gehandelt hatte; offensichtlich hatte man hier die Warnungen geomantischer Experten vor schädlicher Erdstrahlung ernst genommen, die dann auch durch sonderbare Wuchsformen, Verkrümmungen und Wucherungen der Bäume und Sträucher in den an den benannten Stellen angelegten Parks bestätigt wurden. Erst in neuerer, »fortschrittlicher« Zeit wurden auf diesen Plätzen Bürokomplexe errichtet. Soweit mir bekannt ist, gibt es allerdings noch keine Statistik über die Krankheitshäufigkeit der dort arbeitenden Menschen, und solange die offizielle Medizin auf ihrer Unwissenheit über unsichtbare Strahlenwirkungen besteht, wenn es sich nicht gerade um Röntgenstrahlen handelt, wird sich daran auch nichts ändern, und täglich wird die Gesundheit der Menschen auf leichtfertige Art geschädigt.

Die alten Kulturen, die ihren Instinkt nicht verloren hatten wie wir, waren in diesem Punkt jedenfalls klüger gewesen: Wir wissen sowohl von den Kelten und Germanen als auch von den Römern oder den Chinesen, daß sie die Geomantie betrieben hatten und an Orten mit besonders starker rechtsdrehender Kraft ihre heiligen Stätten errichtet hatten.

Die berühmte Kathedrale von Chartres ist nur ein Beispiel aus der hohen Zeit der christlichen Kultur dafür, sind doch fast alle bedeutenden sakralen Bauten auf rechtszirkular polarisierten Zonen errichtet. Sowohl hinduistische Shiva-Tempel als auch

---

1 Zitiert nach Willy Schrödter: *Heilmagnetismus,* Aurum Verlag, Freiburg 1987.

buddhistische Heiligtümer wurden über rechtsdrehenden Strahlenquellen errichtet. Oft stand sogar die Kanzel über einem besonders anregenden Strahlungspunkt, wohl um des Predigers Beredsamkeit anzuheizen. Auch Lustschlösser wurden unter solchen Gesichtspunkten angelegt: Die Aufenthaltsräume und Festsäle lagen fast stets über anregenden rechtsdrehenden Strahlungen, die Schlafräume weitab über neutralem Grund, denn auch über rechtsdrehenden Regionen soll man sich nicht ständig aufhalten. Es darf davon ausgegangen werden, daß die Mönche früher ihre Krankenhäuser auf guten Plätzen errichtet und sich so der Mitwirkung der Natur bei der Behandlung der Krankheiten versichert haben, während heute das Gegenteil praktiziert wird.

Es sind dies Orte, die den Menschen energetisch anregen und in Richtung umfassender Gesundheit, und damit ist auch spirituelle Aspiration gemeint, stärken. Auf linkspolarisierten Plätzen hingegen neigen Menschen, die darauf schlafen, dazu, leichter Depressionen und Selbstmordgedanken zu entwickeln.[1] Die großen Baumeister des Mittelalters hatten die Fähigkeit, in Übereinstimmung mit natürlichen Gegebenheiten nicht nur einzelne bedeutende Bauten, sondern ganze Städte anzulegen. So findet man beispielsweise in Wien, vom Stephansdom ausgehend,[2] im Zentrum der Altstadt einen euphorisierenden Strahlenzug in westliche Richtung, worauf nicht nur die berühmte Wiener Staatsoper und vorher das Kärntnertortheater errichtet wurde, sondern auch das für seine Atmosphäre weltberühmte Hotel Sacher. Auch traditionell gutfrequentierte Gasthäuser, oft in der Nähe von sakralen Bauten auf Ausläufern der rechtsdrehenden Strömungsadern errichtet, haben der launemachenden positiven Strahlung

---

1 Siehe Candi: *Radiästhetische Studien,* a. a. O.; Hartmann: »Geobiologie ...«, a. a. O.; Lévi: *Transzendentale Magie ...,* a. a. O.
2 Nach Mayer, Winklbaur: *Biostrahlen,* a. a. O., S. 53 ff.

viel zu verdanken. Ein Beispiel aus Wien auch hier, das Gasthaus »Zu den drei Hacken«, wird in dem informativen Buch von Mayer und Winklbaur als auf einer rechtsdrehenden Ader errichtetes profanes Bauwerk erwähnt. Wie bereits gesagt, sind ja die bedeutenden sakralen Bauten von mit altem Wissen ausgestatteten Baumeistern nahezu ausschließlich so plaziert, daß die Kreuzgänge und Apsiden nach Strahlungen mit rechtsdrehender Polarisation ausgerichtet sind. Diese unterirdischen Strahlungsverläufe wurden in alter Zeit auch als natürliche Grenzmarkierungen benutzt. So verläuft zum Beispiel der römische Grenzwall, der Limes, auf einer breiten rechtsdrehenden Zone und orientiert sich nicht nach vordergründigen geographischen Strukturen. So erklären sich sonst aus der geographischen Formation nicht verständliche plötzliche Abknickungen in seinem Verlauf, die jedoch exakt der Bahn des unterirdischen Strahlungsnetzes nachfolgen.

Auch der bekannt ungesunde Effekt des Lebens in Stahlbetonkäfigen, wie sie viele Hochhäuser darstellen, kann erklärt werden mit der Verteilung und Stabilisierung der ungesunden Erdstrahlung infolge des Verstärkereffektes der angeregten Siliziumatome, die einen Hauptbestandteil des Stahlbetons ausmachen, da diese Atome einen Streueffekt auf Strahlungen haben.[1]

Ein weiterer Punkt mag uns klarwerden, wenn wir alte Überlieferungen, von uns »aufgeklärten« Menschen vielleicht vorschnell als bloßer Aberglaube abgetan, unter dem Licht der Feldwirkungen links- bzw. rechtszirkular polarisierter Plätze betrachten. So wird in alten Kräuterbüchern empfohlen, bestimmte Heilkräuter in einer Vollmondnacht auf einer Waldlichtung zu ernten, was von jedem sich selbst ernst nehmenden Schulmedi-

---

1 Candi: *Radiästhetische Studien,* a. a. O.

ziner oder Pharmazeuten als Unfug abgetan wird. Es könnte jedoch sein, daß über einem solch stark strahlenden Platz – natürliche Waldlichtungen entstehen schließlich nur dort, wo Bäume einen Standortnachteil haben, eben über Strahlenkreuzungen – wachsende Kräuter einen Gegenfaktor gegen die linksdrehende Desintegrationskraft entwickeln müssen, der sie besonders heilkräftig macht.

Tatsächlich ist dies eine Theorie, die sich auch bewährt, um die Wirkungen von Ameisensäure und Bienengift auf Yin-Deformationen wie zum Beispiel Rheuma zu erklären. In leicht modifizierter Form wird sie auch herangezogen, um die erhofften positiven genreparativen Wirkungen gewisser von den Insekten erzeugter Substanzen zu erklären, die diesen helfen, trotz des starken Ausgesetztseins an die (krebserzeugende) Mutationen auslösende UV- und Höhenstrahlung so immun gegen Krebserkrankungen zu bleiben. Das gemeinsame Prinzip liegt in der Annahme, daß jeder Organismus in sich und aus sich heraus gegen schädigende Umweltbedingungen notgedrungen einen Schutzfaktor entwickeln muß, um überleben zu können.

Dem gleichen Gedankengang folgend, hat auch Paracelsus empfohlen, die Arzneien für die Krankheiten nicht aus fernen Ländern zu beschaffen, sondern dort, wo die Krankheiten auch auftreten. Eine weitere gleichgeartete Überlegung finden wir in Lakhovskis Werk *Geheimnis des Lebens,* in dem er darauf verweist, daß Krankheiten oft damit verbunden auftreten, daß das Wasser nicht aus den Brunnen vor Ort bezogen wird, sondern von weit entfernt hergeleitet kommt. Selbstverständlich bezieht sich das auf ansonsten gleichwertiges Wasser, das sich lediglich durch seine Herkunft unterscheidet.

Auf das Wasser kommen wir in einem anderen Zusammenhang gleich noch zu sprechen, wenn es nämlich um links- oder um rechtsdrehendes Wasser geht. Hier geht es vor allem darum, zu erkennen, daß es in der Natur einen örtlich wirksamen ausgleichenden Faktor gibt, dessen man sich bedienen kann, um die Gesundheit wiederherzustellen. Im wesentlichen ist es eine Anwendung des Gleichheitsprinzips, nach dem man den Teufel am besten mit dem Beelzebub austreibt. So gedeiht die Mistel, eine typische Mond-Pluto-Pflanze, dort, wo Sonnenpflanzen, zum Beispiel ein Apfelbaum, krankmachender linkszirkular polarisierter Strahlung nicht entkommen können. Doch aus der Mistel läßt sich dafür ein Prinzip destillieren, das den krankhaften Übergang in Linkspolarisierung innerhalb des Organismus aufhalten und sogar rückgängig machen kann. Dazu muß man jedoch die gesamte Mistelpflanze einem alchemistisch-pharmazeutischen Prozeß unterziehen, der von vornherein darauf angelegt ist, *die gesamte Kraft dieser Pflanze als Wirkung in einem Medikament einzufangen und sogar noch zu steigern.* Gerade bei einer derart lunaren Pflanze wie der Mistel ist natürlich für die erfolgreiche therapeutische Anwendung auch eine Abstimmung mit den Planetenzyklen unbedingt erforderlich.

Die Schulmedizin versucht heutzutage, nachdem die positiven Wirkungen der Misteltherapie auf den Verlauf der Krebserkrankungen nicht mehr geleugnet werden können, in typisch reduktionistischer Manier einen einzigen Wirkstoff herauszufinden, an den diese Wirkungen gebunden sind, und glaubt nun, mit den Lektinen diesen gefunden zu haben. Es kann jetzt schon vorausgesagt werden, daß weitere Stoffe und Unterabteilungen dieser Klasse gefunden werden dürften und daß die gleiche wohl unvermeidliche Entwicklung wie überall dort eintreten wird, wo die Mathematik von Leuten betrieben und gelehrt wird, die nicht bis drei zählen können: Es wird bei der dualen Sicht von »Eins plus eins gleich zwei« bleiben. Was man aber mit dieser Dualität macht, die sich hier als teilendes Prinzip darstellt, bleibt offen. Die Kraft der Synthese ist nicht jedem gegeben. Es ist eine heilige Kunst, weil sie heil macht und ganz.[1]

Wahrscheinlich ist die Mistel auch weniger ein Schmarotzer und eher ein Symbiont, dessen Anwesenheit dem Baum trotz starker linkspolarisierter Kräfte an ebendiesem Standplatz zu überleben hilft, genauso wie die Bakterien des menschlichen Körpers ursprünglich Symbionten sind, die sich erst unter dem Einfluß linksdrehender Kräfte zu Feinden des Organismus entwickeln. Nicht die Mikrobe ist also das Primäre, sondern das Terrain. Jedenfalls muß in der neuen Medizin das Terrain wesentlich mehr berücksichtigt werden, als es bisher geschah. Denn das uns umgebende Terrain kann zweifellos krank machend sein und unsere innere und äußere Umgebung in negativer Weise beeinflussen.

Der gesamte westliche Kulturraum ist mit desintegrativer Feldinformation überzogen, generiert von einem Prinzip der Rivalität und Ausbeutung von Natur und Mensch, das wie eine schwarze Glocke über dem Bestreben des einzelnen und der Gesellschaft nach Glück und Erfüllung liegt, und davon ist nicht nur unsere physische Nahrung und Atmosphäre betroffen, sondern auch die optische und psychomentale, die Nahrung unserer Seele und unseres Geistes, die aufzunehmen wir teilweise gar nicht umhinkönnen, da wir inmitten dieses allgemeinen Energieaustausches, den wir Leben nennen, angesiedelt sind.

Denn alle Dinge sind von der Geisteskraft imprägniert, die sie geschaffen hat und die sie umgibt. Wenn bei der Herstellung von

---

[1] Nach einem Bericht der Mediscolab GmbH in ihrer Zeitschrift *Phytoforum* von 2/91, in dem die Ergebnisse des 1. Internationalen Symposiums über Krebs und Lektine zusammengefaßt werden, sind mittlerweile bereits über tausend Lektine entdeckt!

Medikamenten oder Eßwaren unnatürliche Prozeßverfahren angewandt werden (Hitze, Drücke, technische Strahlung etc.), wird die Schwingungscharakteristik dieser Produkte disharmonisch. So kann es passieren, daß zum Beispiel ein so gesundes Naturprodukt wie die Tomate, von einigen Naturärzten zu den besten Antikrebspflanzen gerechnet, sogar Krebs erzeugen kann, wenn sie nämlich mit Hilfe giftiger Stoffe (Dünge- und Spritzmittel) hervorgebracht wurde. Ihre Schwingungspolarisation wird dabei nach links verschoben, und sie überträgt deshalb unbiologische Information. Ebenso kann jeder Radiästhesist feststellen, daß biologisch aktives rechtsdrehendes Wasser durch Zusätze von Chlor oder Fluor linksdrehend wird. In dieser Linie könnte man unzählige weitere Beispiele dafür anführen, wie unsere natürlichen Lebensgrundlagen systematisch ihrer Fähigkeit beraubt werden, uns Kraft und Gesundheit zu verleihen, aber ich glaube nicht, daß es nötig ist. Wir wollen uns statt dessen auf das Wasser konzentrieren, da das Wasser des Lebens genauso sein kann wie Lethe, der Trunk von Vergessen und Desintegration.

Im Zusammenhang mit unserem kleinen Exkurs über rechtsdrehende und linksdrehende Plätze ist die Rolle des Wassers sehr bedeutsam. Wie bereits im Kapitel »Wasser – Das unbekannte Element« ausgeführt, gibt es A-Wasser und B-Wasser sowie das biologisch neutrale N-Wasser, das 99 Prozent der Gesamtwassermenge ausmacht. Nur ein Prozent ist also biologisch aktiv, und dieses eine Prozent zerfällt in A- und B-Wasser. Das A-Wasser hemmt Stoffwechselvorgänge und tötet Bakterien, während das rechtsdrehende B-Wasser voller biologischer Lebenskraft steckt.

Rechtsdrehendes Wasser ist nun etwa nicht das gleiche wie B-Wasser, aber es ist mit B-Wasser gekoppelt. Ein bestimmter Gehalt an B-Wasser macht das ganze Wasser rechtsdrehend. Natürlich fließendes Wasser ist fast immer rechtsdrehend. Es entsteht unter anderem, wenn Eis schmilzt. Wir sollten vielleicht hier noch die Sicht des Pioniers einer energetischen Medizin, des unvergessenen Wilhelm Reich, anfügen, der festgestellt hat, daß die allem biologischen Leben zugrunde liegende Orgonenergie in kleinsten sichtbaren Einheiten zu finden ist, den Bionen, die man sich als pulsierende, blauschimmernde, mit einer Membran umgebene Bällchen intelligenter Energie vorzustellen hat und die frei wird, wenn Materie erhitzt wird oder wenn Eis schmilzt.

Biologisch aktives Wasser hat Heilkraft, weil es das organisierende Prinzip des Organismus überall durch Resonanz aktiviert bzw. im ganzen Organismus transportiert. Was nun das Thema unseres Kapitels, die »Erdstrahlen«, betrifft, so ist es eng mit dem Wasser verbunden, weil dieses erstens als zusätzlicher Faktor in der Form unterirdischer Wasserläufe die bereits erwähnten Gitternetze als wirksame Krankheitsfaktoren in vielen Fällen erst aktiviert und zweitens, weil es die terrestrische Strahlung durch Reflexion verbreitern kann.

Woraus denn nun eigentlich die Erdstrahlung besteht, darüber gibt es viele Mutmaßungen. Heute kann man mit Meßgeräten beweisen, daß es sie gibt, wenn auch die Radiästhesisten schwören, ihre Mutungsmethode sei unvergleichlich feiner. Nach gegenwärtiger Ansicht scheint die Erdstrahlung eine Mikrowellenstrahlung zu sein, die durch Neutronenstrahlung angeregt und durch strahlungsbündelnde Faktoren wie Erzführungen, Kohlelager, Erdölfelder, tektonische Verwerfungen, Spalten und Risse verstärkt wirksam wird. Um uns vor ihren negativen Auswirkungen zu schützen, brauchen wir jedoch nicht unbedingt komplizierte Erklärungen ihres Ursprungs, genausowenig wie es nötig ist, die komplizierten Prozesse der Kernfusion in der Sonne zu verstehen, um sich vor Sonnenbrand zu schützen.

Genauso wie es rechtszirkular polarisierte Plätze gibt, die das

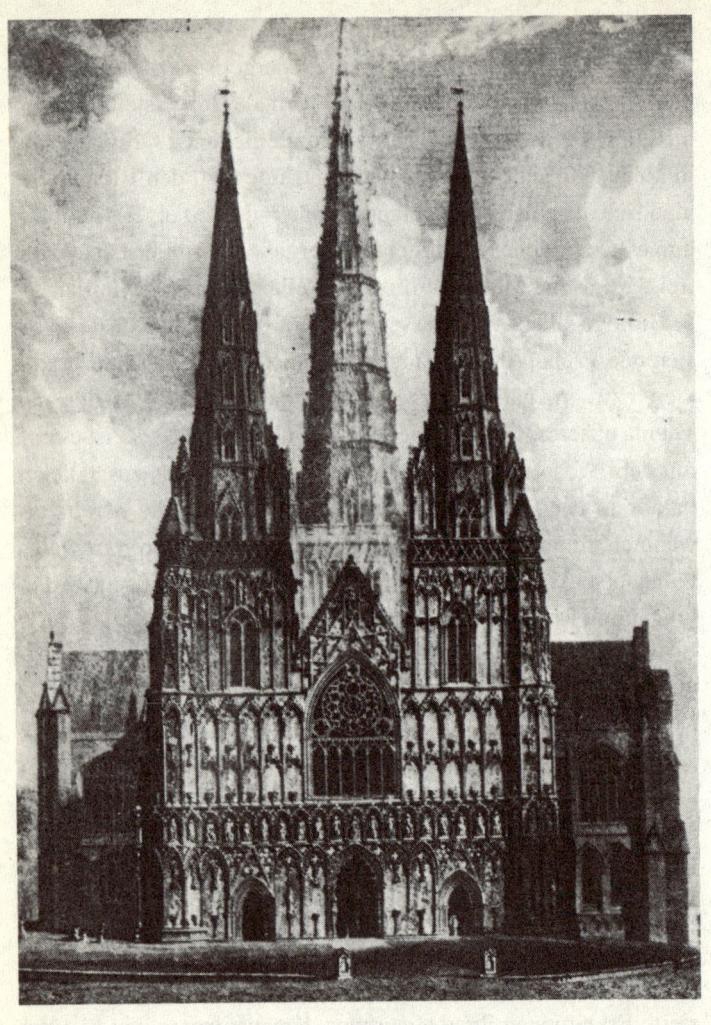

Abb. 16 (oben und rechte Seite): Die Kathedrale von Lichfield, Westfront. Eine geometrische Darstellung des magischen Quadrates von Mars ergibt ein Muster, das dem Umkreis der Kathedrale ähnlich ist.

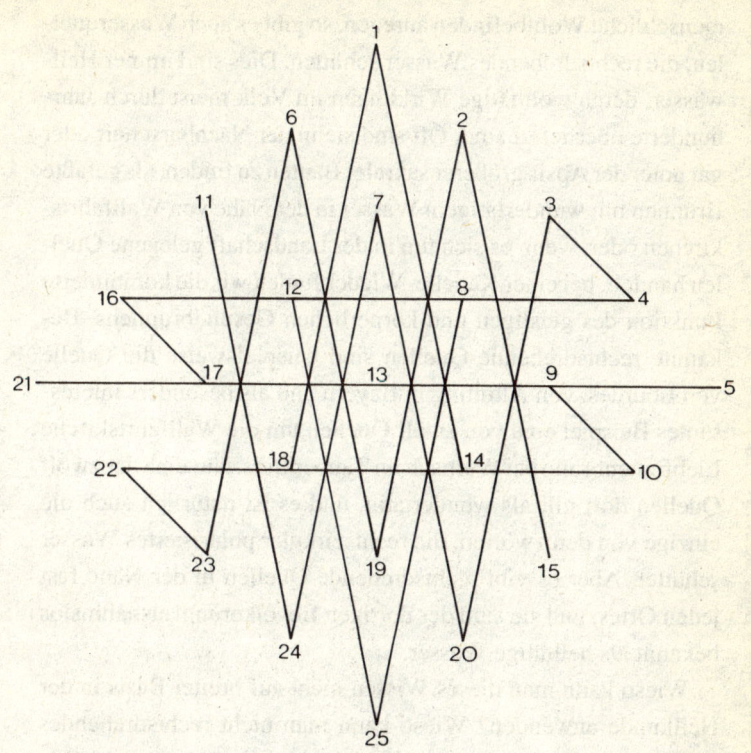

11	24	7	20	3
4	12	25	8	16
17	5	13	21	9
10	18	1	14	22
23	6	19	2	15

menschliche Wohlbefinden anregen, so gibt es auch Wasserquellen, die rechtsdrehendes Wasser schütten. Dies sind immer Heilwässer, deren wohltätige Wirkungen im Volk meist durch Jahrhunderte überliefert sind. Oft sind sie in der Nachbarschaft oder gar unter der Apsis größerer sakraler Bauten zu finden, als gefaßte Brunnen mit wundertätigem Wasser in der Nähe von Wallfahrtskirchen oder, wenn es sich um in der Landschaft gelegene Quellen handelt, bei einer Kapelle. Wieder finden wir die kombinierte Funktion des geistigen und körperlichen Gesundbrunnens. Bekannte rechtsdrehende Quellen sind beispielsweise die Quelle von Lourdes, von Altötting in Bayern und als besonders interessantes Beispiel eine von zwölf Quellen um die Wallfahrtskirche Liebfrauenbrunn bei Werbach im Tauberkreis. Nur eine der zwölf Quellen dort gilt als wundertätig, und es ist natürlich auch die einzige von den zwölfen, die rechtszirkular polarisiertes Wasser schüttet. Aber es gibt rechtsdrehende Quellen in der Nähe fast jeden Ortes, und sie sind der dortigen Bevölkerung ausnahmslos bekannt als heiltätige Wasser.

Wieso kann man dieses Wissen nicht auf breiter Basis in der Heilkunde anwenden? Wieso kann man nicht rechtsdrehendes Wasser verordnen wie Aspirin, und wieso kann man nicht Örtlichkeiten, die für Krankenhäuser, Sanatorien, Kindergärten und dergleichen in Frage kommen, daraufhin prüfen, ob sie gesund machen oder krank? Und wieso kann man sich nicht damit befassen, wie kranke Plätze und krankes Wasser geheilt werden können, wie das früher beispielsweise an Orten praktiziert wurde, die an belebender kosmischer Energie verarmt waren und daher von Tier und Mensch gemieden wurden. Guy Underwood beschreibt in seinem Buch *The Pattern of the Past,* wie durch das Aufstellen von Steinen in einem bestimmten Muster die Energie angezogen werden konnte, so daß sich in diesen Gebieten etwa die Vögel wieder ansiedelten. Wie in dem Kapitel über Muster näher ausgeführt, wirkt in einem bestimmten hohen Frequenzbereich jedes Muster, und sei es mit einem Bleistift auf Papier gezogen, wie eine Sende- und Empfangsanlage für Energie. Die Art des Musters bestimmt die Art der Energie, die damit angezogen werden kann. So darf man zum Beispiel davon ausgehen, daß die Kathedrale von Lichfield,[1] deren Westfronst die Form des magischen Quadrates für Mars nachzeichnet (Abb. 16), die für die Fruchtbarkeit des Landes wesentliche Marsenergie anzog, sammelte und auf die Erde verteilte über die Ley-Linien, die zu diesem Zweck in alter Zeit an strategischen Punkten mit den entsprechenden Bauwerken ausgestattet waren, die wie die Akupunkturnadeln Energiewirbel aus der Atmosphäre in den Körper der Erde hineinsaugten. Genauso wie Goldnadeln Yang-Energie anziehen und Silbernadeln Yin-Energie, so können Form, Farbe und Material der Bauten sowie deren Aktivierung durch zu bestimmten Zeiten durchgeführte Rituale die Art der Energie, die angezogen werden soll, beeinflussen.

Lassen Sie mich noch ein merkwürdiges Beispiel dafür zitieren, wie die potenzierte Kraft eines auf kosmische Einflüsse abgestimmten Ortes den Lauf der Ereignisse in überraschender Weise wandeln kann. Dieses Beispiel ist so sonderbar, daß man es wohl als Gleichnis auffassen würde, dazu erfunden, den Glauben an die Macht des Kriegsgottes zu stärken, wenn es nicht eine wohldokumentierte historische Tatsache wäre.[2] Und nun die Geschichte: »Im Jahre 1643 während des Bürgerkrieges wurde die Stadt Lichfield von einer Armee des Parlamentes angegriffen,

---

1 John Michell: *Die Geomantie von Atlantis,* Goldmann Verlag, München 1986.
2 Ich muß mich dabei auf die Glaubwürdigkeit der von John Michell vorgelegten Recherchen berufen, die er in seinem Buch *Die Geomantie von Atlantis,* a. a. O., S. 236, veröffentlicht hat.

und die Kathedrale mit dem ganzen Dombezirk wurde von den Royalisten als Festung benutzt, in der sie sich verschanzt hatten. Lord Brook, der Kommandant der parlamentarischen Truppen, gab den Befehl, daß ein Kanone auf die Kathedrale gerichtet werden sollte, mit der Absicht, diese in Trümmer zu legen. Weil er sich aber nicht ganz sicher war, ob er das wirklich tun dürfte, stand er auf und betete laut um ein Omen. In diesem Moment wurde aus der Kathedrale eine Kugel abgeschossen, die Lord Brook mitten durch den Kopf traf. Sie war, wie sich später herausstellte, von einem taubstummen Mitglied einer alteingesessenen Familie von Lichfield abgefeuert worden, bekannt als ›dumb Dymoke‹. Die Kugel war aus Blei vom Dach der Kathedrale gefertigt worden, und das geschah am 2. März, dem Tag des heiligen Chad, der früher dem Mars geweiht gewesen war.«

Vielleicht ist die Geschichte auch wirklich nur erfunden. Lassen Sie uns aber ein Beispiel aus neuerer Zeit daraufhin untersuchen, wie die Energie eines Ortes durch Arrangements von Steinen und Mustern geheilt werden kann. Der Park des Schlosses Türnich wurde auf Initiative des Bildhauers in Zusammenarbeit mit dem Besitzer energetisch restauriert; das heißt, seine frühere Bedeutung als Ort der Kraft wurde ihm wieder zurückgegeben, was zu einer Reihe erstaunlicher Veränderungen führte. So stellte nach Abschluß der energetischen Reinigung durch die von dem Bildhauer Marko Pogacnik geschaffenen Kosmogramme, die so entworfen und aufgestellt wurden, daß sie die jeweils an einem bestimmten Ort herrschenden energetischen Ungleichgewichte ausgleichen konnten, der Besitzer folgende Veränderungen fest:

»1. Die Gesundheit der Bäume ist gut, selbst alte, kränkelnde Bäume (z. B. Schwarzkiefer, Blutbuchen, Eichen) haben sich regeneriert.

2. Der Befall durch Pilzkrankheiten (z. B. Platanenwelke, Rosenmehltau) ist stark zurückgegangen.
3. Es gibt mittlerweile 250 Arten von Wildkräutern und Wildstauden.
4. Die Anzahl der Pilzarten beläuft sich auf etwa 200.
5. Es brüten etwa 35 Vogelarten.
6. Wildstauden erreichen außergewöhnliche Höhen, z. B. Wasserdost und Weidenröschen 2 m.
7. Die Naturverjüngung hat stark zugenommen.
8. Die Wuchsleistung von Naturverjüngung – selbst nach Verpflanzung in andere Gärten – ist ungewöhnlich; bei Ahorn beispielsweise zwischen 1 m und 1,50 m pro Jahr.
9. Das Verhalten der Parkbesucher hat sich grundlegend gewandelt. Während früher ein erheblicher Vandalismus zu beobachten war, hat dieser seit Mai 1987, also seit zwei Jahren, völlig aufgehört. Aggressionen treten dort auf, wo Disharmonien herrschen. Durch die Wiederherstellung einer kraftvollen Harmonie ist kein Raum für Aggressionen. So hören wir immer wieder von Menschen, die den Park wegen seiner harmonisierenden und kräftigenden, d. h. letztlich heilenden Wirkung aufsuchen.«[1]

Die Orte der Kraft sind für das richtige Funktionieren der Lebensprozesse von ähnlich ausschlaggebender Bedeutung wie die Chakren für den menschlichen Körper. Eine neue Medizin muß, gerade in Zeiten schwerster ökologischer Krisen, heilend auf die Erde als Ganzes wirken, weil sie dadurch auch deren Bewohner gesund machen kann.

Die Erkenntnisse der Radiästhesie können wir für unser Wohl-

---

1 Marko Pogacnik: *Die Erde heilen*, Diederichs Verlag, München 1989, S. 157.

ergehen nutzen. Zuallererst sollte jeder, aber auch wirklich jeder, von einem erfahrenen Meister dieser Gilde die Plätze, auf denen er schläft und sich vorzugsweise aufhält, auf geopathogene Einflüsse untersuchen lassen.

Zweitens ist es meines Erachtens unbedingt notwendig, den individuellen Reaktionstyp zu ermitteln. Das kann geschehen durch Beobachten gewisser Reaktionseigenschaften physischer wie charakterlicher Art und objektiv durch Messen des Körperwiderstandes bzw. des reziproken Wertes, Leitwert genannt. Hohe Werte entsprechen dabei einem Yang-Verhalten, niedrige Werte einem Yin-Verhalten. Hierbei muß sich der Messende darüber bewußt sein, daß es keine absoluten Werte der Zuordnung gibt, sondern individuelle Reaktionsbreiten, die beim gleichen Menschen von verschiedenen Variablen abhängen. Trotzdem kann der gemessene Wert als Grundlage der Zuordnung dienen. Der erfahrene Arzt und/oder praktizierende Radiästhesist kann den Reaktionstyp aus dem sogenannten Reaktionsabstand und aus der reinen Anschauung des Patienten ableiten.

Drittens kann beispielsweise mittels der unschätzbaren Polyxane diese Zuordnung durch ungefährliches Einnehmen der entsprechenden Mittel bestätigt werden, und es können auf diese Weise auch sonst mit allen möglichen Mitteln nur schwer anzugehende Polaritätsungleichgewichte wieder reharmonisiert werden.[1]

---

[1] Die Firma Pascoe, Gießen, bietet beispielsweise polaritätsgerecht getestete Präparate an.

Ausblick

> *Die einzige Hoffnung ist die Aufrechterhaltung einer Tradition, die selbstverwirklichte, erleuchtete und radikal vernünftige Individuen hervorbringt. Die Gesellschaft braucht solche Individuen. Sie braucht Gruppen von Menschen, die es zu ihrem vorrangigen Ziel machen, den besten Weg des Zusammenlebens zu finden.*
> Richard Baker

Lieber Leser,

der zur Verfügung stehende begrenzte Raum zwingt mich, diesen vorläufigen Entwurf einer neuen Medizin, dessen Mängel mir durchaus bewußt sind, zu einem Abschluß zu bringen. Mir ist ebenfalls sehr bewußt, daß vieles, was der Aufmerksamkeit noch wert gewesen wäre, hier zu kurz kommen mußte. Der Platz ist einfach zu beschränkt, um alle Ansätze und alle Pioniere einer neuen Medizin genügend zu würdigen, oder auch nur alle die, von denen ich weiß. Ich möchte aber doch noch einen ganz verdienten Protagonisten namentlich erwähnen, nämlich Herrn Dr. Helmut Schimmel, dessen bahnbrechende Arbeiten bislang nicht genügend ins Licht der Öffentlichkeit gedrungen sind. Er darf als einer der unbestrittenen Wegbereiter einer sehr verfeinerten energetischen Diagnostik gelten, die uns heute instand setzt, innerhalb relativ kurzer Zeit selbst chronische Gesundheitsstörungen und ihre Heilmittel auszutesten. Weiterhin hat er mit der Entwicklung der Chakramittel sowie der Meridiankomplexe einen wichtigen Beitrag nicht nur zu einer mehr synthetisch orientierten Medizin geleistet, sondern auch zu einem Brückenschlag zwischen esoterischen Konzepten und klassischer Wissenschaft.

Ich hätte auch gerne mehr geschrieben über die Bedeutung des Zeitelements, was wiederum die Astrologie mehr in den Rang gesetzt hätte, der ihr zusteht. Nach meiner Meinung ist sie ja die Mutter aller Wissenschaften. Diesbezüglich heißt es im chinesischen Medizinklassiker »Nei King«: »Eine der Voraussetzungen für den Therapieerfolg besteht darin, die Behandlung in Übereinstimmung mit dem Wetter, den Mondphasen und den klimatischen Veränderungen durchzuführen.« Bei all diesen Überlegungen soll man jedoch nicht den Rat des Konfuzius vergessen: »Besser als die günstige Zeit zu ersehen und sie abzuwarten, handle der Zeit gemäß und benütze sie sofort.« (Konfuzius, Ausgewählte Texte, Goldmann Verlag München 1987.)

Schließlich bedaure ich es auch, daß ich nicht näher auf die Kinesiologie eingehen konnte, die mir deshalb so wertvoll erscheint, weil sie ohne jedes andere Instrumentarium als den menschlichen Körper den Behandler in die Lage versetzt, innerhalb recht kurzer Zeit wesentliche Einsichten über den Kern eines psychologischen oder körperlichen Gesundheitsproblems zu gewinnen, und weil sie eine so große Hilfe für den verschütteten natürlichen Instinkt sein kann, das eigentliche Wollen und das eigentliche Lebensziel herauszufinden.

Und so gäbe es noch eine ganze Reihe weiterer erwähnenswerter Personen oder Methoden. Ich bitte also um Nachsicht, daß ich hier eine sehr subjektive Auswahl vorstellen mußte. Andererseits ist es vielleicht an der Zeit, ein kurzes Resümee zu ziehen, worum es mir in diesem Buch in der Hauptsache geht, um der Fülle selbst der interessantesten Fakten wieder ihren zweitrangigen Platz zuzuweisen und die ursprüngliche umfassende einfache Absicht noch einmal klar hervorzuheben.

Es geht um eine neue Medizin, um eine Medizin, die wieder heilen kann, die unseren Körper, unseren Geist und unsere Seele wieder ganz machen kann, damit auch unsere Umwelt wieder heil werden kann, damit unsere Kinder, unsere Familien, unsere Freunde und unsere Gesellschaft wieder ganz werden können, denn alles ohne Ausnahme ist miteinander verbunden.

Dabei finde ich es wichtig, zu betonen, daß diese neue Medizin nicht als steriles System in den Köpfen einiger weniger im Entstehen begriffen ist, sondern daß es sich dabei um ein lebendiges Bewußtsein handelt, das sich organisch entwickelt und in einem ständigen gegenseitigen Befruchtungsprozeß zeitgemäße Diagnose- und Behandlungsmethoden hervorbringt, deren Anwendung wiederum dieses Bewußtsein belebt und neu definiert.

Medizin ist nicht eine Sache der Krankenhäuser oder der Ärzte, sondern sie ist intim mit unserem Leben verbunden. Wenn ich sage neue Medizin, dann gebrauche ich das Wort Medizin bereits in diesem verbundenen Sinn. Soviel ich weiß, haben die Indianer das Wort Medizin in ihrem Sinn gebraucht: ein gutes Gespräch ist für sie Medizin, das Zusammensein mit Freunden, ein gutes Essen, ja alles, was man macht, kann gute Medizin sein. Die neue Medizin ist von diesem Wissen durchdrungen. Wir brauchen diese neue Medizin dringend, mehr als jede Religion, mehr als jede Philosophie und mehr als jede Wissenschaft, denn die neue Medizin vereinigt diese Disziplinen in sich und drückt sie aus, als neues Menschenbild, als neues Weltbild, als eine neue Verantwortlichkeit sich selbst, dem anderen und dem ganzen Leben gegenüber. Diese neue Medizin wächst, sie entwickelt sich unvorhersagbar, konstant und unaufhörlich wie das Leben. Wir stehen inmitten dieses Prozesses und sind Teil davon.

Jeder kann dort anfangen, wo er steht, an seinem Platz im Leben. Die neue Medizin ist darum keine Sache von anderen Medikamenten oder Methoden der Diagnose und Therapie, sondern eine Angelegenheit umfassend gesunden Lebens, und das heißt, nach meiner Ansicht sie ist zunächst eine Angelegenheit der Reorganisation mit dem Leben unvereinbarer Standpunkte und Konzepte. Das bedeutet eine bewußtere Art des Umgangs mit uns selbst und mit unserer Umwelt. Ein zentraler Punkt dieser Arbeit für die Gesundheit ist also die Arbeit am Bewußtsein. Diese Arbeit nun kann nur im Sein stattfinden. Darum geht das Bewußtsein zum Sein, und daraus entsteht das Leben.

Das Leben lieben alle. Darum ist das Leben mit der Liebe verbunden. Jeder gesunde Mensch achtet das Leben. Das Leben nicht zu achten bedeutet sich selbst nicht zu achten, es ist also ein Zeichen der Entfremdung. Darum ist es notwendig, daß wir das Leben und uns selbst achten, daß wir uns selbst erkennen, daß wir uns erkennen und achten als das einmalige Individuum, das wir sind, daß wir erkennen, wo- und wiedurch wir uns kaputt oder krank machen und wo und wie wir uns stärken und gesund machen. Wenn wir das erkannt haben, können wir an diesen Punkten anderen helfen, aber nicht vorher.

Und noch eins zum Schluß: die neue Medizin ist überhaupt nicht neu. Sie ist der älteste Hut, den es überhaupt gibt. Und wie der bekannte Hut aus dem Lied, der wegen seiner in ebendiesem Lied besungenen Löcher auch schon ziemlich alt sein muß, hat sie drei Löcher. Und aus diesen drei Löchern verrinnt unentwegt der Inhalt dieser Medizin, so daß er ständig neu geschöpft werden muß, der Zeit angepaßt, den Umständen angepaßt, dem Leben angepaßt. Es gibt keine statische Medizin, weil das Leben nicht statisch ist, und das ist so, weil die neue Medizin das Leben ist, vergänglich, überall und ewig.

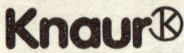

ALTERNATIV HEILEN

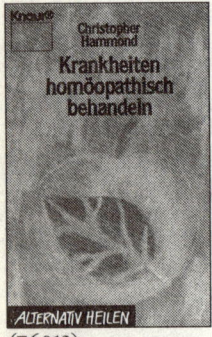

(76013)

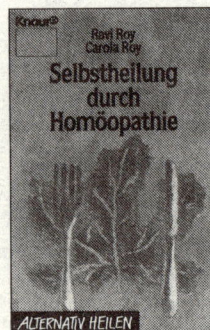

(76011)

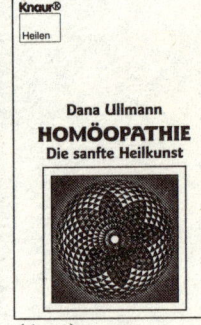

(4258)

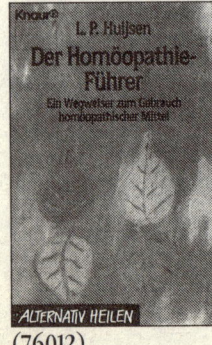

(76012)

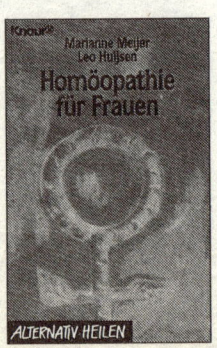

(76006)

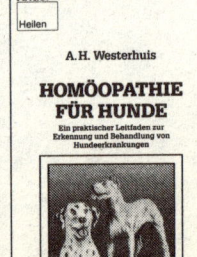

(4263)

ALTERNATIV HEILEN

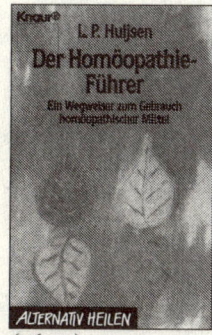
(76012)

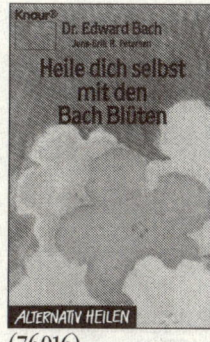
(76016)

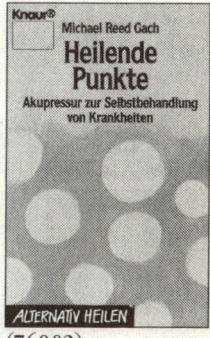
(76002)

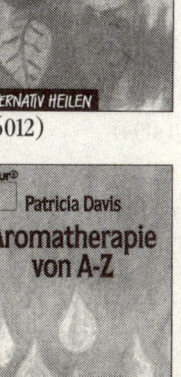
(76015)

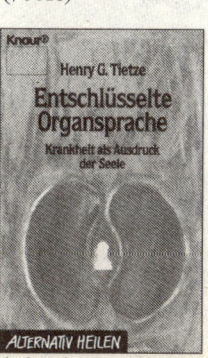
(76023)

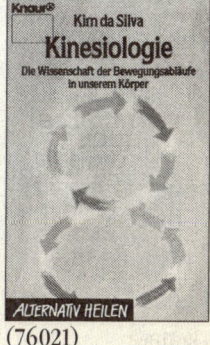
(76021)

Knaur

Lebenshilfe

Knaur Esoterik Charlotte Joko Beck **ZEN IM ALLTAG** (4236)	**Knaur Esoterik** Gloria D. Karpinski **INITIATION IM ALLTAG** Die sieben Prinzipien der Wandlung (4276)	**Knaur Esoterik** Joyce und Barry Vissell **DER GEMEINSAME WEG** Die partnerschaftliche Beziehung als Weg zu spiritueller Entfaltung (4194)
Knaur Esoterik Pat Rodegast / Judith Stanton **EMMANUELS BUCH** Vorwort von Ram Dass (86006)	**Knaur Esoterik** Pat Rodegast / Judith Stanton **LIEBE JETZT** Vorwort von Ram Dass (4264)	**Knaur Esoterik** Carol S. Pearson **DER HELD IN UNS** Die sechs Archetypen: Waise, Krieger, Märtyrer, Wanderer, Unschuldiger, Weise (4239)